Taschenatlas
der Dermatologie

3. Auflage

W0055627

Gerd Klaus Steigleder

Taschenatlas der Dermatologie

3., überarbeitete Auflage
316 farbige Abbildungen

1987
Georg Thieme Verlag Stuttgart · New York

Dr. med. G. K. Steigleder,
Univ. Professor
Direktor der
Universitäts-Hautklinik Köln

CIP-Kurztitelaufnahme der Deutschen Bibliothek
Steigleder, Gerd Klaus:
Taschenatlas der Dermatologie / Gerd Klaus
Steigleder. – 3., überarb. Aufl. – Stuttgart ;
New York : Thieme, 1987

Wichtiger Hinweis: Medizin als Wissenschaft ist ständig im Fluß. Forschung und klinische Erfahrung erweitern unsere Kenntnisse, insbesondere was Behandlung und medikamentöse Therapie anbelangt. Soweit in diesem Werk eine Dosierung oder eine Applikation erwähnt wird, darf der Leser zwar darauf vertrauen, daß Autoren, Herausgeber und Verlag größte Mühe darauf verwandt haben, daß diese Angabe genau dem **Wissensstand bei Fertigstellung des Werkes** entspricht. Dennoch ist jeder Benutzer aufgefordert, die Beipackzettel der verwendeten Präparate zu prüfen, um in eigener Verantwortung festzustellen, ob die dort gegebene Empfehlung für Dosierungen oder die Beachtung von Kontraindikationen gegenüber der Angabe in diesem Buch abweicht. Das gilt besonders bei selten verwendeten oder neu auf den Markt gebrachten Präparaten und bei denjenigen, die vom Bundesgesundheitsamt (BGA) in ihrer Anwendbarkeit eingeschränkt worden sind. Benutzer außerhalb der Bundesrepublik Deutschland müssen sich nach den Vorschriften der für sie zuständigen Behörde richten.

1. Auflage 1981
2. Auflage 1984
1. englische Auflage 1984
1. französische Auflage 1984
1. italienische Auflage 1984
1. spanische Auflage 1985

© 1981, 1987 Georg Thieme Verlag,
Rüdigerstraße 14,
D-7000 Stuttgart 30
Printed in Germany
Satz: Kittelberger,
D-7410 Reutlingen 24,
gesetzt auf Digiset 400 T 30
Druck: Karl Grammlich,
D-7401 Pliezhausen

ISBN 3-13-596703-4   1 2 3 4 5 6

Vorwort

Der Atlas ergänzt meine beiden Taschenbücher „Dermatologie und Venerologie" und „Therapie der Hautkrankheiten". Text und Bilder des Atlasses sind verständlicherweise an Umfang und Zahl begrenzt. Der Text ist daher nur richtungweisend und vornehmlich auf die Differentialdiagnose ausgerichtet, nach der Devise vom sichtbaren Symptom zur Diagnose. Die Bilder sind unter dem Gesichtspunkt der ärztlichen Praxis ausgewählt, und häufige und wichtige Krankheitsbilder sind dokumentiert, ganz im Gegensatz zu anderen Standardwerken, die das seltene und ungewöhnliche Krankheitsbild dem Facharzt in Erinnerung rufen.

Im übrigen gilt der Satz von CHRISTIAN MORGENSTERN: „Man sieht oft etwas hundertmal, tausendmal, ehe man es zum allererstenmal wirklich sieht."

Zu danken habe ich den Photographen der Univ.-Klinik Köln, vor allem Frau KUNIGK und Frau SCHEFFER, für wichtige Hinweise Frau Professor Dr. ANTON-LAMPRECHT, Heidelberg.

Frau GABRIELE MÜLLER hat mich bei der Vorbereitung des Manuskriptes und beim Lesen der Korrekturen, Frau Dr. CHRISTIANE WAGNER beim Lesen der Korrekturen ausgezeichnet unterstützt.

Mein Dank gilt auch Herrn Dr. med. h. c. GÜNTHER HAUFF und seinen Mitarbeitern, im besonderen Herrn ZELLER, im Georg Thieme Verlag, ferner allen, deren Anregungen und Kritik das Entstehen – auch der 3. Auflage – dieses Atlasses gefördert haben.

Köln, im Sommer 1987   GERD KLAUS STEIGLEDER

Inhaltsverzeichnis

1. Allgemeine Diagnostik und Effloreszenzenlehre

Die Diagnostik von Hautkrankheiten beginnt mit der Bestimmung von Sitz und Art der Primär- und Sekundäreffloreszenzen (s. u. und Abb. 2–15), ihrer Form, ihrer Farbe, ihrer Oberflächenbeschaffenheit, ihrer Konsistenz, ihrer Zahl und Gesamtverteilung und ihrer Prädilektionsstellen (s. Schema). Die Farbänderung der erkrankten Haut ist bereits ein wichtiger Hinweis auf die Diagnose (Abb. 1).

Diagnose von Effloreszenzen:

Farbe
Form
Begrenzung
Konsistenz
Sitz
Prädilektionsstellen

Effloreszenztypen

Man unterscheidet gewöhnlich zwischen primären und sekundären Effloreszenzen. Die letzten treten im Gefolge der ersten auf und sind weniger charakteristisch. *Die dermatologische Klassifizierung beginnt deshalb mit der Suche nach der Primäreffloreszenz.*

Primäre Effloreszenzen sind:
Makel (Fleck), Urtika (Quaddel), Papel (Knötchen), Tuber (Knoten), auch Nodus genannt, Plaque (flach erhabene Effloreszenz, schildartig), Vesikula (Bläschen), Bulla (Blase), Pustel (Eiterbläschen).

Sekundäre Effloreszenzen sind:
Squama (Schuppe), Hyperkeratose (übermäßige Verhornung), Crusta (Kruste), Nekrose (Schorf), Nekrobiose (langsamer Gewebsuntergang), Erosion (oberflächlicher Gewebsdefekt), Exkoriation (Schrunde, bis an den Papillarkörper reichender Gewebsdefekt, meist Abschürfung), Ulkus (Geschwür), Atrophie (Gewebsschwund), Zikatrix (Narbe).

Einige der Effloreszenzen sind in Abb. 2–15 schematisch dargestellt. Die folgenden Effloreszenzen sieht man bei den angeführten krankhaften Veränderungen.

Schema der Befundaufnahme für Hautkrankheiten

Befund	Beispiel: sekundäres Syphilid
1. Sitz	Rumpf, Beugeseite der Arme
2. Effloreszenztyp	
a) primäre Effloreszenz	Flecke, Papeln
b) sekundäre Effloreszenz	Schuppen, Krusten
3. Form	
a) Größe	erbsengroß
b) Umriß	rund
c) Abgrenzung	scharf
d) Umgebung	unverändert
4. Farbe (Tönung)	Papeln braunrot, Flecke blaßrosa
5. Oberfläche	schwach schuppend,
(Basis bei Defekten)	mit Krusten bedeckt
6. Konsistenz	Papeln derb
7. Zahl, Gesamtverteilung	zahlreich, gleichmäßig verteilt
8. Prädilektionsstelle	Bauch

Makeln s. S. 7 ff., 133

Papeln s. S. 51

Knoten:
Tiefer in der Haut gelegene Vaskulitiden (Erythema nodosum, noduläre Vaskulitis), Gumma, Lepra, Leishmaniase, Sarkoidose, Granuloma anulare, Tophi, Tumoren, auch Metastasen, Lymphome.

Pusteln:
Akne und akneiforme Prozesse (medikamentöse Akne: Jod, Brom, Glucocorticoide, Vitamine der B-Gruppe, Breitbandantibiotika, Antikonvulsiva);
Hg-Dermatitis, Teerbehandlung, Psoriasis – pustulöse Form, Pustulosis palmaris et plantaris, Morbus Reiter, Epizoonosen;
mykotische Infektionen inkl. Hefen (Körperfalten), Pyodermien (Folliculitis barbae).

Bläschen:
Virusbläschen (Zoster, Herpes, Varizellen);
Ekzem, meist allergisches Kontaktekzem;
Streuherde von Ekzemen und Mykosen;
Aufflammen und Streuen von Ekzemen durch innerliche Aufnahme des Allergens (perkutan, peroral usw.), auch als nummuläres Ekzem;
Dermatitis herpetiformis Duhring;
Mykosen, Epizoonosen;
Miliaria;
Folge der Bläschenbildung: Nässen, Krustenbildung, Schuppung.

Blasen s. S. 100 ff.

Quaddeln:
Insektenstiche, Urtikaria (Nahrung, Arzneien; physikalische Faktoren [Kälte, Wärme, Strahlen]), Kontakturtikaria (Brennessel, tierische Sekrete).

Erythematosquamöse Veränderungen:
Psoriasis, manche Ekzeme (Chromate);
Mykosen (scharf begrenzt);
Pityriasis rosea, Parapsoriasisgruppe, Mycosis fungoides, Erythrodermien.

Verhornungsstörungen:
Angeboren: Ichthyosisformen, Dyskeratosis follicularis vegetans Darier, Palmoplantarkeratosen (mit anderen Mißbildungen).
Erworben: sog. sekundäre Ichthyosis durch Austrocknung, trockene Altershaut, Acanthosis nigricans, Verrucae, Präkanzerosen (aktinische Keratosen).

Atrophien mit und ohne Verhärtung der Haut:
Sklerodermien (systemisch, umschrieben, bandförmig), Lichen sclerosus et atrophicus (Symptome: Craurosis vulvae, penis), Acrodermatitis atrophicans Herxheimer, Glucocorticoidatrophien (oberflächlich, tief), Insulinfettschwund, Pannikulitiden (Pankreas!), Lipatrophia semicircularis, Lupus erythematodes, Narben nach Tuberkulose, Syphilis III, Leishmaniasis, Lepra, Necrobiosis lipoidica.

Ablagerungen:
Cholesterin (Xanthome, Xanthelasmen);
Schleim (Muzinosen, u. a. diffuses Myxödem, prätibiales Myxödem);
Kalk (Sklerodermie, Dermatomyositis);
Amyloid (Systemerkrankungen);
Fremdkörper (Silikate, Metalle).

Erythrodermie:
Befall des gesamten Integumentes durch rötliche Hautveränderungen, meist *sekundär* bei Dermatosen wie Psoriasis, endogenem Ekzem, allergisch bedingter Kontaktdermatitis und bei Lymphomen, im besonderen Mycosis fungoides einschließlich Sézary-Syndrom.
Primär ohne Zwischenstadium, z. B. bei kongenitaler ichthyosiformer Erythrodermie, Lymphomen, Dermatoleukosen.
Ist die Haut bei einer Erythrodermie gleichzeitig stark pigmentiert: *Melanoerythrodermie,* oft mit dermopathischer Lymphadenitis.

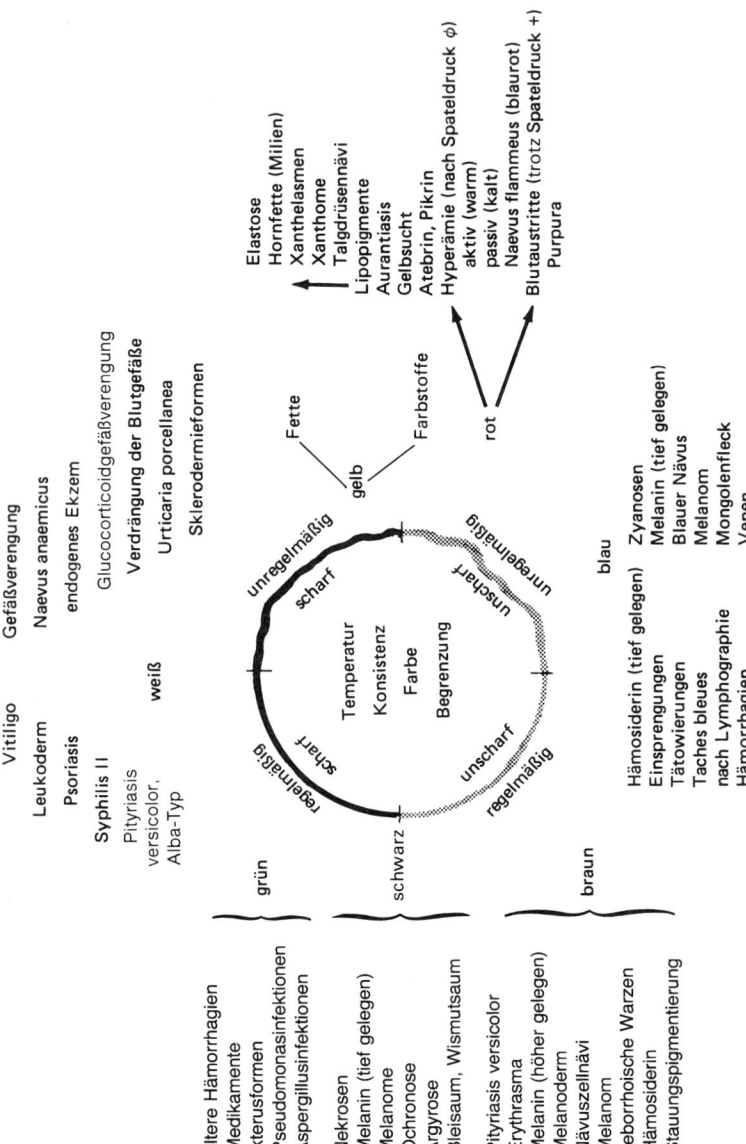

1 Farbänderung als Diagnosehinweis

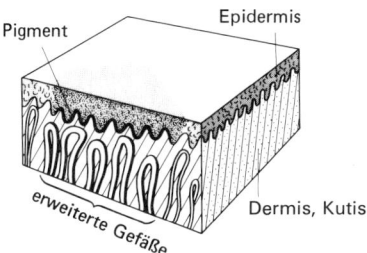

2 Makel durch Pigmenteinlagerung und/oder Gefäßerweiterung

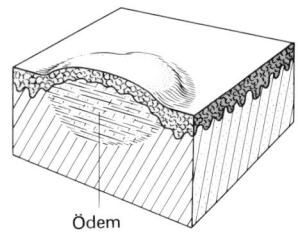

3 Quaddel

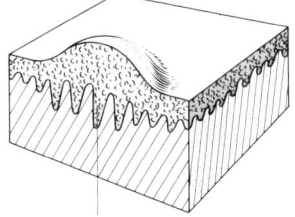

Akanthose = Verbreiterung der Epidermis
4 Epidermale Papel

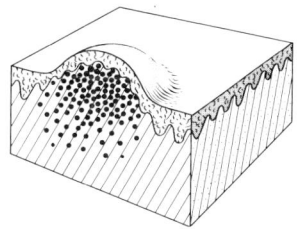

5 Papel durch Infiltrat und/oder Einlagerung

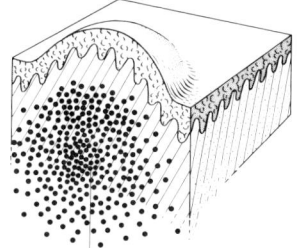

Infiltrat oder Einlagerung
6 Tuber, Nodus

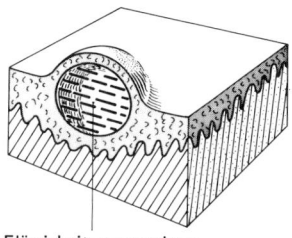

Flüssigkeitsansammlung
7 Vesikula

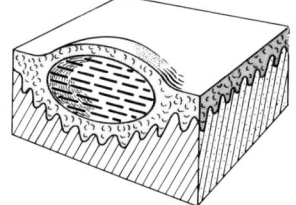

8 Intraepidermale Blase

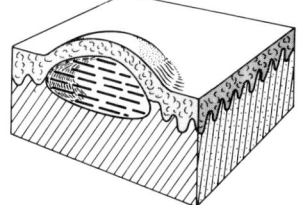

9 Subepidermale Blase

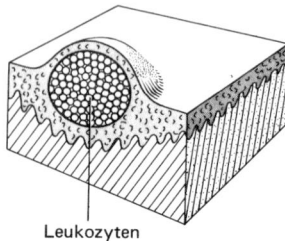

Leukozyten

10 Pustel

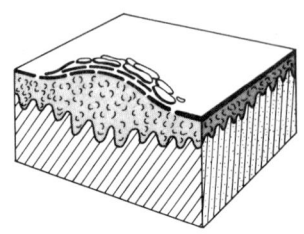

11 Mit Schuppen bedeckte Papel

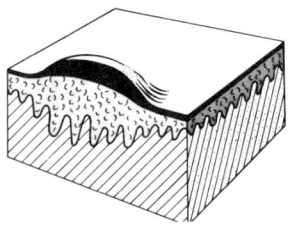

12 Hyperkeratose über epidermaler Papel

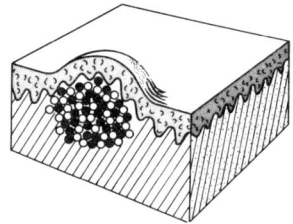

13 Pseudopustel

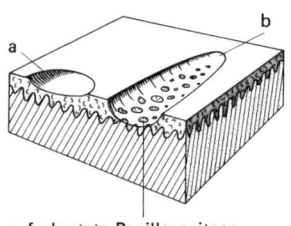

aufgekratzte Papillenspitzen

14 a Erosion,
  b Exkoriation

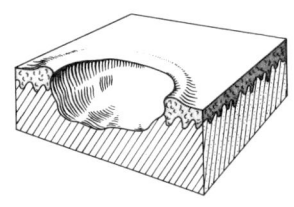

15 Ulkus

2. Farbänderungen der Haut

Rötung und Schuppung

Die Rötung der Haut bezeichnet man als Erythem (Abb. 16). Als Zeichen der Entzündung kommt die Hautrötung häufig vor. Bei zahlreichen Hauterkrankungen sind Rötung oder Rötung und Schuppung nur eine Begleiterscheinung, bei anderen, nämlich den *Erythemen* und den erythematösen, d. h. rotfleckigen, *Exanthemen* (Abb. 17, 18), ist die Rötung der Haut das einzige sichtbare Symptom.

Erythem = Rötung; *Exanthem* dagegen *plötzlich* über größere Körperabschnitte auftretende Einzeleffloreszenzen.

Erytheme

Beim Erythem färbt sich die Haut infolge einer Blutansammlung in der Haut durch Gefäßerweiterung rot. Das Erythem kann aktiv (warm, hellrot) oder passiv (kühl, zyanotisch) sein. Im Gegensatz zur Hautblutung läßt sich das Erythem durch Druck, etwa mit einem Glasspatel, wegdrücken, da das Blut aus den oberflächlichen Gefäßen exprimiert wird. Bei der Hautblutung hingegen bleibt das ausgetretene Blut im Gewebe liegen, die rote Farbe verschwindet nicht.

Erytheme können sehr unterschiedliche Ursachen haben, etwa von außen (Hitze, Strahlen [Sonnenbrand], Kälte, chemisch durch hautreizende Stoffe). Erytheme können auch von innen hervorgerufen werden, so psychisch oder durch gefäßerweiternde Substanzen (Genußmittel, Pharmaka, körpereigene Substanzen: Hitzewallungen bei Karzinoidsyndrom, Histaminausschüttung bei Urticaria pigmentosa) (Abb. 264).

Palmarerytheme sind ein Symptom bei Lebererkrankungen (s. S. 93).

Oft bleibt das Erythem nicht auf dem Stadium der Rötung stehen; es kommt zum Austritt von Blutserum und von Blutzellen, die Konsistenz der Haut ändert sich, aus dem Erythem wird die Quaddel, die Papel, der Knoten. Zur Rötung der Haut tritt die Bläschenbildung (Abb. 16) mit Nässen und Krustenbildung, häufig aber auch lediglich eine Schuppung.

Der Ausdruck Erythem wird selbst in der Dermatologie falsch verwendet, indem Hautveränderungen als Erythem bezeichnet werden, bei denen es sich tatsächlich um andere Effloreszenzen (Papeln, Knoten, Blasen) handelt, die zusammen mit einem Erythem oder ihm folgend auftreten. Beispiele sind das Erythema exsudativum multiforme (s. Abb. 134) und das Erythema nodosum (s. Abb. 114).

Figurierte Erytheme sind ein differentialdiagnostisches Problem (s. S. 9).

Erytheme – Hyperämie:

(flächenhafte Hautrötung)   aktiv (warm, hellrot)
                              passiv (kühl, blaurot)

1. Erytheme durch physikalische Einwirkung (Reibung [Dermographismus], Wärme, Strahlen, Kälte)
2. Erytheme durch chemische Einwirkung (hautreizende toxische Stoffe, Kampfstoffe)
3. Erytheme durch pharmakologische Einwirkung (hyperämisierende Substanzen, innerlich, äußerlich)
4. Erytheme durch Nahrungsmittel (Gewürze) und Aufnahme heißer Getränke und Speisen
5. Erytheme durch Freisetzung körpereigener Substanzen (Serotonin [Karzinoidsyndrom], Histamin, Flushs)
6. Erytheme als erstes Stadium verschiedener Hautkrankheiten (Erysipel, allergisch bedingtes Kontaktekzem, Zoster, Pemphigoid u. a.)

Fleckige Exantheme:

– Masern, Rubeolen, Fleckfieber, HIV*
  Scharlach, Typhus
– Kawasaki-Krankheit u. a.
– Syphilis II (Roseolen)
– Arzneiüberempfindlichkeiten

---

* HIV = humanes Immundefizit-Virus = AIDS-Virus

Figurierte Erytheme und Exantheme:

Infektionskrankheiten	Ringelröteln (Abb. **21**)
Livedo reticularis (Cutis marmorata)	bei Abkühlung der Haut
Livedo racemosa (Abb. **22**)	Hinweis auf systemische, bes. arterielle Erkrankungen
Blitzschlagfiguren	intraarterielle Embolie, z. B. durch Injektion
figurierte Exantheme, im besonderen Erythema gyratum repens (Abb. **290**)	Paraneoplasien
Erythema (chronicum) migrans (Abb. **182**)	Zeckenbisse, Übertragung von Spirochäten, Folge: Meningopolyneuritis, „Lyme"-Erkrankung möglich, Spätfolge: Acrodermatitis atrophicans Herxheimer (Abb. **183**)
Erythema anulare	rheumatisches Fieber, Endokarditis
Erythema anulare centrifugum	Ursache unbekannt, charakteristisches histologisches Bild

Anzeichen von Hautschäden durch äußere Einflüsse:
Erythem
Ödem
Blasen
Nekrose

Hautschäden durch äußere Einflüsse:
Verätzung
Verbrennung
Strommarken
Erfrierung, Pernionen

Blasen durch mechanische Traumen:
bei Epidermolysis bullosa: erhöhte Empfindlichkeit

UV-Strahlenfolgen:
Erytheme, Blasen
Elastose
Cutis rhomboidalis nuchae
Seemanns- bzw. Landmannshaut
aktinische Keratosen (Extremfall: Xeroderma pigmentosum)
aktinisch bedingter Morbus Bowen
Lentigo maligna
Karzinome, bes. Plattenepithelkarzinome
Melanome

Übermäßige Strahlenempfindlichkeit:
phototoxische Reaktionen
Photoallergien
Porphyrien
polymorphe Lichtdermatosen
Strahlenurtikaria
photosensitive Dermatitis
aktinisches Retikuloid

Symptome bei Erfrierungen (nach Dunant):
1. oberflächliche:
    Extremität schmerzhaft, später gefühllos, Haut weiß und hart;
    nach Erwärmen: lividrot, heiß, schmerzhaft, Ödem, Blasenbildung
2. tiefe:
    Extremität gefühllos, kalt, marmoriert;
    nach Auftauen: Haut gangränös, Randpartien wie oben,
    Gewebe wird schwarz und mumifiziert binnen Wochen,
    Demarkation binnen Monaten

Schäden der Haut durch äußere Einflüsse

Verätzungen (Säuren, Laugen, toxische Substanzen [Kampfstoffe]), Reibung, Kälte, Wärme und Strahlen können die Haut schädigen. Leichte Traumen rufen eine Schwielenbildung hervor, die die Haut schützt (Phänomen der Gewöhnung); stärkere Traumen führen über ein Erythem zu Ödem- und Blasenbildung (Abb. 23, 24) und schließlich zur Denaturierung des Gewebes mit Nekrosen (Ätzschorf, Nekrosen bei Verbrennungen 3. Grades, Strommarken [Abb. 24], Nekrosen nach Erfrierungen [Abb. 25]). Pernionen (Frostbeulen) treten bei disponierten Personen in Hautbezirken auf, die schlecht durchblutet und kälteexponiert sind, also im besonderen an den distalen Extremitäten (Abb. 26).

Übermäßige *Strahlenempfindlichkeit* muß an eine phototoxische Reaktion (Abb. 27, 28), eine Photoallergie, eine Störung des Porphyrinstoffwechsels, eine polymorphe Lichtdermatose oder eine Strahlenurtikaria denken lassen. Als erstes ist nach Substanzen zu fahnden, die zu Photosensibilität und Photoallergien führen. Es gibt aber auch Überempfindlichkeiten gegen Sonnenstrahlen, deren Ursache wir nicht kennen (photosensitive Dermatitis und aktinisches Retikuloid = chronische aktinische Dermatitis; ähnliche Veränderungen durch Compositae-Resine oder Moschusambrette).

Ionisierende Strahlen rufen Frühveränderungen hervor, die im wesentlichen in Erythemen bestehen, und Spätveränderungen mit Narbenbildungen und charakteristischen Teleangiektasien (Abb. 29). Noch nach

Jahrzehnten kann es zum Auftreten von Ulzerationen in Röntgenhaut, zu Keratosen und Karzinomen kommen.

Spätschäden der Haut durch Strahlen sind eine Bindegewebsdegeneration der oberen Dermis (Elastose, s. Abb. 325), das Auftreten von Lichtwarzen (aktinische Keratosen, s. Abb. 62, **282**), die in Karzinome übergehen können. Ein verfrühtes Auftreten solcher aktinischen Keratosen unter dem Bild der Seemanns- oder Landmannshaut und mit raschem Übergang in bösartige Geschwülste findet man als anlagemäßige Fehlbildung beim Xeroderma pigmentosum (Abb. **30**).

Wellenlängen der UV-Strahlen:

UV–A = 320–400 nm
UV–B = 290–320 nm
UV–C = 100–290 nm

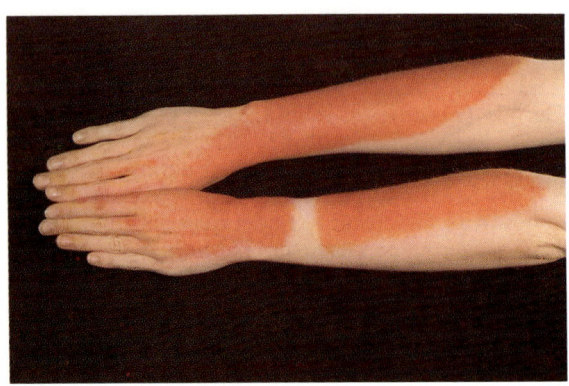

16 Erythem und beginnende Bläschenbildung nach Sonnenbestrahlung (Erythema und Eczema solare)

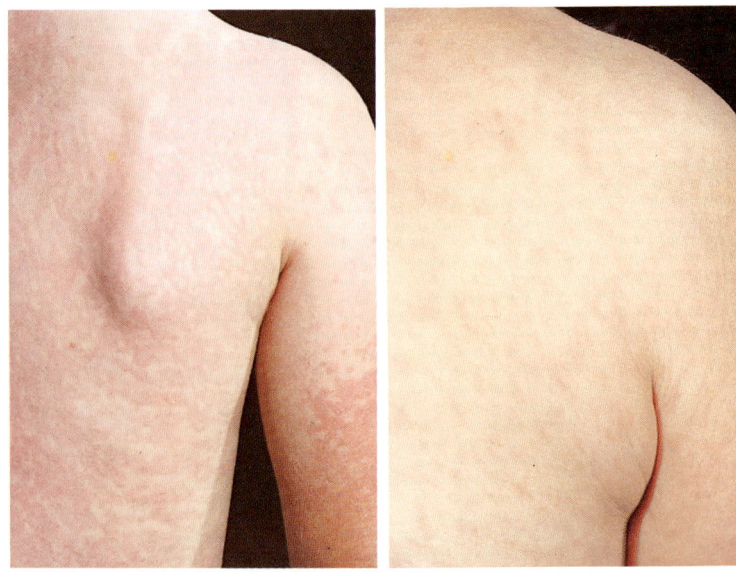

17 Rötelnexanthem

18 Syphilitisches makulöses Exanthem: Roseola bei Syphilis II

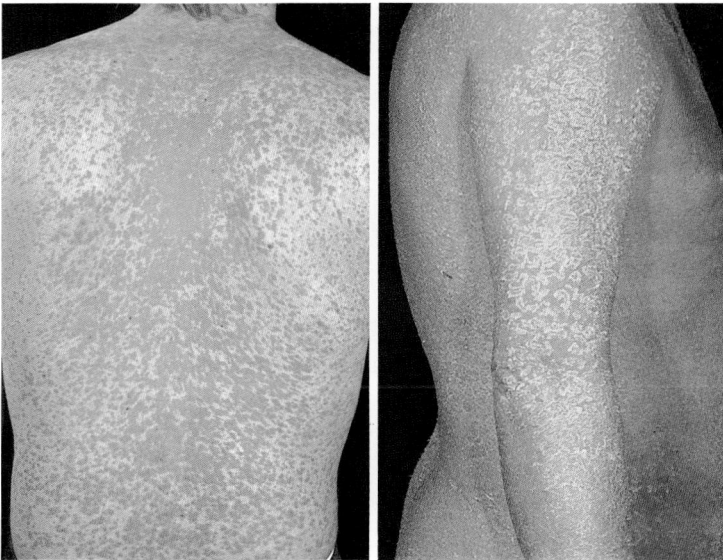

19 Morbilliformes Arzneiexanthem durch Ampicillin

20 Erythrodermie bei Psoriatiker, psoriatische Veränderungen des gesamten Integumentes. Beachte: Bei Erythrodermien ist mit systemischen Störungen durch Funktionseinschränkung und Eiweißverlust der Haut zu rechnen

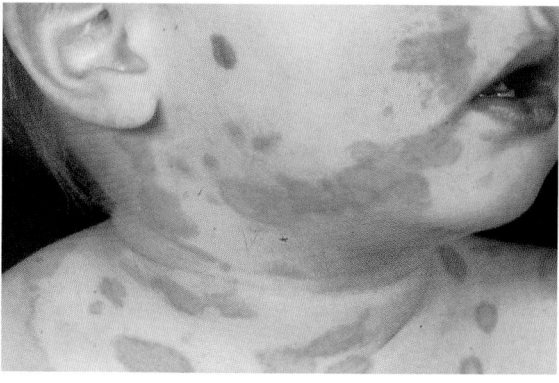

21 Erythema infectiosum variabile (Ringelröteln; epidemieartig auftretende Infektionskrankheit, vorwiegend bei Kindern)

22

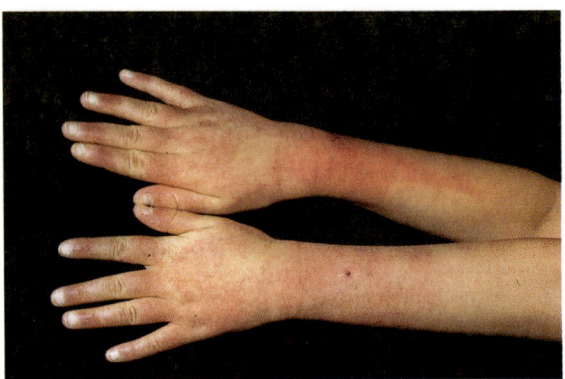

23

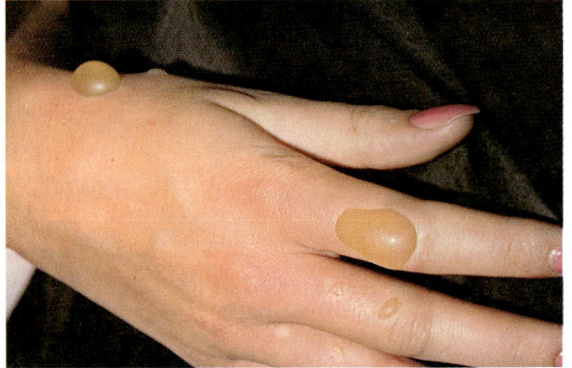

22 Livedo racemosa (blitzschlagähnliche Gefäßzeichnung) mit Akrozyanose (passives Erythem) bei Phäochromozytom. Livedo racemosa ist ein Hinweis auf ernstere Erkrankungen; Ausschluß von Veränderungen des ZNS (Church-Sneddon-Syndrom)

23 Blasenbildung nach Einwirkung von Stickstofflost

24 Strommarke (Nekrose) an der Lippe und Blase an der rechten Handfläche bei einem Kind, das die nicht isolierten Enden eines Stromkabels in den Mund gesteckt hatte

25 Erfrierungen 2. und 3. Grades

26 Pernio bei einer jungen Frau

24

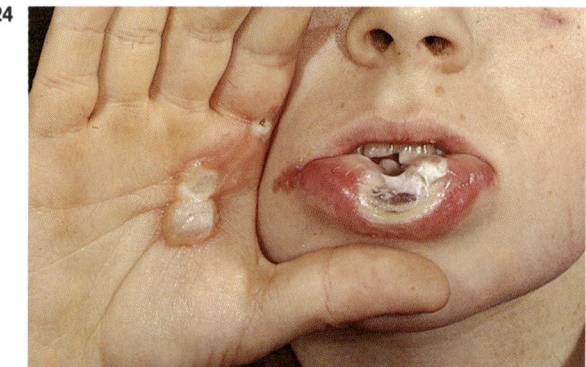

25

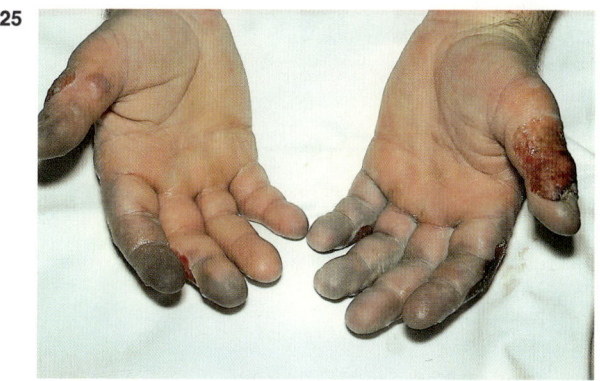

26

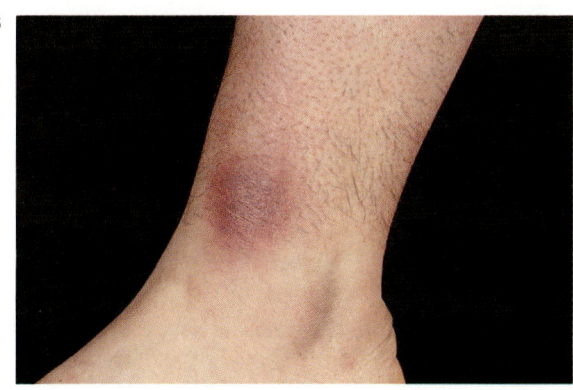

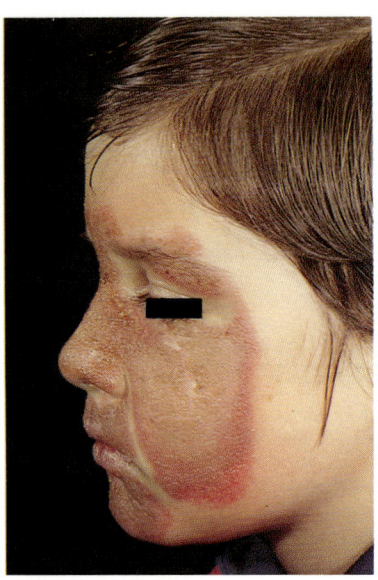

27 Überempfindlichkeit gegen Sonnenstrahlen, ausgelöst durch Demethylchlortetracyclin

28 Rötung von Nase und angrenzenden Wangen (typischer Schmetterlings-bereich) bei Sonnenstrahlenüberempfindlichkeit, hervorgerufen durch Deme-thylchlortetracyclin. Differentialdiagnose: systemischer Lupus erythematodes. Ausschluß s. S. 58, vgl. Abb. **83, 86, 89, 90, 156, 324**

29 Typische Röntgenstrahlennarben mit zentraler Ulzeration und geringer Ke-ratose (Spätfolge)

30 Xeroderma pigmentosum. Auf der Nase Plattenepithelkarzinom, im Gesicht zahlreiche aktinische Keratosen. Gleichzeitig andere Fehlbildungen: de-Sanctis-Cacchione-Syndrom

28

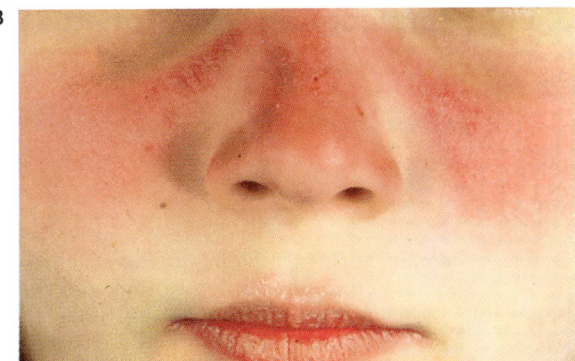

29

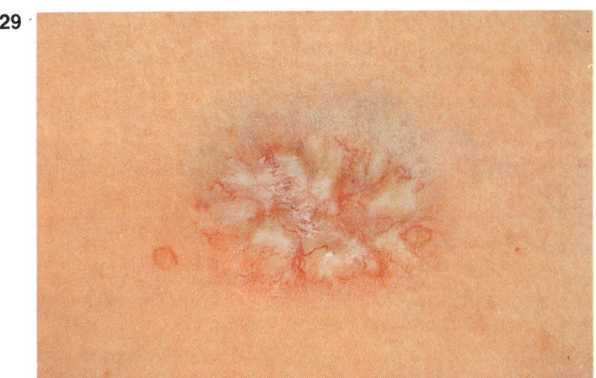

30

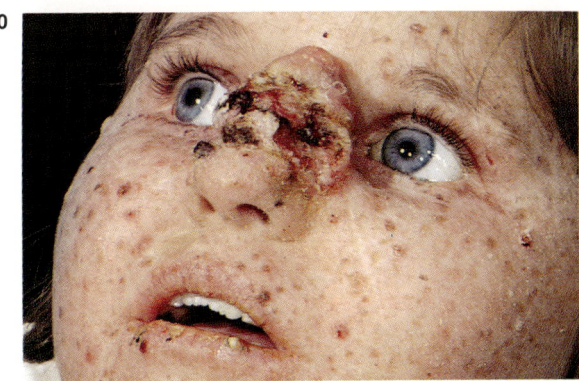

3. Erythematosquamöse Dermatosen

Unter erythematosquamösen Dermatosen verstehen wir Hautkrankheiten, deren wesentliche Kennzeichen Rötung und Schuppung sind. Differentialdiagnostisch kommt bei allen folgenden Erkrankungen in erster Linie eine Dermatomykose oder eine Mycosis fungoides, das häufigste kutane Lymphom, ein T-Zell-Lymphom, in Frage.
Die wichtigsten erythematosquamösen Dermatosen sind:
– die Psoriasis,
– das seborrhoische Ekzem,
– die Pityriasis rosea,
– die Parapsoriasisgruppe.

Psoriasis

Kennzeichen:
roter Fleck, Papel, silberweiße Schuppung, Pusteln (Abb. **31, 32, 33, 35**)
Vorzugsregionen – Prädilektionsstellen: Streckseiten der Extremitäten, Sakralregion, behaarter Kopf, Analregion
Nagelveränderungen (Grübchen [„Tüpfel"], Ölflecke, Verdickung, Gelbfärbung, Abb. **38**)
Komplikationen:
provozierte Psoriasis (Abb. **37**)
Erythrodermie (s. Abb. **20**)
Sonderformen:
Psoriasis arthropathica
    HLA-Antigene – peripherer Typ, HLA wie Psoriasis
                – axialer Typ, HLA B 27 bevorzugt
Psoriasis pustulosa
Psoriasis inversa
    Psoriasis plantaris et palmaris (Abb. **36**)

Psoriasis arthropathica, bei 5 % der Psoriatiker, Anteil in %:

1. klassische psoriatische Arthritis,
   Arthritis der distalen Interphalangealgelenke (5 %)
2. asymmetrische Oligoarthritis, Befall verschiedener Gelenke an Hand und Fuß (70 %)
3. symmetrische Polyarthritis, wie rheumatoide Arthritis, aber seronegativ (15 %)
4. Spondylarthritis, ähnlich ankylosierender Spondylitis (5 %)
5. Arthritis mutilans, Osteolyse der Interphalangealgelenke (5 %)

Die Primäreffloreszenz der Psoriasis ist ein roter, oft nur punktförmiger Fleck oder eine leicht erhabene Papel mit silberweißer Schuppung (Abb. 31). Diese Schuppung wird zuweilen erst sichtbar, wenn man an der Effloreszenz kratzt. Die Grundeffloreszenzen entwickeln sich sehr unterschiedlich. Kleine Effloreszenzen können wie ein Exanthem mit vielen Einzeleffloreszenzen plötzlich die gesamte Haut befallen (exanthematoide Psoriasis, Abb. 32). Einzeleffloreszenzen können mit anderen zusammenfließen oder zu größeren Herden heranwachsen und dann münzenförmig (nummulär), plakatartig (Plaques), ringförmig (anulär) oder girlandenartig (gyriert) werden. Auch *pustulöse Formen* der Psoriasis sind bekannt (Abb. 33, 34). Bedeckt die Psoriasis flächenhaft die Haut, so spricht man von einer Erythrodermie (s. Abb. 20). Die Prädilektionsstellen der Psoriasis sind die Streckseiten der Extremitäten, die Sakralregion sowie der behaarte Kopf (Abb. 35), wobei die Stirn-Haar-Grenze gerne überschritten wird. Häufig ist die Analregion betroffen. Handteller und Fußsohlen sind gewöhnlich frei, können aber auch oder sogar ausschließlich befallen werden (Psoriasis inversa, Abb. 36). Charakteristisch für die Psoriasis ist die Provokation neuer Effloreszenzen durch Reizung der Oberhaut (Köbner-Phänomen, isomorpher Reizeffekt, Abb. 37).

Nagelveränderungen bestehen in Grübchen, Verdickung, gelblicher Verfärbung, „Ölflecken", „Ölrändern" (Abb. 38).

Eine besondere Entität ist die *Psoriasis arthropathica* (Abb. 39) (5 % der Psoriatiker). Die Psoriasis arthropathica beginnt mit Befall der kleinen Gelenke, kann aber später ganze Gelenksysteme verändern und zu erheblichen Mutilationen führen. Sie erinnert dann an die rheumatoide Arthritis; im Gegensatz zu dieser sind aber bei der Psoriasis die Rheumafaktoren meist negativ. Differentialdiagnostisch ist auch der Morbus Reiter zu erwägen (Abb. 40, 41, Tab. S. 22).

Von der Psoriasis pustulosa ist die Pustulosis palmaris et plantaris abzugrenzen, die auch häufig mit Mykosen verwechselt wird (Abb. 42). Ein seltenes Symptom sind osteolytische Herde.

Seborrhoisches Ekzem

immer Ausschluß der Psoriasis (Prädilektionsstellen)
rötlich-bräunliche, schuppende Herde (Abb. **43, 44**)
blumenblattartig (petaloid)
Prädilektionsstellen: vordere und hintere Schweißrinne, Augenbrauen,
Nasolabialfalten, behaarter Kopf, Körperfalten (perianal)

Prädilektionsstellen sind die talgdrüsenreichen Bezirke der Haut, im besonderen die vordere und hintere Schweißrinne, die Augenbrauen, die Nasolabialfalten und die Perianalregion (Abb. **43, 44**). Als charakteristisch gelten rötlich-bräunliche, blumenblattartige Herde mit leichter Schuppung. Befall des gesamten Integumentes ist möglich. Im Gegensatz zu dem Namen wurden Anomalien der Talgsekretion oder -zusammensetzung bisher nicht nachgewiesen. Die mikrobielle Besiedlung der Haut wirkt offenbar bei der Auslösung mit. Bei AIDS-Kranken sind seborrhoische Ekzeme mit Übergangsformen zur Psoriasis häufig.

Meines Erachtens ist das seborrhoische Ekzem des Erwachsenen ein Sammelbecken für Erkrankungen anderer Art, im besonderen wenig ausgesprochener Fälle von Psoriasis.

Dermatitis seborrhoides der Säuglinge:
schon *vor* dem 3. Lebensmonat (Abb. **162**):
Kopf (Gneis), Gesicht, Körperfalten
Differentialdiagnose:
endogenes Ekzem (S. 116), meist erst *ab* dem 3. Lebensmonat

Die Dermatitis seborrhoides des Kindes, die meist schon vor dem 3. Lebensmonat auftritt, ist vom seborrhoischen Ekzem des Erwachsenen abzutrennen. Charakteristische Symptome sind der Gneis, d. h. fettige Auflagerungen auf dem Kopf (s. Abb. **162**), und rote, schuppende Herde im Gesicht und in den Körperfalten.

Die Selbständigkeit dieses Krankheitsbildes ist ebenso wie die Ursache umstritten; es ist mit dem endogenen Ekzem (S. 116) identifiziert, aber auch verwechselt worden.

Pityriasis rosea

Kennzeichen:
Primärherde (Medaillons)
Exanthem in Hautspaltlinien

Die Pityriasis rosea ist gekennzeichnet durch exanthemartig auftretende, erbsen- bis markstückgroße, rötliche, meist feinschuppende, unregelmäßig runde, leicht rosarote Flecke (Abb. **45, 46**). Aus den Flecken
können Papeln und Plaques werden. Diesem Exanthem gehen gewöhnlich eine oder mehrere größere Einzeleffloreszenzen voraus, die
Medaillons oder Primärherde (Abb. **45**). Sie sind ringförmig mit leicht
vergilbtem Zentrum und rosafarbenem erhabenen Rand, umgeben von
einer Schuppenkrause. Charakteristischerweise folgen die Effloreszenzen der Pityriasis rosea den Hautspaltlinien (Abb. **46**).

Parapsoriasisgruppe

Formen:
Parapsoriasis guttata (Pityriasis lichenoides chronica) (Abb. **47**)
Sonderformen: Pityriasis lichenoides et varioliformis acuta (Abb. **48**)
            lymphomatoide Papulosis (Macaulay) – Pseudolymphom
Parapsoriasis lichenoides (retiforme Parapsoriasis, Parakeratosis varie-
gata)
Parapsoriasis en plaques (Brocq)
  Herde in den Hautspaltlinien
1. Form: benigne
      kleinfleckig (Abb. **49**)
2. Form: Prälymphom, Übergang in Mycosis fungoides
      großfleckig (Abb. **50**)
      poikilodermatisch (scheckige Haut)
      Sonderform: Poikiloderma atrophicans vasculare

Zur Parapsoriasisgruppe gehören folgende Krankheitsbilder:
1. die Pityriasis lichenoides chronica (Parapsoriasis guttata) (Abb. **47**).
Eine Variante ist die Pityriasis lichenoides varioliformis acuta mit
papulonekrotischen Effloreszenzen (Abb. **48**) infolge einer Vaskulitis
im Bereich der Arteriolen. Autoimmunphänomene sind nachgewiesen. Differentialdiagnose: anaphylaktoide Purpura, papulonekroti-
sches Arzneiexanthem.

Die *lymphomatoide Papulosis* wird von manchen Autoren als Variante dieser Parapsoriasisform betrachtet; sie gilt als Pseudolymphom. Möglicherweise sind verschiedene Krankheitsbilder, auch Lymphome, unter diese Diagnose eingeordnet worden. Inzwischen sind sehr verschiedenartige Hautveränderungen – isolierte und generalisierte – als lymphomatoide Papulose bezeichnet worden;

2. die Parapsoriasis lichenoides (Parakeratosis variegata), ein sehr seltenes Vorkommnis;

3. die häufigere Parapsoriasis en plaques (Brocqsche Krankheit). Die Parapsoriasis en plaques ist durch streifen- und scheibenförmige Herde in den Hautspaltlinien gekennzeichnet, vor allem seitlich am Stamm. Im Gegensatz zur Psoriasis haben die Herde eine leicht bräunliche Farbe mit nur geringer Schuppung. Verwechslungen mit der Pityriasis rosea (s. S. 21) sind möglich. Bei der Parapsoriasis en plaques sind zwei Formen zu unterscheiden:

   – ein Krankheitsbild unbekannter Ursache, das nach Jahren zur Abheilung kommt (Abb. **49**);
   – eine Form, die in die Mycosis fungoides (s. dort) übergeht (Abb. **50**).

De- und Hyperpigmentierungen, Teleangiektasien, stärkere Rötung und Schuppung sowie Juckreiz sind Hinweise auf die zweite Verlaufsform. Die eben beschriebene Scheckung der Haut bezeichnet man auch als Poikilodermie.

Morbus Reiter, Reiter-Syndrom:
vornehmlich Männer zwischen 20 und 40 Jahren befallen
oft Fieber
Urethritis ohne spezifischen Erreger
Arthritis (rheumaseronegative Polyarthropathie)
   besonders Beingelenke, vor allem Knie
Irritation der Schleimhäute und Übergangsschleimhäute
im besonderen
   Konjunktivitis
   Balanitis circinata (parakeratotica) (Abb. **40**)
Enteritis (vorausgehende, ruhrähnliche)
Exantheme, papulopustulöse, psoriasiforme (Abb. **41**)
Nagelveränderungen
selten: kardiale Beteiligung, z. B. Perikarditis,
   Aorteninsuffizienz, periphere Neuropathie,
   Meningoenzephalitis
Differentialdiagnose: rheumatoide Arthritis,
   Gonorrhö, Psoriasis arthropathica (S. 19), Morbus Behçet,
   ankylosierende Spondylitis, ulzerative Kolitis

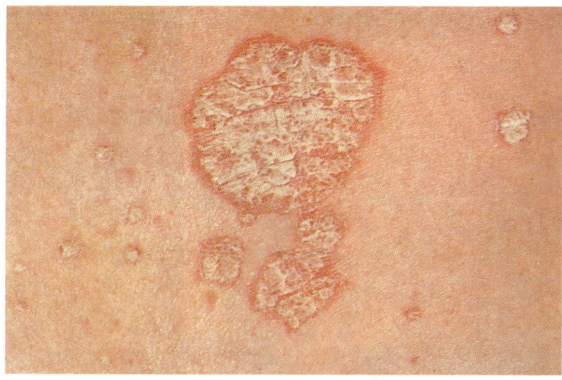

31 Psoriasis. Typische Effloreszenzen von stecknadelkopfgroßen bis nummulären figurierten Herden: unregelmäßige, aber scharfe Begrenzung mit serpiginösem (kriechendem) Rand, Lichenifikation des größeren Herdes, silberweiße Schuppung

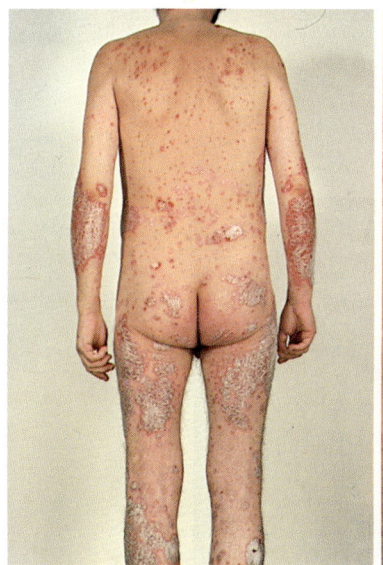

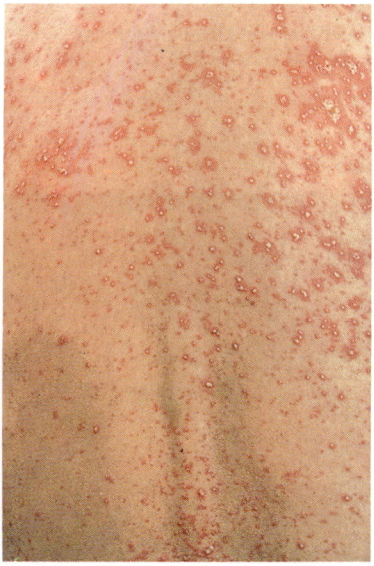

32 Exanthemartige Aussaat psoriatischer Effloreszenzen

33 Generalisierte pustulöse Psoriasis vom Zumbusch-Typ

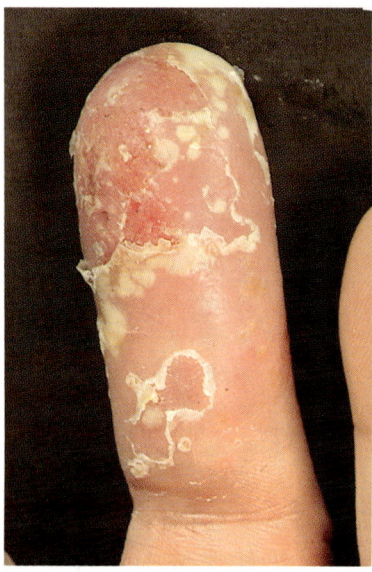 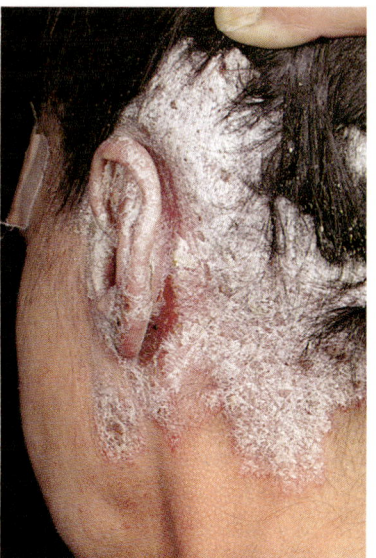

34 Acrodermatitis continua suppurativa Hallopeau, umschriebene
Psoriasis pustulosa?

35 Psoriasis des behaarten Kopfes mit Übergreifen auf Nacken, Ohr
und Wangen

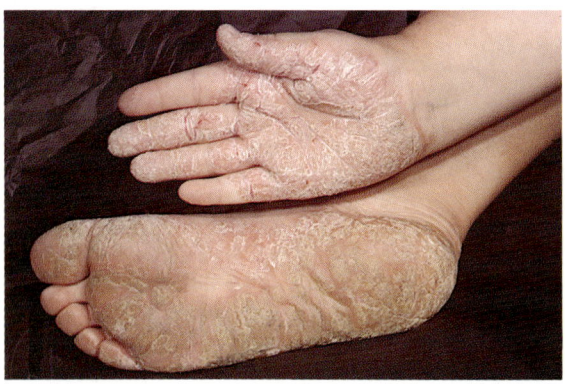

36 Psoriasis palmoplantaris mit ausschließlichem Befall von Handflächen und
Fußsohlen (Psoriasis inversa)

37 Durch Strumpfhalter provozierte Psoriasis, Köbner-Phänomen,
isomorpher Reizeffekt

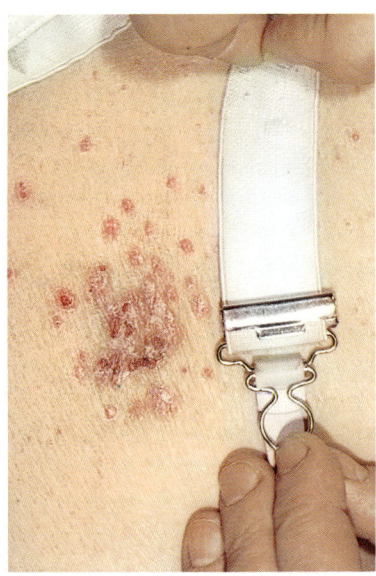

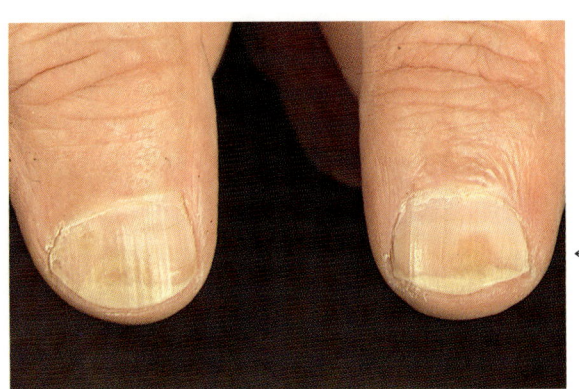

38 Psoriatische Veränderungen des Nagels. Gelbliche Verfärbung: runder
Rand nach proximal, Mykosen dagegen streifen- oder netzförmig (s. Abb. **201**),
außerdem psoriatischer Ölfleck, besonders deutlich rechts ←

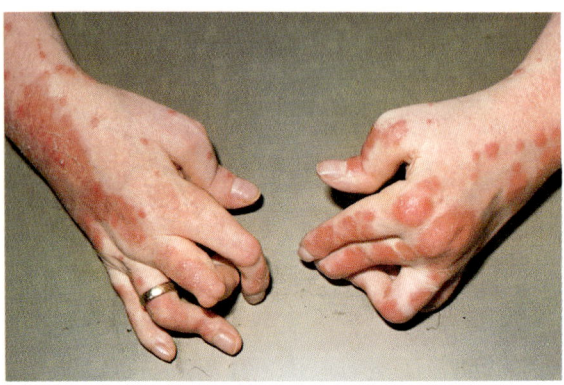

39 Mutilierende Veränderung der Finger bei Psoriasis arthropathica, einer Osteoarthropathie

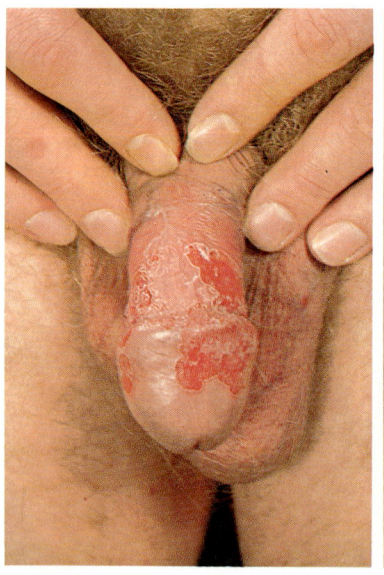

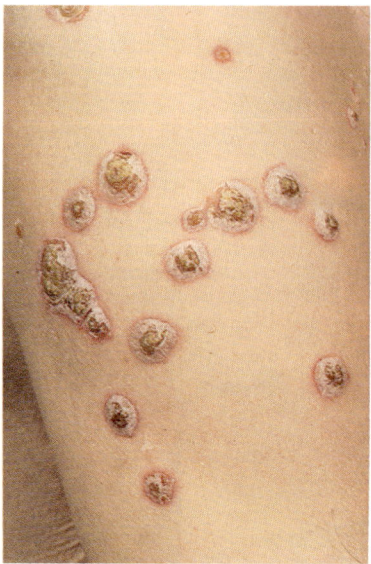

40 Reiter-Erkrankung: Balanitis circinata (parakeratotica)

41 Papulopustulöses Exanthem bei Reiter-Erkrankung, oft auch psoriasiformes Exanthem

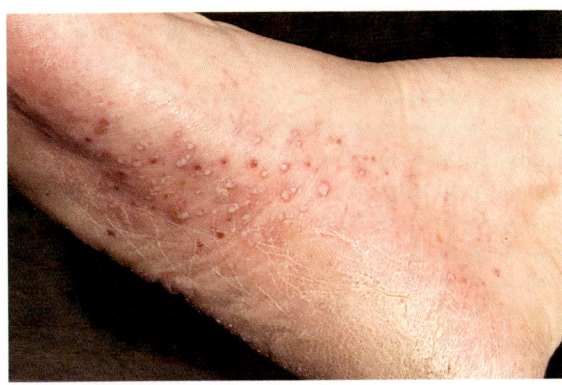

42 Planta bei typischer Pustulosis palmaris et plantaris. Differentialdiagnose: Psoriasis pustulosa, häufige Verwechslung mit Mykose

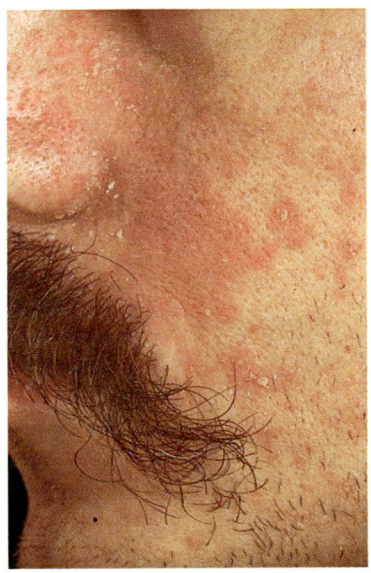

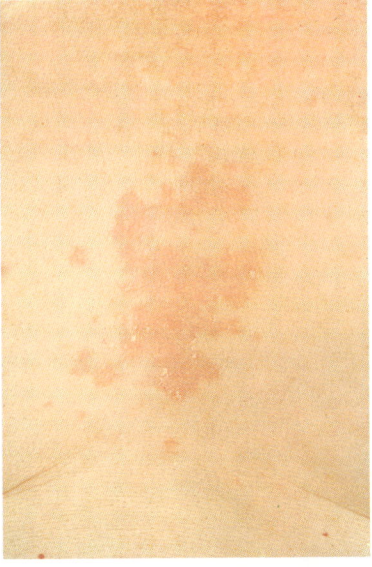

43 Seborrhoisches Ekzem der Nasolabialfalten (s. auch Abb. **44**). Entsprechende Veränderungen bei HIV-(AIDS-Virus-)Infizierten

44 Seborrhoisches Ekzem der Sternalregion. Immer nach psoriatischen Stigmata suchen: Ellbogen, Knie, Nägel, behaarter Kopf, Rima ani; Ausschluß von Pilzerkrankungen!

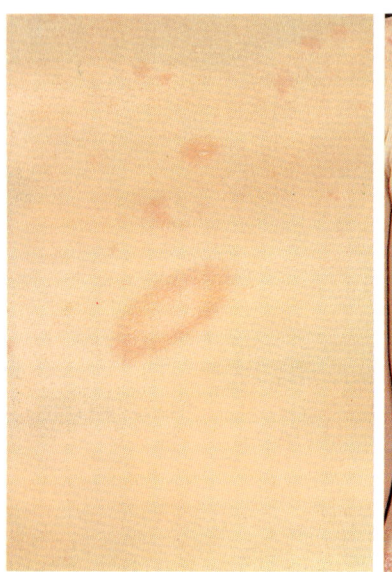 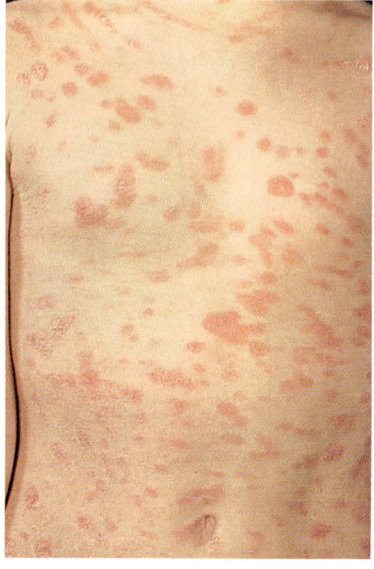

45 Pityriasis rosea. Primärherd
(Primärmedaillon) und schuppende
Flecken in den Hautspaltlinien

46 Pityriasis rosea. Ausgedehnter
Befall des Integumentes;
deutlich folgen die Herde den Hautspaltlinien

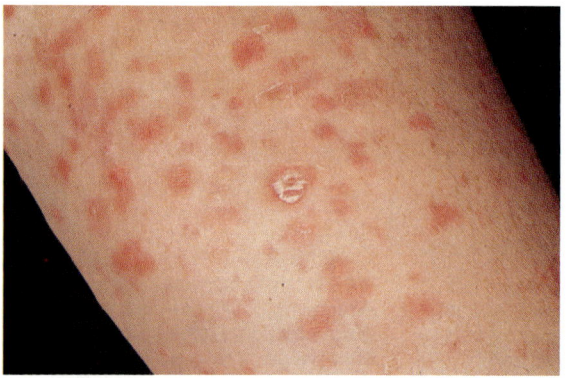

47 Parapsoriasis guttata, typisch schuppende Papel im Zentrum

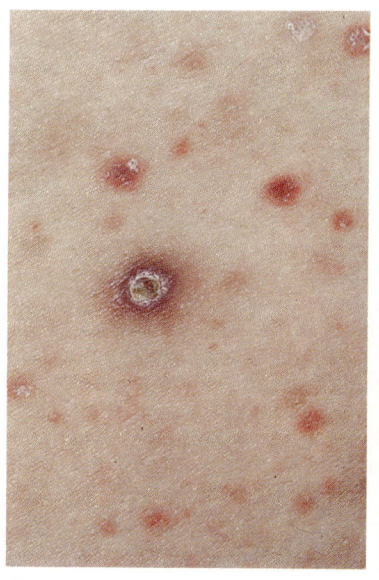

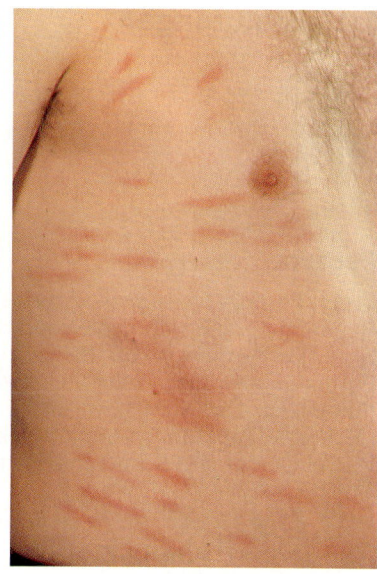

48

49

48 Pityriasis lichenoides et varioliformis acuta

49 Kleinfleckige Form der Parapsoriasis en plaques, Herde in den
Hautspaltlinien

50 Großflächige poikilodermieartige Form der Parapsoriasis en plaques
Poikilodermie = gescheckte Haut
(s. auch Abb. **309**)

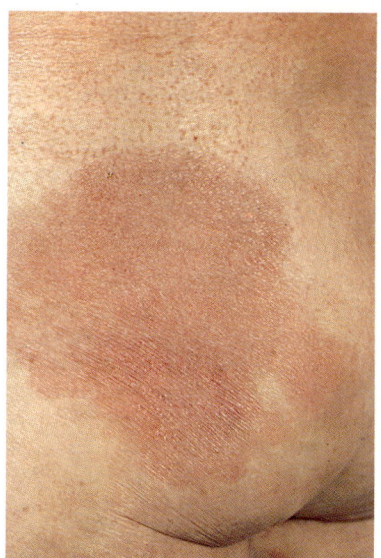

50

4. Hautblutungen

Purpura

Unter Purpura verstehen wir eine punktförmige oder kleinfleckige Hautblutung, die sich dementsprechend in kleinen roten Flecken äußert. Die Purpura ist oft Folge von Medikamentenunverträglichkeit, Gerinnungsstörungen oder Gefäßwandschädigungen, etwa durch Entzündungen. Die letzte kann im Vordergrund stehen, so daß aus dem Fleck eine Papel mit zentraler Nekrose wird (kutane nekrotisierende Vaskulitis, Purpura Schoenlein-Henoch [Abb. 51], anaphylaktoide Purpura).

Hämatome, Sugillationen

Die tiefer gelegenen flächenhaften Blutungen bezeichnet man als Hämatome oder Sugillationen. Falls sie nicht traumatisch bedingt sind, weisen sie auf Störungen der Blutgerinnung (auch medikamentöse) oder erhebliche Schäden der Gefäßwand hin. Die Altersblutungen der Haut (senile Purpura, Abb. 52) sind ein Übergang zwischen Purpura und Hämatomen. Entsprechende Veränderungen findet man, besonders in der Haut älterer Menschen, nach längerer Einwirkung von Glucocorticoiden, äußerlich oder innerlich.

Pigmentpurpura

Besonders an den unteren Extremitäten, aber auch am Stamm, finden sich bräunliche Flecke mit rötlich-bräunlichen Punkten (Abb. 53). Die Pigmentpurpura wurde früher in verschiedene Krankheitsbilder unterteilt, je nach der Konfiguration. Im allgemeinen ist die Pigmentpurpura durch carbromal- und chininhaltige Medikamente bzw. Getränke bedingt, selten durch andere Medikamente. Manchmal läßt sich die Ursache auch nicht eruieren.

Purpura: oberflächlich, kleinfleckig
Medikamentenunverträglichkeit
Gerinnungsstörungen
Gefäßwandschädigungen oder -entzündungen durch Autoimmunreaktionen
bei Kindern Ausschluß:
  Meningokokkensepsis, Leukämie, thrombozytopenische Purpura
Purpura Schoenlein-Henoch =
  anaphylaktoide Purpura =
  kutane, oberflächliche nekrotisierende Vaskulitis, palpable Purpura
Pigmentpurpura (Carbromal, Chinin)
senile Purpura

Hämatome (Sugillationen): tiefer gelegen, flächenhaft
traumatisch
Gerinnungsstörungen
Gefäßwandschäden

51 Purpura: fleckige Blutung,
meist hervorgerufen durch Arznei-
unverträglichkeit

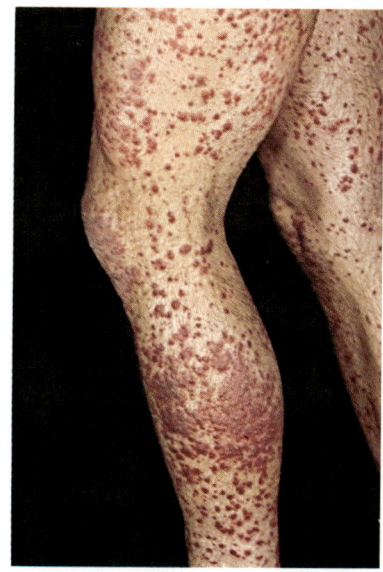

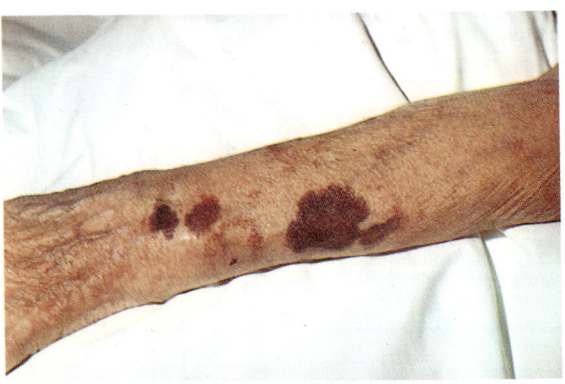

52 Purpura senilis, verstärkt durch Glucocorticoideinwirkung

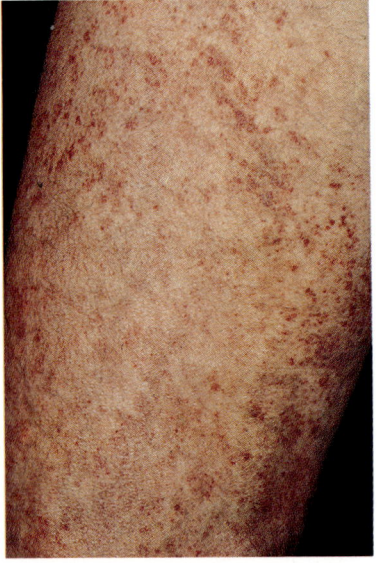

53 Pigmentpurpura. Ursache oft carbromal- und chininhaltige Präparate

5. Dyschromien

Unter Dyschromien verstehen wir Fehlpigmentierungen der Haut. Durch Arzneimittel kann es zu sehr verschiedenartigen Verfärbungen kommen.

Weißliche Verfärbung der Haut (Anämie oder Melaninschwund)

Depigmentierung der Haut:
Naevus anaemicus
Albinismus
Albinoidismus
Phenylketonurie
Morbus Bourneville-Pringle
Dyskeratosis follicularis (Morbus Darier)
von Recklinghausensche Erkrankung
Leukoderm nach Hauterkrankungen (S. 34)
Narben
Medikamente
Chemikalien
Altershaut (sternartig)
Halo-Nävus (Sutton-Nävus)
Vitiligo

1. Der Naevus anaemicus entsteht durch permanente Gefäßengstellung an der gleichen Stelle. Reibt man dort, kommt es zu keiner oder einer abgeschwächten Rötung.
   Differentialdiagnose: Abblassung der Haut durch Gefäßverengung (Glucocorticoide), Gefäßverdrängung oder mangelndes Durchscheinen der Gefäße infolge Ödem, Einlagerungen oder Bindegewebsverdichtungen (Sklerodermien).
2. Depigmentierung durch angeborene mangelnde Pigmentbildung oder Fehlen der Melanozyten: Albinismus (universell, partiell, Sonderform Naevus depigmentosus, weiße Haarsträhne: Poliosis cir-

cumscripta), Albinoidismus (Depigmentierung universell, aber inkomplett). Mangelnde Pigmentierung bei Eunuchoidismus, Phenylketonurie und anderen anlagemäßig bedingten Leiden. Kleinfleckige Depigmentierungen bei Morbus Bourneville-Pringle (Epiloia), follikuläre bei der Darierschen Dyskeratose.

3. Depigmentierung als Symptom oder Folge von Erkrankungen: Leukoderme.

Leukoderme findet man u. a. bei der Syphilis II, der Psoriasis, der Lepra und der Pityriasis versicolor vom Alba-Typ (Abb. 54). Leukoderme beruhen zum Teil auf einem echten Pigmentmangel oder einem Abfluß des Melanins aus der Oberhaut in die Dermis, zum Teil aber auch auf optischen Phänomenen infolge veränderter Konsistenz der oberen Hautschichten oder der Unfähigkeit, Farbstoffe an- oder aufzunehmen (Pseudoleukoderm bei Psoriasis). Narben sind nicht selten depigmentiert, im besonderen Verbrennungsnarben. Depigmentierung wird unter dem Einfluß von Medikamenten (Bleichung der Haare durch Chloroquin) und unter dem lokalen Einfluß von Chemikalien (Phenol-, Catechol-, Thio-Verbindungen, Kunstharze, keimabtötende Substanzen, Gummi-Inhaltsstoffe) beobachtet. Ausgeprägte Depigmentierungen unter solchen Einflüssen sind ein Hinweis auf die Vitiligo. Sternchenförmige, narbenartige Depigmentierung findet man in der Altershaut (Abb. 55). Ferner kommt es zum Auftreten von Depigmentierung um Pigmentzellennävi (Halo-Nävus, Sutton-Nävus). Weißlich schuppende Herde findet man in ausgetrockneter Haut bei Kindern (Pityriasis alba), selten auch bei Erwachsenen.

Vitiligo

vollkommene Depigmentierung
    aber Rest- und Frühpigmentierung
    oft um Haarfollikel
gelegentlich familiär auftretend, möglicherweise Autoimmunreaktion
kann verbunden sein mit:
    Alopecia areata
    Schilddrüsenfunktionsstörungen
    Vitamin-B$_{12}$-Resorptionsstörungen
Dopa-Reaktion im Herd negativ

Die Vitiligo ist eine häufige Hautveränderung, die auch schon im Kindesalter beobachtet wird, gelegentlich auch familiär auftritt und mit anderen *Störungen, z. B.* der Alopecia areata, *Störungen* der Schilddrüsenfunktion oder Vitamin-B$_{12}$-Resorptions*störungen,* verbunden sein kann. Die perifolliruläre Pigmentierung bleibt länger erhalten als die der übrigen Haut. Im Gegensatz zum Leukoderm (s. o.) ist die Depigmentierung bei der Vitiligo vollkommen (Abb. 56).

Hyperpigmentierungen

Eine Dunkelverfärbung der Haut beruht auf einer vermehrten Ansammlung von Melanin und/oder Hämosiderin bzw. deren Abbauprodukten.

Bei übermäßigen Pigmentierungen ist zu unterteilen in:

1. anlagebedingte (Abb. 57),
2. innerlich bedingte (Melanoderm bei gestörter Nierenfunktion s. unten, Morbus Addison),
3. durch Medikamente bedingte (Abb. 58, 59),
4. Folge- oder Begleiterscheinungen bei Hautkrankheiten (Melanoderm),
5. durch Lichtsensibilisatoren bedingte Pigmentierung (Melanosis Riehl, Melanodermitis toxica, pigmentierte Kontaktdermatitis [bestimmte Allergene führen zur Hyperpigmentierung], Berloque-Dermatitis [Abb. 60]),
6. Ablagerung von Metallen (Fe, Argyrie, Hg, Chrysiasis [Au]),
7. netzförmige Pigmentierung durch Wärme (Abb. 61)

An der Mundschleimhaut kommt es durch Ablagerung zum Blei- oder auch Wismutsaum (Abb. 59), aber zur Quecksilberstomatitis!

Hautveränderungen bei gestörter Nierenfunktion:

blasse Haut
Pruritus
Melanoderm
Nagelveränderungen
Urhidrosis faciei, Glossitis uraemica
Calciumsalzablagerungen
Xanthome
Streptokokkeninfektionen

Nierenfunktion häufig gestört bei:

systemischem Lupus erythematodes
systemischer Sklerodermie
Nephritis als Folge von Streptokokkeninfektionen der Haut

Umschriebene Melaninpigmentierungen sind die Sommersprossen (Epheliden), die Lentigo simplex, die Naevi spili und die Café-au-lait-Flecke bei der Neurofibromatose. Flächenhafte, aber umschriebene

Pigmentierungen mit archipelartigen Ausläufern, selten mit Hypertrichose, findet man bei der Melanosis naeviformis Becker-Siemens (Abb. 63). Pigmentzellennävi s. S. 211. Pigmentflecke an den Lippen und Schleimhäuten sind Teilsymptom des Peutz-Jeghers-Syndroms (Pigmentfleckenpolypose; interne Neoplasmen ausschließen) (Abb. 57).

Melanosis Riehl, Melanodermitis toxica (pigmentierte Kontaktdermatitis)

Die Melanosis Riehl wird beobachtet als eine besondere Überempfindlichkeit gegen manche Substanzen (Parfüms) plus Einwirkung von Sonnenstrahlen; die Melanodermitis toxica ist eine gesteigerte Form. Sonderformen der Melanosis Riehl sind die Berloque-Dermatitis (Abb. 60) und die Poikilodermie des Gesichtes und des Halses

Melanosis Riehl:
Überempfindlichkeit gegen bestimmte Substanzen plus Sonnenbestrahlung (Abb. 64)

Erythrosis interfollicularis colli:
Folge von
  Strahlen
  Glucocorticoiden

Umschriebene fleckige Melaninhyperpigmentierungen:

Sommersprossen	
Lentigo simplex (S. 211 f.)	
Lentiginosis	generalisiert
	zentrofazial
	periorifiziell (Peutz-Jeghers-Syndrom)
	nach Photochemotherapie
Lentigo senilis (Abb. 62)	
nävoide Lentigo	
Naevi spili	
Melanosis naeviformis	
Becker-Siemens	
Café-au-lait-Flecke	
(Neurofibromatosis)	
Melanoderme,	
besonders	nach Lichen ruber planus,
	nach Arzneiexanthemen,
	vor allem fixen,
	bei Sklerodermien

(Abb. **64**). Die letzte darf nicht mit der Erythrosis interfollicularis verwechselt werden, die als Strahlenfolge, aber auch unter der Einwirkung von Glucocorticoiden auftritt. Im Gegensatz zur Poikilodermie findet man bei der Erythrosis interfollicularis eine Atrophie der Haut zwischen den Haarbälgen bei Erhaltenbleiben des Follikelapparates.

Chloasma

Das Chloasma ist manchmal hormonell (Schwangerschaft, hormonelle Kontrazeptiva), häufiger aber exogen (Parfüms) bedingt.

Entsprechende Pigmentierungen treten auch unterhalb der Haargrenze an der Stirn durch den Einfluß von Hutbändern, Schutzbrillen oder Haarwässern auf.

Melanoderm

Das Melanoderm ist eine Hyperpigmentierung als Folge von Hauterkrankungen, z. B. beim Lichen ruber oder nach fixen Arzneiexanthemen.

Hyperpigmentierung infolge von Hämosiderinablagerung

Hämosiderinablagerung:
meist mit vermehrter Melaninbildung verbunden
Hämochromatose
bei gestörter venöser Durchblutung des Unterschenkels
Pigmentpurpura (Carbromal, Chinin)

Die Hyperpigmentierung durch Hämosiderinablagerung (Abb. **107**) ist gewöhnlich auch mit einer vermehrten Melaninbildung verbunden; das Hämosiderin kann schwinden und die Melaninpigmentierung übrigbleiben (Hämochromatose, Pigmentierungen infolge einer gestörten venösen Durchblutung am Unterschenkel, nach der Einnahme von carbromal- und chininhaltigen Substanzen).

Differentialdiagnostisch abzugrenzen ist die Pomadenkruste beim Säugling (Abb. **65**).

Andere Verfärbungen

Gelbfärbung der Haut weist auf Fetteinlagerungen hin (Xanthome und Xanthelasmen, s. Abb. **125–128**, Necrobiosis lipoidica, s. Abb. **116**), auf eine Karotinosis, auf Myxödeme (s. Abb. **118–122**), auf einen Ikterus oder eine Elastose (Abb. **325**). Graue Verfärbungen sind ein Hinweis auf eine gestörte Verhornung. Weitere Verfärbungen s. Abb. **1**.

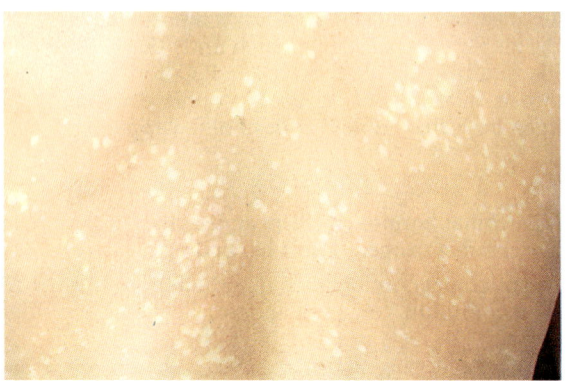

54 Leukoderm bei Pityriasis versicolor, Alba-Typ
(s. auch Abb. **193**)

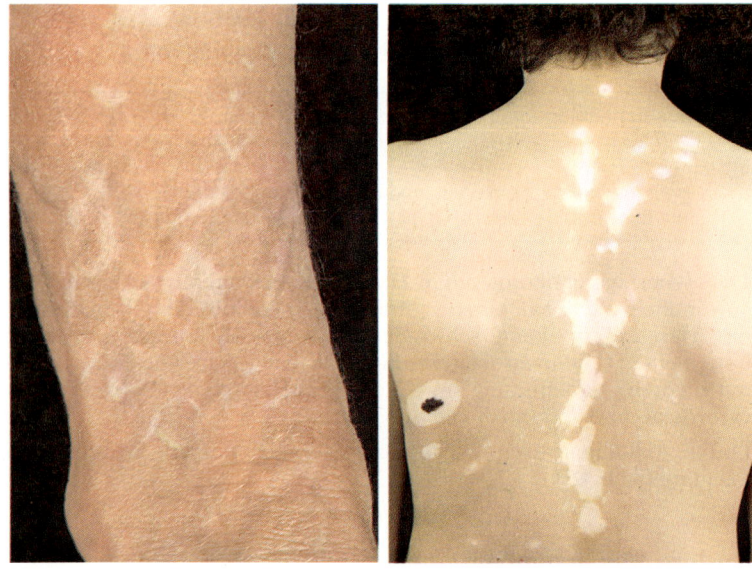

55 Narbenartige, zum Teil sternför-
mige Depigmentierungen in Altershaut (retikuläres Leukomelanoderm,
Miescher 1936). Differentialdiagnose: Leukoderm durch Narben, im
besonderen bei Schweißern

56 Vitiligo. Beachte Pigmentschwund und die starke Pigmentierung der übrigen Haut; li. Thorax:
Sutton-Nävus = vitiligoartige Aufhellung um Pigmentzellennävus

57

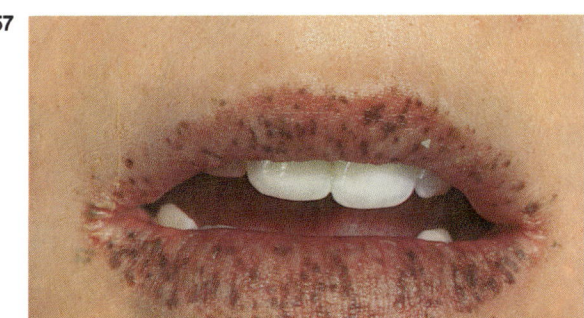

58

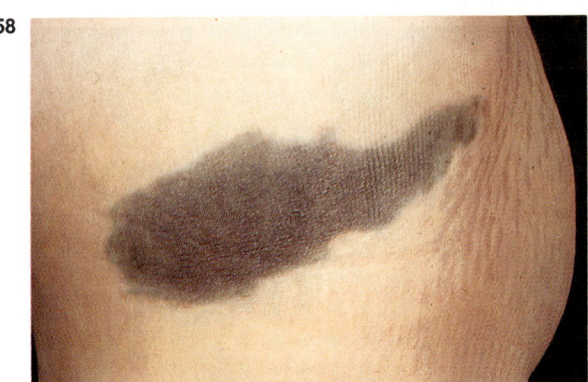

57 Lentigines der Lippen bei Peutz-Jeghers-Syndrom (periorifizielle Lentiginosis)

58 Nävusartige Pigmentierung im Hüftbereich nach intramuskulärer Injektion eines Eisenpräparates; gleichzeitig typische Striae

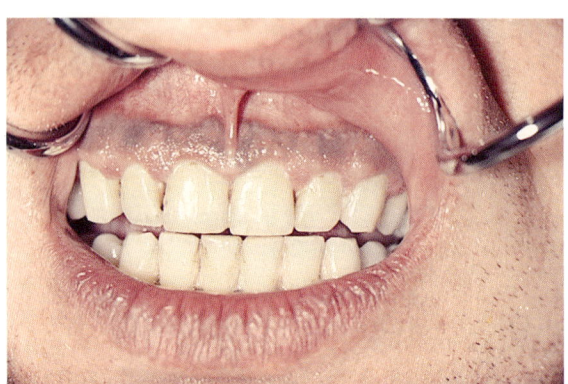

59

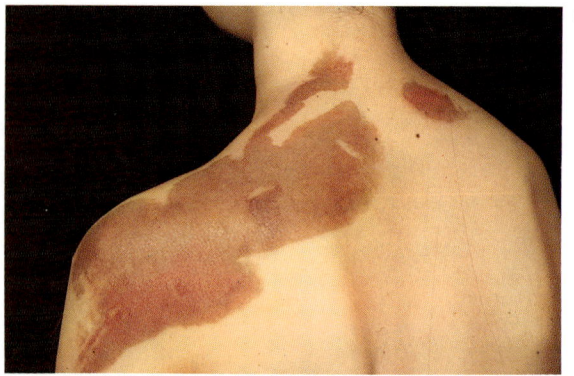

60

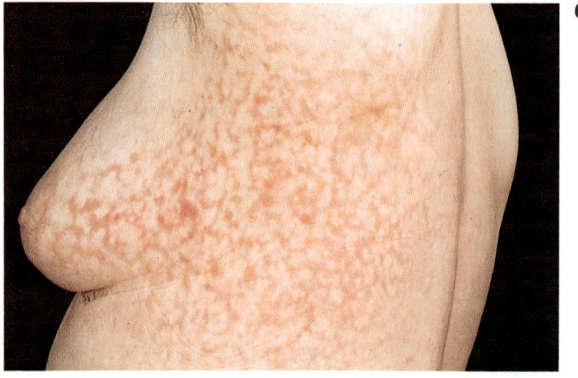

61

62
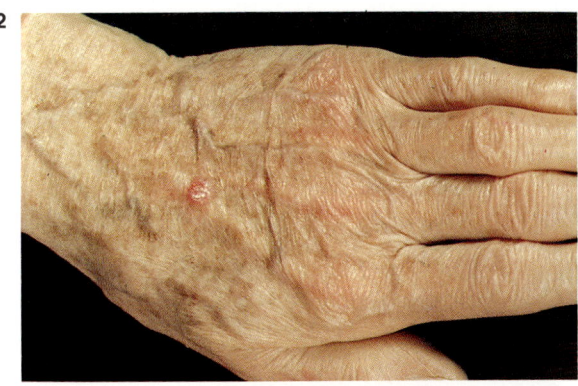

63
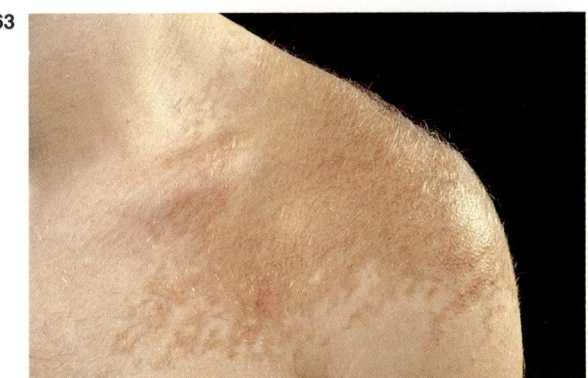

59 Wismutsaum

60 Berloque-Dermatitis. Lang anhaltende Pigmentierung, meist durch Parfüm (Bergamottöl) bei nachfolgender Sonnenbestrahlung

61 Netzförmige Pigmentierung nach Wärmeeinwirkung (Melanosis reticularis calorica)

62 Senile Lentigines auf Handrücken, im Zentrum rötliche, aktinische Keratose. Bei der Patientin im übrigen die typische schlaffe Altershaut durch fehlende Elastizität des Bindegewebes

63 Melanosis naeviformis Becker-Siemens. Erworbene Pigmentierung; charakteristisch: archipelartige Ausläufer am Rande. Differentialdiagnose: Naevus spilus

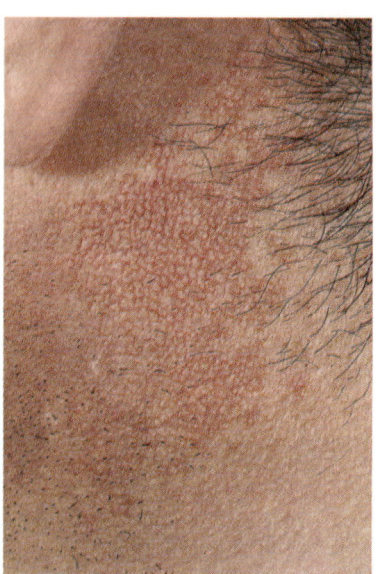

64 Poikilodermie des Gesichts und des Halses (Melanosis Riehl, pigmentierte Kontaktdermatitis). Meist nach Gebrauch parfümierter Körperpflegemittel

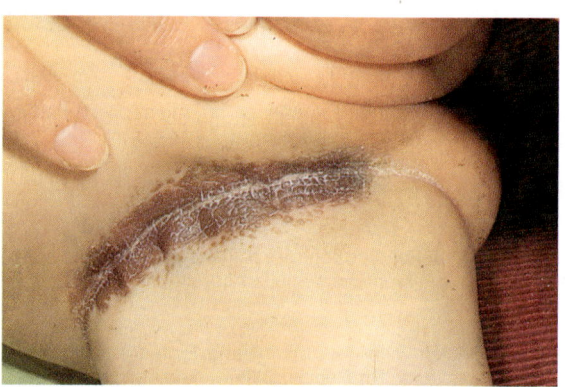

65 Pomadenkruste bei einem Säugling durch übermäßigen Gebrauch von Säuglingscreme bei mangelnder Entfernung

6. Verhornungsstörungen

Hereditäre Verhornungsstörungen

Ichthyosisformen:
Ichthyosis vulgaris (Beugen frei) (Abb. **66**)
  1. autosomal-dominant vererblich
  2. X-chromosomal rezessiv vererblich
    (Steroidsulfatase-Defekt)
Ichthyosis congenita (Beugen befallen, heterogene Störungen im epidermalen Lipidstoffwechsel)
Ichthyosis hystrix
  Erythrodermia congenitalis ichthyosiformis bullosa
  seltene, z. T. nävusartige Formen

Der Name Ichthyosis wurde in Anlehnung an die Schuppenhaut des Fisches (Ichthys) gebildet; dieser Vergleich ist aber falsch, die Schuppen erinnern vielmehr an die eines Alligators oder einer Schlange. Die verschiedenen Formen der Ichthyosis unterscheiden sich im klinischen Befund, nach der feingeweblich erkennbaren Verhornungsart und im Vererbungsmodus. Erschwert wird die Einteilung dadurch, daß für ein und dasselbe Krankheitsbild verschiedene Namen verwendet wurden. Von großer Bedeutung für die Klassifikation ist im Zweifelsfall die Histologie und Elektronenmikroskopie.

Die autosomal-dominant vererbliche Ichthyosis wird erst einige Wochen nach der Geburt bemerkt; der Befall der oberen Körperabschnitte bildet sich mit zunehmendem Alter zurück.

Hyperkeratosen, oft von brauner oder schwärzlicher Farbe, besonders an Ellbogen und Knien, kennzeichnen dieses Krankheitsbild. Ellbeugen, Kniekehlen und Achseln sind dagegen ausgespart. In leichten Fällen ist die Haut einfach trocken und leicht schuppend und wirkt schmutziggrau. Kratzen an der Haut läßt eine weiße Kratzspur zurück, die an Mehl oder Kleie erinnert. Eine Sonderform der Ichthyosis vulgaris ist die *geschlechtsgebundene Ichthyosis vulgaris,* die sich durch größere, dunklere Schuppen und den Befall auch von Axillen, Kniekehlen und Ellbeugen und besonders des vorderen Stammes und Ab-

domens auszeichnet und meist schon in früher Kindheit beginnt.
Kennzeichnend ist eine mangelnde Steroidsulfatase-Aktivität.

Bei den kongenitalen, ichthyosiformen Erythrodermien gibt es 2
Grundformen: eine mit und eine ohne Blasen. Bei der schwersten
Form, der Ichthyosis congenita gravis, überleben die Kinder nur kurze
Zeit. Eine universell panzerartige Hornschicht bedeckt die Haut dieser
Neugeborenen, meist Frühgeburten. Die Körperöffnungen sind aufge-
worfen, der Mund wirkt fischmaulartig (Abb. 67), die Augenlider sind
ektropisch, die Ohrmuscheln klumpig (Harlekin-Fetus), bei Mädchen
die Vulva wulstig verdickt und weit geöffnet; die Nägel und Haare der
Kinder sind wenig entwickelt oder fehlen. Übergänge zu leichteren
Formen kommen vor, so daß der Erfolg einer Therapie schwer voraus-
sehbar ist. Neugeborene mit der bullösen Ichthyosisform haben Blasen
und oberflächliche Erosionen („verbrühtes Kind"), die zunächst als
Epidermolyse angesehen werden. Die Hyperkeratosen entwickeln sich
in den ersten Lebenswochen. Die Blasen treten zurück; die Verletzlichkeit der Haut bleibt aber bestehen.

Die *Exfoliatio oleosa neonatorum* (lamelläre Ichthyosis, Kollodiumhaut
bzw. -Baby) ist ein perinatales Zustandsbild bei verschiedenen kongenitalen Ichthyosisformen.

Die Ichthyosis hystrix (Abb. 68) hat ihren Namen durch kammartige,
schmutziggraue bis schwarze Hyperkeratosen, die an ein Stachel-
schwein (Hystrix) erinnern. In den Tälern zwischen den Hornkämmen
sammelt sich Sekret, *das die Haut mazeriert; infolge dieses feuchten Mi-
lieus siedeln sich Mikroben an.* Hyperkeratosen finden sich auch in den
Gelenkbeugen. Glücklicherweise ist die Ichthyosis hystrix oft nur lokalisiert und erinnert dann an einen epidermalen Nävus.

Die bullöse kongenitale ichthyosiforme Erythrodermie entspricht klinisch in wesentlichen Symptomen der kongenitalen ichthyosiformen
Erythrodermie oft mit hystrixartigen Hyperkeratosen (Abb. 69). Unterschiedlich sind der Vererbungsmodus, das – manchmal nur zeitweise –
Auftreten von Blasen und das feingewebliche Bild (granulöse Degeneration).

Sekundäre (erworbene) Ichthyosis

– durch Austrocknung (vor allem bei älteren Menschen)
– paraneoplastisches Syndrom (Lymphome vom Hodgkin-Typ)

Austrocknung der Haut durch Mangel an Talg und Schweiß
Entzug wasserbindender Substanzen aus der Hornschicht durch übermä-
ßige Anwendung von Detergenzien (Waschmittel, Badezusätze)
Folge: sekundäre Ichthyosis, Pruritus

Unter sekundärer (erworbener) Ichthyosis versteht man eine Ichthyosis durch Austrocknung, durch Mangel an Talg und Schweiß, im besonderen durch Entzug des wasserbindenden Materials der Hornschicht. Sie kommt bei älteren Menschen infolge übermäßiger Anwendung von Wasch- und Bademitteln vor, ferner bei chronischer Niereninsuffizienz. Eine erworbene Ichthyosis tritt symptomatisch als paraneoplastisches Syndrom auf, im besonderen bei Lymphomen vom Hodgkin-Typ zusammen mit starkem Juckreiz.

Follikuläre Hyperkeratosen

Follikuläre Hyperkeratosen werden häufiger bei Heranwachsenden, im besonderen jungen Mädchen mit Akrozyanose, gefunden (Keratosis pilaris, Keratosis spinulosa). Manchmal sind sie das Resultat von Hauterkrankungen sehr verschiedenen Ursprungs. Einige seltene Dermatosen sind durch follikuläre Hyperkeratosen gekennzeichnet (Dyskeratosis follicularis vegetans [Morbus Darier], Lichen ruber follicularis, Pityriasis rubra pilaris u. a.). Follikuläre Hyperkeratosen können ein Symptom der Ichthyosis, in seltenen Fällen der Psoriasis sein. Sie kommen auch vor als Anzeichen eines Mangels an Vitamin A oder essentiellen Fettsäuren.

Dyskeratosis follicularis vegetans, Morbus Darier, Keratosis follicularis

autosomal-dominant vererbt
vordere und hintere Schweißrinne, Achseln, Leisten, Stirn-Haar-Grenze
Hornstacheln in rötlich-bräunlichen Papeln
unterbrochene Papillarlinien der Finger
assoziierte Störungen, zellulärer Immundefekt
Histologie:
Hyperkeratose, Dyskeratose (corps ronds, grains), Akantholyse

Die Dyskeratosis follicularis vegetans ist eine relativ seltene, autosomal-dominant vererbte Verhornungsstörung mit der Ausbildung von Hornstacheln innerhalb rötlich-bräunlicher Papeln (Abb. **70, 71**). Histologisch ist sie gekennzeichnet durch Hyperkeratose und Dyskeratose (corps ronds, grains) mit Spaltbildung in der Epidermis durch Akantholyse. Der Morbus Darier befällt im besonderen die Stirn-Haar-Grenze, die vordere und hintere Schweißrinne, die Achseln und die Leisten. Auf den Handflächen und Fußsohlen finden sich umschriebene oder auch flächenhafte Hyperkeratosen. Die Papillarleisten, vor allem der Fingerkuppen, sind unterbrochen. Bemerkenswerterweise sind

Patienten mit Dyskeratosis follicularis vegetans besonders anfällig für
bakterielle und Herpesinfektionen (zellulärer Immundefekt).

Pityriasis rubra pilaris

Beginn: Kopf, Gesicht	——	Rötung, Schuppung,
Handteller, Fußsohlen	——	Hyperkeratosen
Streckseite der Finger	——	Hornstacheln, von roten
		Papeln umrandet
manchmal	——	Erythrodermie
außerdem	——	psoriasiforme Herde

Die Pityriasis rubra pilaris zeigt eine Rötung der Haut mit follikulären
Papeln, die Hornstacheln enthalten (Abb. 72). An Handtellern und
Fußsohlen findet man eine Hyperkeratose. Möglicherweise ist die Pityriasis rubra pilaris eine Variante der Psoriasis. Als Ausnahme findet
man entsprechende Exantheme bei bakteriellen und viralen Infektionskrankheiten.

Umschriebene, nichtfollikuläre Hyperkeratosen

Wegen der Vielfalt der Formen sind in diesem Atlas nur allgemeine
Hinweise möglich. Differentialdiagnostisch muß man die Arsenkeratosen und Verhornungsstörungen bei der Dyskeratosis follicularis vegetans, die Pityriasis rubra pilaris u. a. (s. o.) ausschließen.

Erbliche Palmoplantarhyperkeratosen

autosomal-dominante und -rezessive Vererbung
gelegentlich verbunden mit Fehlanlagen, evtl. Karzinomen
zum Teil Übergreifen auf Ferse und Knie

Differentialdiagnose:
Dyskeratosis follicularis vegetans (Morbus Darier)
Arsenkeratosen
Pityriasis rubra pilaris

Umschriebene und manchmal flächenhafte Hyperkeratosen (Abb. 73)
kommen an Handtellern und Fußsohlen vor, z. T. auch mit Übergreifen auf Ferse und Knie. Sie sind z. T. verbunden mit anderen Fehlanlagen, selten auch mit Karzinomen des Ösophagus. Ihre genaue Klassifikation, das Aufsuchen aller Merkmale ist daher für den Patienten
wichtig. Nichterbliche, erworbene Palmoplantarhyperkeratosen sollen
zusammen mit Ösophagus-, Harnblasen-, Bronchialkarzinomen u. a.
auftreten.

Acanthosis nigricans

5 Formen:
1. bei Jugendlichen verbunden mit verschiedenen Syndromen, im besonderen Endokrinopathien;
2. benigne Form bei irregulär dominantem Gen;
3. bei älteren Menschen als paraneoplastische Erkrankung, im besonderen bei Adenokarzinomen (häufigste Form) (Abb. **74**);
4. selten arzneibedingt;
5. Pseudoacanthosis nigricans, vornehmlich bei brünetten, übergewichtigen, jüngeren Frauen.

Die Acanthosis nigricans befällt vornehmlich die Körperfalten (Abb. **74**), kann aber auch andere Hautbezirke und die Schleimhäute in Mitleidenschaft ziehen. Sie besteht in bräunlich-schwarzen papillomatösen Wucherungen.

Der Acanthosis nigricans ähnliche Veränderungen mit sehr starker Gewebseosinophilie werden bei der Hand-Schüller-Christianschen Erkrankung gefunden.

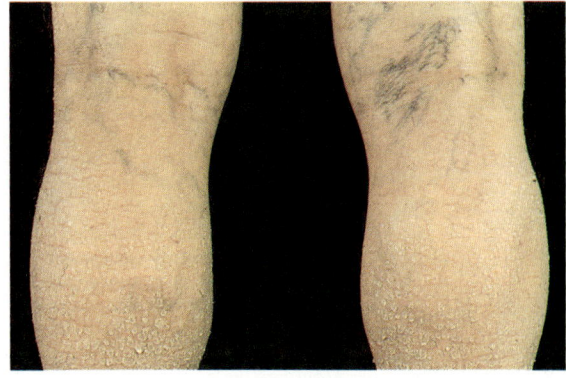

66 Ichthyosis vulgaris, Kniekehlen frei, dort typische Besenreiservarizen

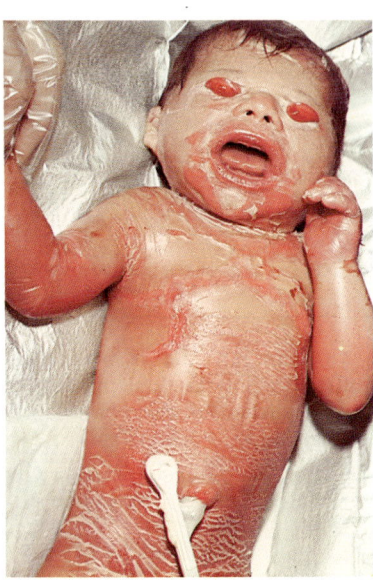

67   Ichthyosis congenita.
Aufgeworfene Körperöffnungen,
panzerartige Hyperkeratosen.
Tödlicher Verlauf

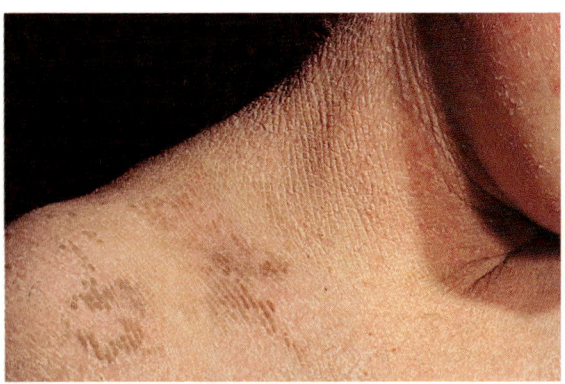

68   Ichthyosis hystrix. Mächtige Hyperkeratosen mit hahnenkammähnlichen
Wucherungen der Oberhaut

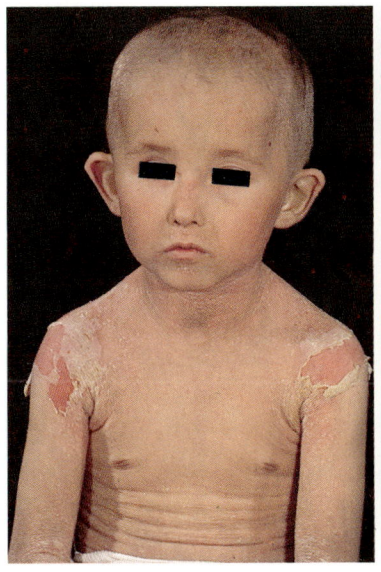
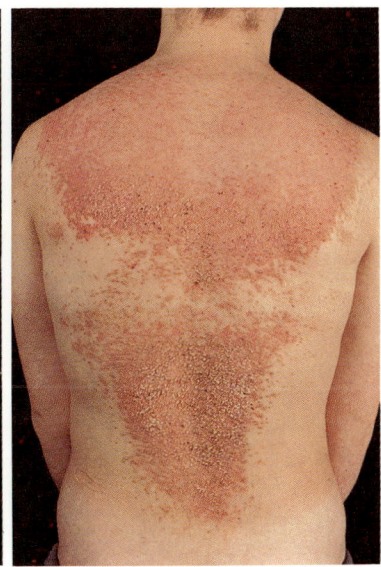

69 **70**

69 Kongenitale bullöse ichthyosiforme Erythrodermie mit Ichthyosishystrix-artiger Hyperkeratose

70 Dyskeratosis follicularis vegetans, Darier-Erkrankung. Man erkennt die provozierende Wirkung von Sonnenstrahlen

71 Dyskeratosis follicularis vegetans, Nahaufnahme

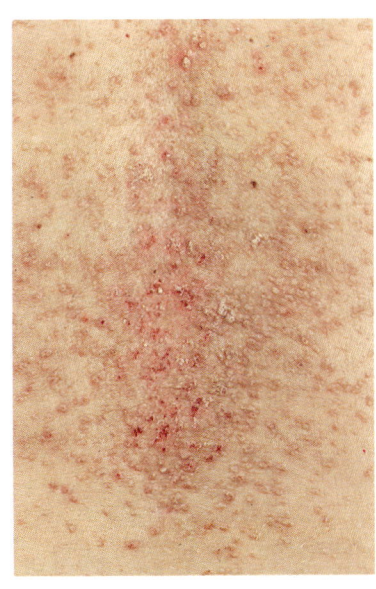

71

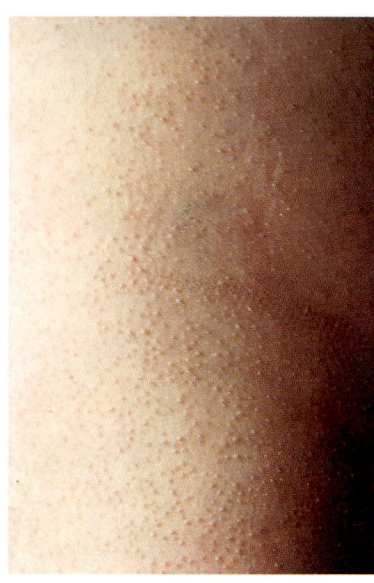

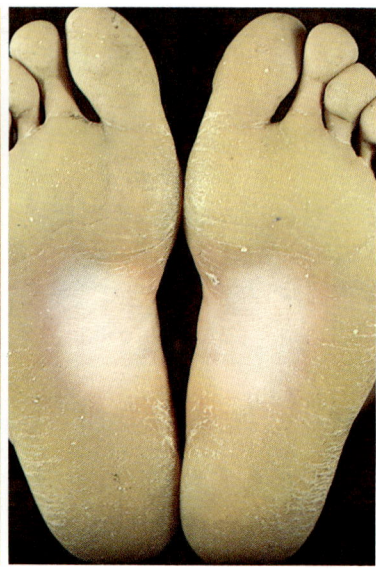

72

73

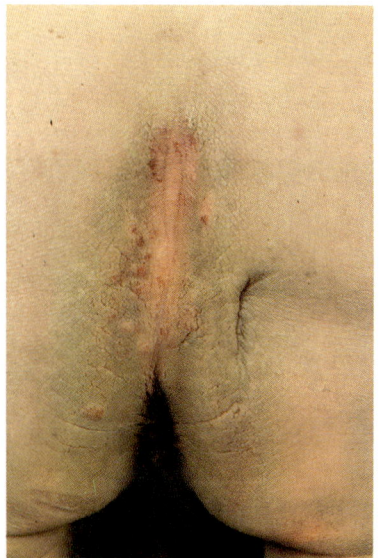

74

72 Pityriasis rubra pilaris. Der Patient entwickelte später eine typische Psoriasis vulgaris

73 Fußsohlen bei Patient mit Keratoma palmare et plantare. Gelbliche Hyperkeratosen bedekken die Fußsohle

74 Acanthosis nigricans bei Patient mit Pankreaskopfkarzinom, zugleich mit Hefemykose in der oberen Analfalte

7. Papulöse (lichenoide) Veränderungen der Haut

Übersicht über Erkrankungen, die durch Papeln charakterisiert sind oder sein können:

1. Papulöse Dermatosen
   im engeren Sinne:
   - Lichen ruber planus
   - endogenes Ekzem
     (atopische Dermatitis,
     Neurodermitis
     constitutionalis)
   - Neurodermitis circumscripta
     (Lichen Vidal)
   - Prurigo nodularis
   - Strophulus, Lichen urticatus
   - Epizoonosen, parasitäre
     Erkrankungen, Insektenstiche
   - Rosazea, lupoide Form
   - rosazeaartige Dermatitis
   - Miliaria

2. Viruserkrankungen:
   - Verruca vulgaris
   - Verruca plana juvenilis
   - Condyloma acuminatum
   - Molluscum contagiosum

3. Exantheme und exanthemartige
   Erkrankungen:
   - Arzneiexantheme
   - Syphilis II:
     papulöses Exanthem,
     breite Kondylome
   - Tuberkuloide
   - oberflächliche Vaskulitiden,
     anaphylaktoide Purpura
   - Graft-Versus-Host-Erkrankung
     (GVHD)

4. Stoffwechselstörungen:
   - Xanthome
   - Xanthelasmen
   - Lichen myxoedematosus
   - Mucinosis papulosa
   - Lichen amyloidosus
   - Mucinosis follicularis
     (Alopecia mucinosa)

5. Bindegewebserkrankungen:
   - Lupus erythematodes
   - Lichen sclerosus et atrophicus
   - Dermatomyositis
   - Granuloma anulare

6. Follikuläre Erkrankungen:
   - alle Akneformen
   - follikuläre Hyperkeratosen,
     Dyskeratosis follicularis

7. Granulomatöse Erkrankungen:
   - Tuberculosis cutis luposa
   - Tuberculosis cutis verrucosa
   - papulöse Sarkoidose
   - Lepra

8. Papulöse Tumoren:
   - Urticaria pigmentosa
   - Dermatofibrome
   - Syringome
   - Neurofibrome
   - Pseudolymphome, z. B.
     Lymphozytome
   - maligne Lymphome

Lichen ruber planus

- livide bis bräunliche, polygonale, glasartig glänzende Papeln mit Wick-
  hamschen Streifen
- Handgelenkbeugeseiten
- Lumbalregion
- Knöchel
- Schleimhäute
  weißliches Netz, Leukoplakie; Differenzialdiagnose: HIV-Infektion
- durch Traumen provozierbar (isomorpher Reizeffekt)

Der Lichen ruber planus ist der Prototyp einer mit Papeln einhergehen-
den Hauterkrankung. Die Papeln sind polygonal, livid bis bräunlich,
glasartig glänzend und mit einer feinen, weißlichen Zeichnung, den
Wickhamschen Streifen, bedeckt (Abb. 75, 76). Prädilektionsstellen
sind Handgelenkbeugeseiten, Lumbalregion und Knöchel.

Häufig sind die Schleimhäute von Mund und Genitale befallen
(Abb. 77, 78). Hier äußert sich der Lichen ruber in einem weißlichen
Netz, ähnlich den Wickhamschen Streifen, und in rundlichen Herden
unter dem Symptom Leukoplakie. Auch mechanische Irritation und
andere Traumen provozieren Lichen-ruber-Herde (isomorpher Reizef-
fekt). In der Regel jucken die Lichen-ruber-Papeln. Das feingewebliche
Bild des Lichen ruber planus ist an der Haut, aber nicht an der
Schleimhaut, kennzeichnend. Lichen-ruber-planus-artige Veränderun-
gen, auch der Mundschleimhaut, sind Symptome der Graft-Versus-
Host-Erkrankung (GVHD).

Varianten des Lichen ruber sind der Lichen ruber pemphigoides mit
Blasenbildung und der Lichen ruber pigmentosus, der vor allem netzartige, bräunliche Pigmentierungen der Haut, aber ohne Papeln, hervor-
ruft, der Lichen ruber verrucosus mit warzenartigen Herden, vor allem
an den Unterschenkeln, und der an die Follikel gebundene Lichen ruber acuminatus. Der Lichen planopilaris (Lasseur-Graham-Little-Syn-
drom) ist durch den Untergang von Haarbälgen und Talgdrüsen, vor
allem im Bereich des behaarten Kopfes, der Achseln und der Schamge-
gend, gekennzeichnet. Er erinnert an die Pseudopelade Brocq (S. 21 f.).

Neurodermitis circumscripta, Lichen Vidal

Nacken, Genitalbereich, Unterschenkel
bräunlich-rötlich glänzende Papeln
Lichenifikation
Pruritus im Nacken, Differentialdiagnose: Psoriasis

Die Neurodermitis circumscripta tritt vor allem im Nacken, im Genitalbereich und an den Unterschenkeln auf. Die rundlichen bis ovalen Herde bestehen aus weißlich glänzenden, bräunlichen bis rötlichen Papeln, die an Lichen-ruber-Papeln erinnern (Abb. 79). Die befallene Haut ist deutlich lichenifiziert, d. h., die grobe Hautfelderung ist verstärkt; die feinen Hautfalten sind geschwunden. Die Papeln sind zum Teil zerkratzt; dadurch kommt es zu einer Hyper- oder auch Depigmentierung.

Prurigoformen

Früher wurde eine große Zahl von Krankheiten als Prurigo bezeichnet, im besonderen die verschiedenen Erscheinungsformen des endogenen Ekzems (s. dort). Die *Prurigo simplex acuta,* auch *Strophulus* oder *Lichen urticatus* genannt, tritt in der Regel bei Kindern am Rumpf und an den Extremitäten, zunächst mit kleinen Quaddeln, dann mit Papeln und zentraler Kruste auf; gelegentlich kommt es zur Bläschenbildung. Heute wird dieses Krankheitsbild meist als eine Epizoonose aufgefaßt (s. dort).

Die *Prurigo simplex subacuta* (chronische Prurigo der Erwachsenen), Urticaria papulosa perstans (oder chronica) oder subacuta, ist eine in Schüben verlaufende, juckende papulöse Erkrankung unklarer Genese, gleichsam der Strophulus der Erwachsenen. Der Patient kratzt die Papeln auf, zerkratzt aber nicht die Haut. Ein Zusammenhang mit dem Zyklus (Autoantikörper gegen Hormone) erscheint bei manchen Patienten möglich. Prurigoartige Veränderungen kommen auch in der Schwangerschaft vor (s. u.).

Prurigo nodularis:
bräunliche Knoten, bis ca. 1 cm Ø
stark juckend
Wucherung dermaler nervöser Elemente

Bis heute in ihrer Ätiologie und Pathogenese ungeklärt ist die *Prurigo nodularis Montgomery-Hyde,* die mit stark juckenden, bräunlichen Knoten von etwa 1 cm Durchmesser einhergeht (Abb. 80). Eine Wucherung von nervösen Elementen in der Dermis ist wahrscheinlich nicht Ursache, sondern Folge des Kratzens bei besonderer Disposition.

Schwangerschaftsdermatosen:
Schwangerschaftspemphigoid (Herpes gestationis) (s. Abb. **147**)
Impetigo herpetiformis
Pruritus gravidarum
  (Cholestase, spät)
Prurigo gestationis (Besnier)
  endogenes Ekzem?
PEP = Polymorphe Eruptionen in der Schwangerschaft
  PUPP = Pruritus
          Urtikaria
          Papeln, Plaques
          Pregnancy
Progesteron – Autoimmunreaktion

Granuloma anulare

– Kinder, junge Erwachsene; Frauen bevorzugt
– glatte, feste, weiße, hautfarbene oder rötliche Knötchen in ringförmiger
  Anordnung
Histologie:
zentrale schleimhaltige Nekrose, umgeben von Epitheloiden und Lymphozyten, ähnlich Rheumaknoten

---

Das Granuloma anulare befällt in der Regel Kinder und junge Erwachsene. Es besteht aus glatten, festen, weißlichen, rötlichen oder hautfarbenen Knötchen in ringförmiger Anordnung zu Knoten mit zentrifuga-
ler Ausbreitung (Abb. **81, 82**). Das histologische Bild ist charakteristisch: zentrale Nekrose mit Schleim innerhalb eines Walles aus Epitheloiden, umsäumt von Lymphozyten. Möglicherweise ist der Kohlen-
hydratstoffwechsel gestört, besonders bei exanthemartig ausgebreiteten
Formen.

Chronisch polymorphe Lichtdermatosen

Diese gehen mit Flecken, Papeln und Plaques rötlicher bis blauroter
Farbe an lichtexponierten Stellen, besonders im Gesicht, einher. Ihre
Ursache ist ungeklärt; Photosensibilisierung durch Arzneien ruft ähnli-
che Veränderungen hervor.

75 Lichen ruber planus. Papeln mit Wickhamschen Streifen in typischer Lokalisation: Beugeseite des Handgelenks

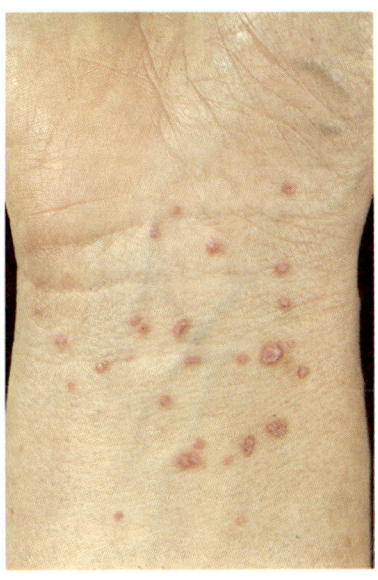

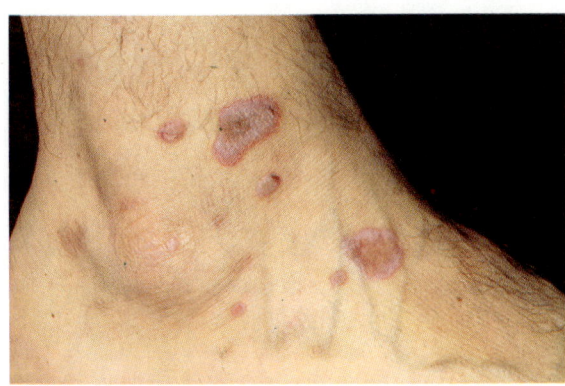

76 Lichen ruber planus, zum Teil mit kleinen polygonalen, zum Teil mit anulären Papeln im Bereich des Sprunggelenks

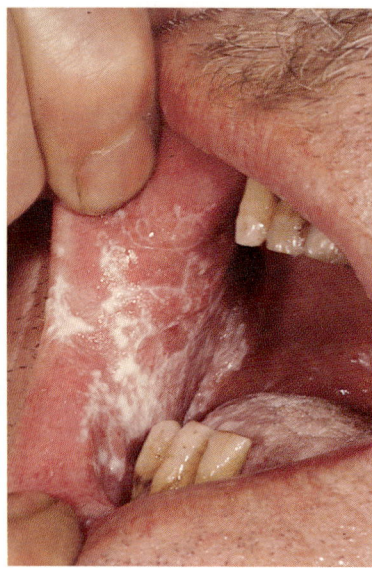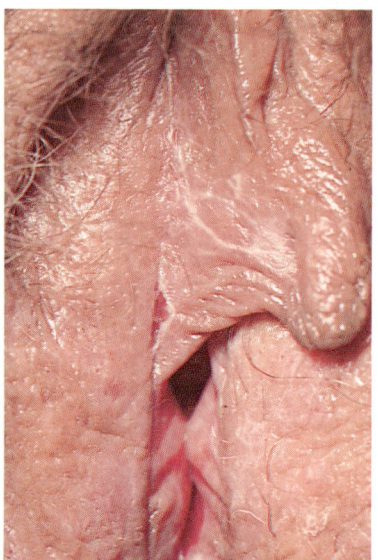

77 Lichen ruber planus mit netzför-
miger Zeichnung auf der Mundschleimhaut und leukoplakieartigen
Veränderungen der Zunge

78 Lichen ruber planus der
Genitalschleimhaut. Netzförmige
Zeichnung an der kleinen Labie

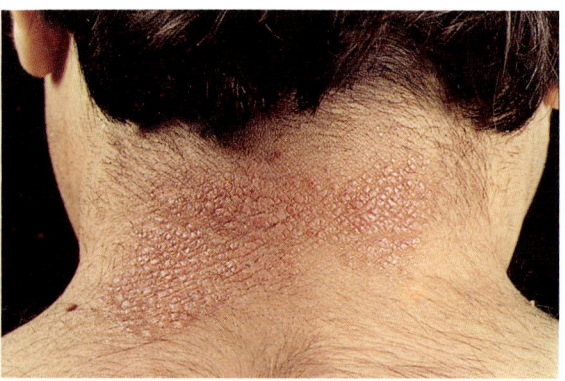

79 Neurodermitis circumscripta, Lichen Vidal, des Nackens. Gruppierte glänzende Papeln. Lichenifikation = Hervortreten der gröberen Hautfalten bei
Schwinden der feinen

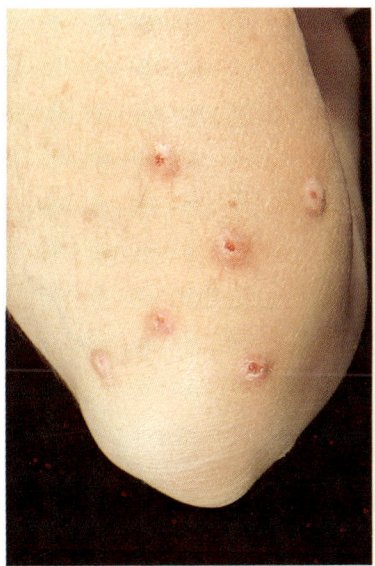

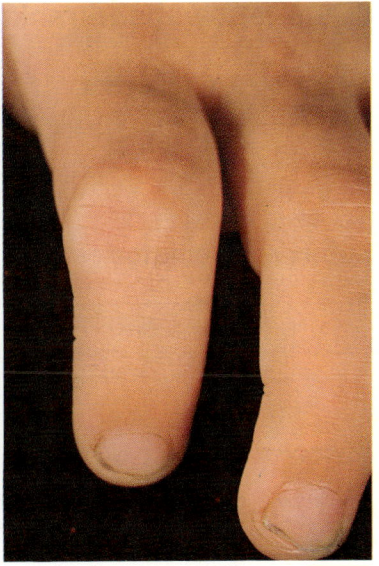

80 Prurigo nodularis. Typische Knoten, zentral zerkratzt

81 Granuloma anulare. Typischer Herd; auch generalisiertes Auftreten möglich

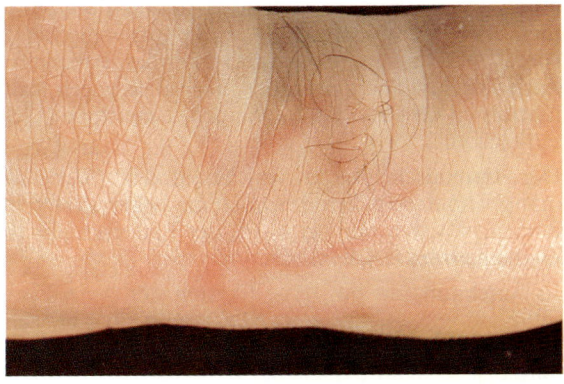

82 Larva migrans (creeping disease). Tropische Erkrankung zur Differentialdiagnose gegenüber dem Granuloma anulare

8. Bindegewebserkrankungen

Lupus erythematodes (LE)

– systemisch (akut, viszeral), SLE
– chronisch (diskoid, integumental), DLE
– Zwischenform: subakuter DLE

Diagnose:
– Rötung der Haut, urtikariaartige Reaktionen, Atrophie, Hornstacheln und Hyperkeratosen
– Hyper- und Depigmentierung
– Immunglobuline an der dermoepidermalen Haftzone (IgG, seltener IgM, IgA plus C_1, C_3), beim systemischen LE auch in klinisch unveränderter Haut (Bandtest)
– Photosensibilität

Beim Lupus erythematodes unterscheiden wir zwei Grundformen: die systemische (akute, viszerale) und die chronische (diskoide, integumentale, kutane). Rötung der Haut, Teleangiektasien, Hyper- und Depigmentierung, follikuläre Hyperkeratosen, Atrophie (Abb. **83–88**) und grobschollige Ablagerungen von Immunglobulinen unter der Basalmembran der Epidermis als immunhistologischer Befund (Bandtest) sprechen für einen Lupus erythematodes. Patienten mit LE sind empfindlich gegen Sonnenstrahlen, aber auch gegen Kälte. Typische Lokalisation im Gesicht: Nase, Wangen, Unterlippe (Lichtdreieck, Schmetterlingsfigur).

Der systemische Lupus erythematodes (SLE) ist durch Autoimmunphänomene gekennzeichnet; am bekanntesten ist das LE-Zell-Phänomen, das sich nur bei 1–2% der Patienten mit chronischem Lupus erythematodes (DLE) findet.

In Anlehnung an die Klassifikation der Amerikanischen Rheumagesellschaft von 1982 liegt ein SLE vor, wenn 4 oder mehr der folgenden Kriterien vorhanden sind, wobei diese Einteilung lediglich ein Hilfsmittel zur Diagnose darstellt:

- schmetterlingartiges Erythem im Gesicht;
- diskoide Hautrötung mit Hyperkeratosen und Atrophie bei älteren Herden;
- Photosensibilität;
- Ulzera der Mund- und Nasopharyngealschleimhaut, gewöhnlich schmerzlos;
- Arthritis, nicht erosiv, Befall von 2 oder mehr peripheren Gelenken;
- Serositis (Pleuritis, Perikarditis);
- renale Störungen, persistierende Proteinurie, zelluläre Zylinder;
- neurologische Störungen, Krämpfe ohne erkennbare andere Ursachen, Psychosen ohne erkennbare andere Ursachen;
- hämatologische Störungen, Anämie mit Retikulozytose, Leukopenie, Lymphopenie, Thrombozytopenie;
- immunologische Störungen, positives LE-Zell-Phänomen, Antikörper gegen native DNA in abnormal hohem Titer, Anwesenheit von Antikörpern gegen andere Komponenten des Zellkerns sowie antizytoplasmatische Antikörper;
- antinukleäre Antikörper (ANA), abnormal hoher ANA-Titer ohne erkennbare andere Ursachen, im besonderen Medikamente;
- falschpositive serologische Teste, im besonderen Komplementbindungsreaktionen gegen Syphilis;
- positiver Lupusbandtest, d. h. Anlagerung von Immunglobulinen entlang der dermoepidermalen Junktion, im besonderen in klinisch unveränderter Haut, nachgewiesen mit Hilfe der Immunhistologie.

Eine Reihe von Medikamenten können ein LE-artiges Syndrom hervorrufen oder aber auch zur Auslösung oder Exazerbation eines SLE führen. Als besonders gefährdend gelten Prokainamid, Isoniazid, Hydralazin und Antikonvulsiva. Nach Absetzen der Medikamente schwinden die Symptome meist binnen weniger Wochen, im Gegensatz zum echten systemischen Lupus erythematodes.

	DLE	SLE
LE-Zell-Phänomen	1–2% positiv	80% positiv
antinukleäre Antikörper	35%	>90%
♀ : ♂	2:1	8:1

LE-artiges Syndrom, z. B. durch:
Prokainamid
Hydralazin
Phenytoin
Methyldopa
Primidon
Trimethadion
Thiourazil
Isoniacid
Carbamazepin
Chlorpromazin
Chlortalidon
Ethosuximid
D-Penicillamin

Dermatomyositis

− flüchtige Erytheme, Papeln	− Muskelschwäche
− Teleangiektasien	− weinerlicher
− Pigmentierungen	Gesichtsausdruck
− Poikilodermie	− mimische Armut
besonders bei Kindern	bei älteren Menschen
− bläulich-livide Ödeme	− als paraneo-
	plastisches Syndrom

Die Dermatomyositis geht mit Haut- und Muskelveränderungen einher; die Hautveränderungen imitieren zuweilen den akuten Lupus erythematodes; auch poikilodermieartige Veränderungen (s. S. 21 u. 22) kommen vor.

Ein wesentliches Symptom ist die Muskelschwäche. Kennzeichnend sind die mimische Armut, die aus der Muskelschwäche resultiert, und der weinerliche Gesichtsausdruck (Abb. **89, 90**). Bei älteren Menschen finden sich bei der Dermatomyositis überdurchschnittlich häufig Tumoren im Körperinnern (paraneoplastisches Syndrom, entzündliche Dermatomyositis mit malignen Tumoren). Davon abzugrenzen sind die kindliche Dermatomyositis und die Dermatomyositis zusammen mit Raynaud-Syndrom, Zeichen der systemischen Sklerose und selten des systemischen Lupus erythematodes (Overlap-, Mixed-Connective-Tissue-Syndrom, S. 61).

Progressive Sklerodermie (systemische Sklerose)

♀ : ♂ = 3 : 1
Raynaud-Syndrom
Akrosklerose
maskenartiges Gesicht
schmal eingezogene Lippen
tabaksbeutelartig eingezogener Mund
Zungenbändchen verdickt, verkürzt
Teleangiektasien
Finger in Beugekontraktur
Ösophagussklerose
Beteiligung von Lunge, Herz, Niere
Muster der Kernfluoreszenz (z. B. gesprenkelt, speckled) Hinweis auf
  Prognose?

Die systemische Sklerose betrifft Frauen dreimal häufiger als Männer.
Sie beginnt in der Regel mit dem Raynaud-Syndrom (Abb. 94), gefolgt
von einer Akrosklerose; seltener ist die Schulterregion zuerst befallen
(schlechtere Prognose). Gefäßveränderungen an Haut und inneren Organen kennzeichnen die progressive Sklerodermie. Charakteristisch ist
das maskenartige Gesicht mit schmal eingezogenen Lippen; die Haut
um den Mund ist wie ein Tabaksbeutel gefaltet (Abb. 91). Zahlreiche
Teleangiektasien bedecken die Haut; die Nase erscheint durch die ge-
schrumpfte Haut besonders schmal. Das Zungenbändchen ist verkürzt
und verdickt (Abb. 92); die Finger stehen in Beugekontraktur
(Abb. 93); die Nägel erscheinen zu lang (Abb. 94). An den Fingerkuppen sieht man Ulzerationen (Abb. 94, 95).

Bei der *mixed connective tissue disease* (MCTD, Sharp-Syndrom) findet
man Symptome der progressiven Sklerodermie, des systemischen Lupus erythematodes und der Dermatomyositis nebeneinander. Der Titer
der antinukleären Antikörper ist ungewöhnlich hoch mit Antigenspezi-
fität gegen nukleäres Ribonukleoprotein. Charakteristisch ist die
Schwellung der Finger (Wurstfinger).

Umschriebene Sklerodermie

Die umschriebene Sklerodermie hat nicht die systemischen Veränderungen der systemischen Sklerose. Vielmehr sieht man in der Regel zunächst rosarote bis blaurote Flecke, die sich dann in eine weißlich-gel-
be, auch bräunlich-graue, harte Hautplatte umwandeln, häufig umgeben von einem rötlich-lilafarbenen Rand (lilac ring) (Abb. 96, 97). Oft
treten mehrere Herde auf, oder die Herde liegen in dem Innervations-
gebiet eines Nerven (Abb. 98).

Bandförmige Sklerodermie

Eine Sonderform ist die bandförmige Sklerodermie, die oft dem Verlauf eines Nerven folgt (Abb. 99). Sie führt zur völligen Atrophie der Haut einschließlich des Fettgewebes, oft mit Muskelschwund im betroffenen Bereich (Skelettierung) (Abb. 100). Bei Befall der Stirngegend spricht man von einer Säbelhiebsklerodermie.

Umschriebene Sklerodermie:
Beginn mit roten Flecken, später gelbliches, bräunliches oder weißliches Zentrum mit lilac ring, Atrophie
Histologisch: Kollagen verdichtet, Elastika erhalten, aber bei Lichen sclerosus: Elastika zerstört
Bandförmige Sklerodermie:
Schwund von Bindegewebe, Fettgewebe und Muskulatur
Skelettierung, antinukleäre Antikörper, positive Rheumafaktoren; evtl. systemische Veränderungen (Nephritis, Raynaud-Syndrom, Dermatomyositis)
Differentialdiagnose: Hemiatrophie des Gesichtes

Mit einer Sklerodermie können verwechselt werden (Pseudosklerodermien): Bindegewebsveränderungen bei rheumatoider Arthritis, hepatischer Porphyrie, Acrodermatitis atrophicans Herxheimer, Bindegewebsverdichtungen und entzündliche Veränderungen im Fettgewebe nach tiefen und oberflächlichen Venenentzündungen, Veränderungen beim Werner-Syndrom (Progeria adultorum), sklerodermieartige Veränderungen bei der Dermatomyositis, harte Ödeme nach rezidivierenden Erysipelen, Myxödeme und Einlagerungen (Amyloid), Vinylchloridkrankheit mit Raynaud-Syndrom (berufsbedingtes Akroosteolysesyndrom); aber echte Sklerodermie bei Silikose!

Scleroedema (adultorum) Buschke

Es besteht in einer sklerodermieartigen, zunächst schleimigen Infiltration, vor allem von Gesicht, Nacken und Stamm, der Arme, seltener der Beine. Die Haut ist derb, nicht eindrückbar. Das Scleroedema Buschke ist überdurchschnittlich häufig mit Diabetes mellitus verbunden.

Lichen sclerosus et atrophicus (Lichenatrophie)

erst rote, dann porzellanweiße Papeln, die zu größeren Herden konfluieren, follikuläre Hyperkeratosen
bevorzugter Befall des Genitales:
Craurosis vulvae, Präkanzerose im weiteren Sinne
Craurosis penis → Phimose
auch Mundschleimhaut befallen
Kolliquationsnekrose, elastische Fasern zerstört

Dieses nicht seltene Krankheitsbild beginnt mit kleinen roten Papeln, die rasch porzellanweiß werden, bei atrophisch erscheinender Haut (Abb. **101**), oft mit follikulären Hyperkeratosen. Die Papeln konfluieren zu größeren Herden. Besonders häufig kommt das Krankheitsbild im Bereich des Genitales vor, hier mit Gewebsschrumpfung (Craurosis vulvae, Craurosis penis → Phimose) (Abb. **102, 103**) und an der Vulva mit starkem Juckreiz verbunden. Die äußere Öffnung der Harnröhre kann beim Mann verengt sein. Der Lichen sclerosus et atrophicus hat ein charakteristisches feingewebliches Bild mit Zerstörung der elastischen Fasern, das ihn von den Sklerodermieformen unterscheidet.

Im Genitalbereich können sich auf einem Lichen sclerosus et atrophicus besonders an der Vulva, als Rarität am Penis, Karzinome entwikkeln; daher hat man die Craurosis vulvae als Präkanzerose im weiteren Sinne angesehen.

Pseudoxanthoma elasticum
(systemische Elastorrhexis)

Fehlanlage der elastischen Fasern
gelbliche Papeln und Knoten, vor allem an
    Hals
    Beugefalten der Gelenke
    Rumpf
mögliches Gefäßversagen bei Belastung
angioide Streifung der Retina
Differentialdiagnose:
Dermatofibrosis lenticularis disseminata, Xanthome

Das Pseudoxanthoma elasticum besteht in einer Fehlanlage des elastischen Gewebes des Körpers, d. h. der Fasern, die sich mit Elastikafarbstoffen anfärben. An der Haut finden sich meist symmetrisch, oft netzartig angeordnete Papeln und Knoten mit xanthomartiger Gelbfärbung, vor allem am Hals (Abb. **104**), an den Beugefalten der großen Gelenke und am Rumpf, selten an der Mundschleimhaut. Die Oberfläche ist glatt, meist erhaben, nicht gedellt. Feingeweblich handelt es sich um umschriebene Anhäufungen lipidhaltiger Fasern in der Dermis, die Elastikafärbung annehmen. Durch Veränderung der elastischen Fasern der Aorta und anderer großer Gefäße kann es zu einem Gefäßversagen bei Belastung kommen. Risse in der Membrana elastica chorioideae führen zu angioider Streifung der Retina (Groenblad-Strandberg-Syndrom). Aufgrund des Erbganges und der Symptomatik sind verschiedene Untergruppen zu unterscheiden. Differentialdiagnostisch ist eine andere seltene Störung abzugrenzen: die Dermatofibrosis lenticularis disseminata (Buschke-Ollendorff-Syndrom) mit Osteopoikilosis (Röntgenbild der Knochen, Becken!) (Abb. **105**).

Ehlers-Danlos-Syndrom, Cutis hyperelastica, Gummihaut

übermäßige Dehnbarkeit der Haut
Überstreckbarkeit der Gelenke
Brüchigkeit der Gefäße
Narbenbildung und Hämorrhagien nach Verletzungen

Dieses Krankheitsbild zeichnet sich durch eine übermäßige Dehnbarkeit der weichen, oft samtartigen Haut und eine Überstreckbarkeit der Gelenke bei Brüchigkeit der Gefäße aus. Dadurch kommt es zu Verletzungen, im besonderen im Bereich der Gelenke, die nur schwer abheilen. Breite Narben mit Hämorrhagien an diesen Stellen sind charakteristisch.

Die Gelenke sind wegen der Hypotonie der Muskulatur und der Dehnbarkeit von Haut und Sehnen überstreckbar.

Bei den Verwandten der Kranken ist oft ein Teilsymptom des Krankheitsbildes vorhanden, auch wenn das Vollbild der Gummihaut nicht erreicht wird. Symptomenbild und Vererbungsmodus haben zur Aufteilung in mehrere Untergruppen geführt.

Dermatochalasis (Fallhaut)

generalisierte angeborene Form: selten
umschriebene Formen, z. B.
   Blepharochalasis
erworbene Formen
   Hautschürzen nach Abmagerung
   nach Arzneiexanthemen (Penicillin, Penicillamin)

Die generalisierte angeborene Form der Dermatochalasis ist selten. Der Haut fehlt die normale Elastizität; sie hängt daher schlaff herab und wird nicht in die Ausgangsposition zurückgezogen. Umschriebene Formen sind etwas häufiger, besonders die auf die Oberlider beschränkte Blepharochalasis. Zu den erworbenen Formen gehören Hautschürzen bei Patienten, die nach erheblicher Adipositas abgemagert sind, vor allem Frauen. Auch manchen Arzneiexanthemen (Penicillin, Penicillamin) folgt ausnahmsweise eine Dermatochalasis der betroffenen Partien.

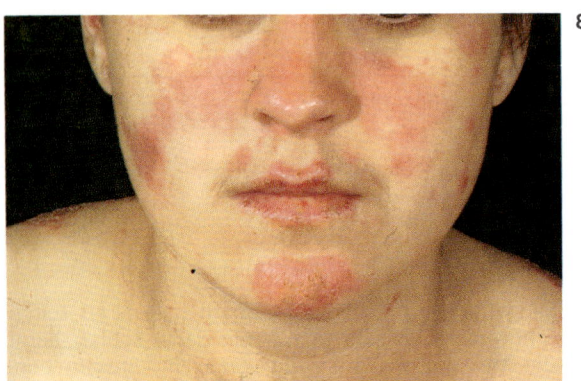

83

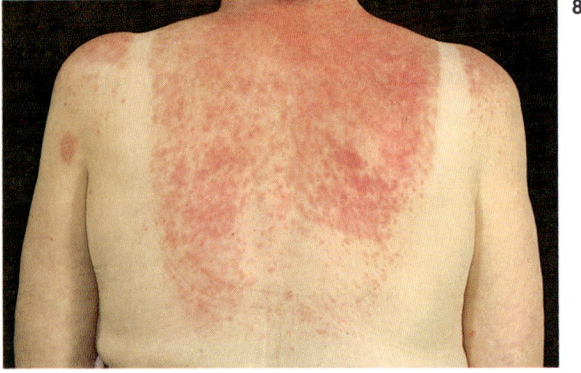

84

83 Systemischer (akuter) Lupus erythematodes. Herde im Nasen-, Wangen- (schmetterlingsartig) und Kinnbereich (vgl. auch Abb. **28, 89, 90, 324**)

84 Systemischer Lupus erythematodes. Rote Flecke und Papeln an Rücken und Schultern. Die Sonnenstrahlenabhängigkeit der Hautveränderungen ist deutlich erkennbar

85

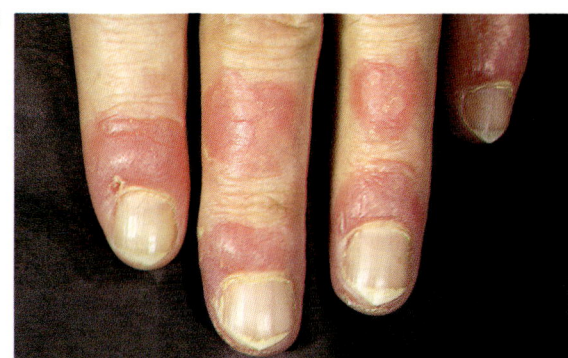

86

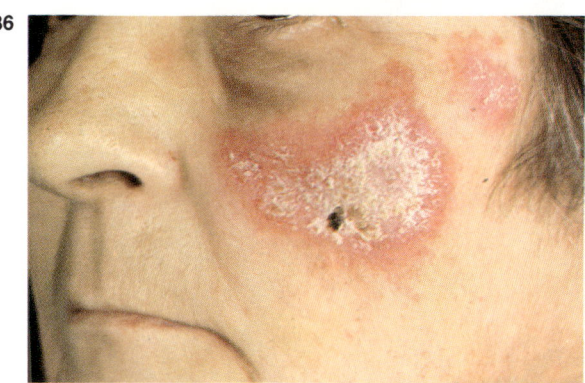

85 Systemischer Lupus erythematodes. Die Veränderungen am Nagelwall und über den Fingerendgelenken sind pathognomonisch. Sehr charakteristisch ist die Atrophie in den Herden. Entsprechende Veränderungen finden sich nur noch bei Dermatomyositis

86 Chronischer Lupus erythematodes mit Rötung, Hyperkeratosen und Atrophie. Die Hyperkeratosen bestehen in Hornstacheln, die fest in der Oberhaut haften. Kratzen an den Hornstacheln ist schmerzhaft

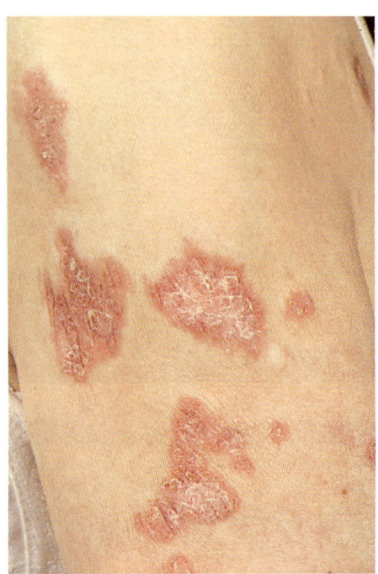

87 Typische Herde eines chronischen Lupus erythematodes am Arm. Der Aufbau entspricht den Herden in Abb. **86** mit Rötung, Hyperkeratose und Atrophie

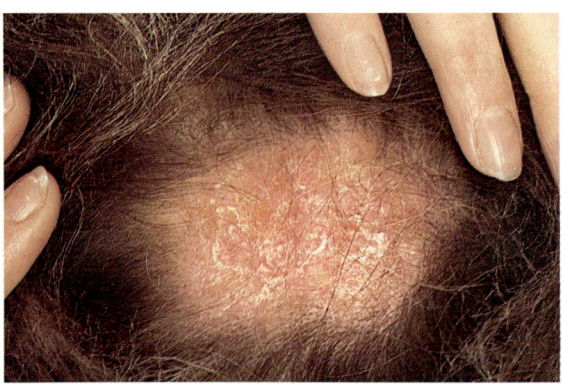

88 Chronischer Lupus erythematodes auf dem behaarten Kopf, ein Beispiel für eine narbige Alopezie. Gleiche Patientin wie Abb. **86**

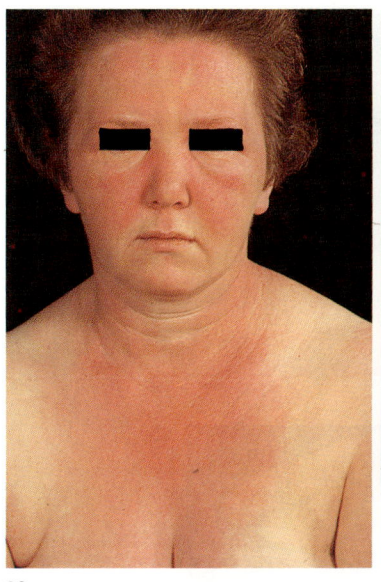

89

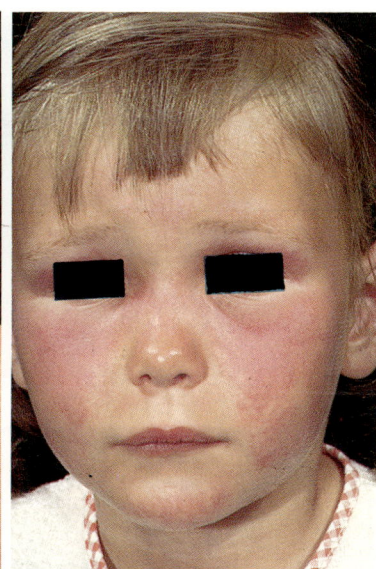

90

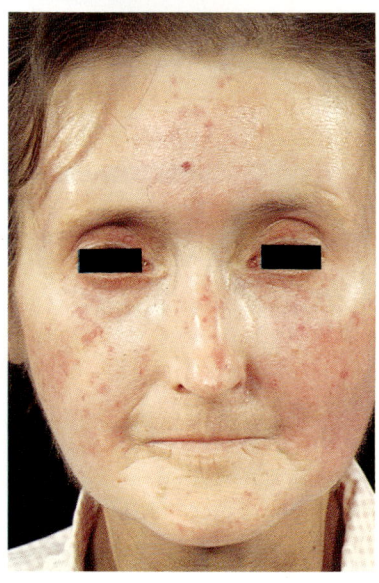

91

89 Dermatomyositis bei einer Erwachsenen. Rötung und Schwellung im Gesicht und im Bereich des oberen Thorax. In den frühen Veränderungen der Dermatomyositis findet sich feingeweblich häufig Schleim. Die Patienten machen den Eindruck der verhaltenen Schläfrigkeit, die Augen werden „mühsam" offengehalten. Beim Erwachsenen: Tumorsuche, Paraneoplasie

90 Dermatomyositis bei einem Kind. Die Veränderungen ähneln sehr einem systemischen Lupus erythematodes

91 Progressive Sklerodermie. Gesicht maskenartig starr, Haut glänzend, zahlreiche Naevi aranei, Mund tabaksbeutelartig eingezogen

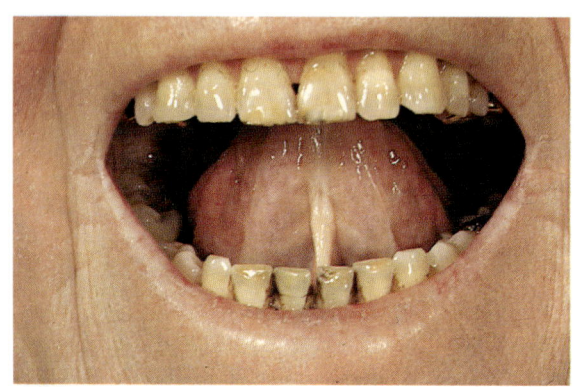

92

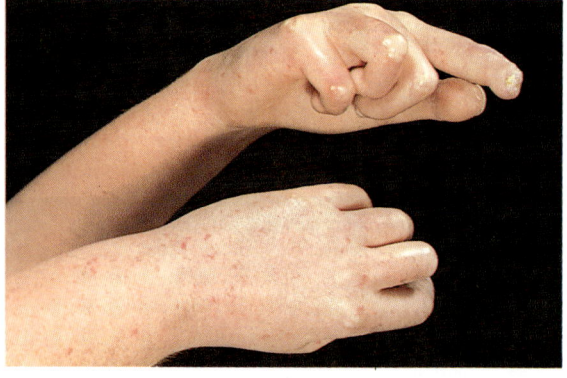

93

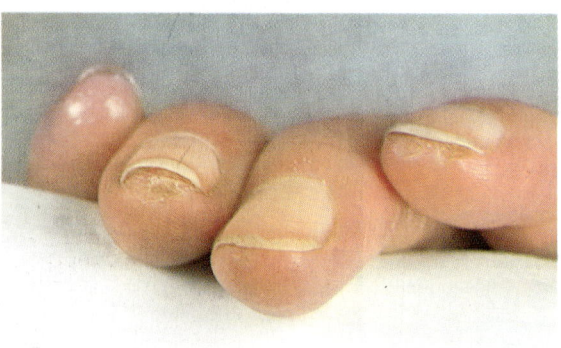

94

95

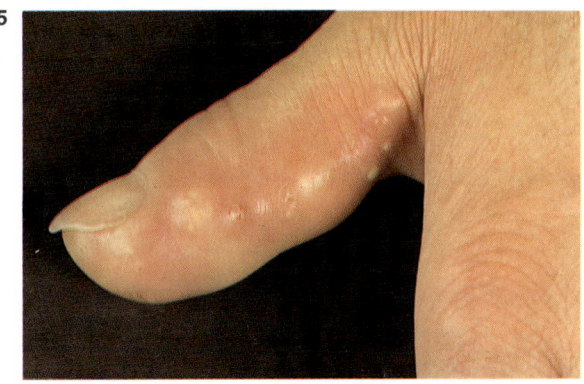

96

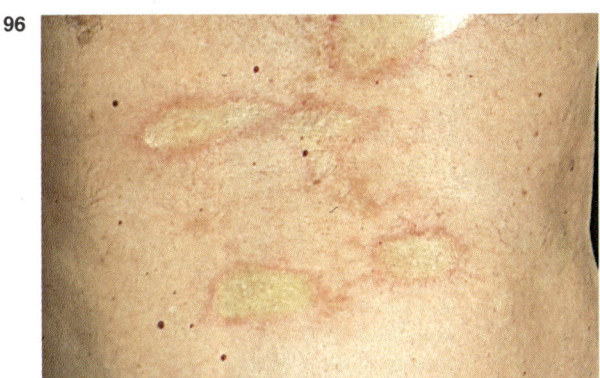

92 Verdicktes Zungenbändchen bei progressiver Sklerodermie

93 Mutilierende Veränderung der Finger mit Gelenkkontrakturen bei progressiver Sklerodermie

94 Blaurote Finger im Raynaud-Anfall bei Sklerodermie. Ulzeration der Fingerkuppen unter dem Nagel

95 Kalkeinlagerungen bei Patientin mit progressiver Sklerodermie

96 Umschriebene Sklerodermie. Mehrere verhärtete, gelblich-weißliche Herde, umgeben von einem lilafarbenen Ring („lilac ring")

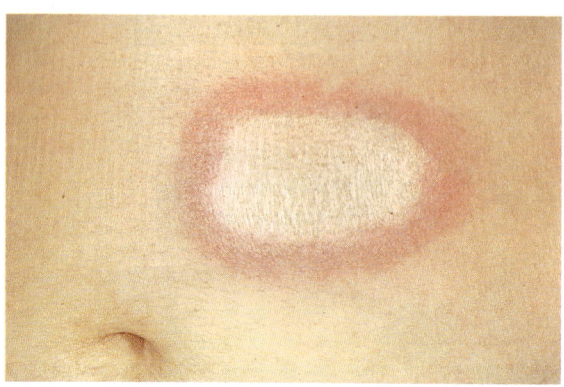

97 Umschriebene Sklerodermie mit lilafarbenem Ring. Auffallend weißlich glänzender Herd ähnlich einem Lichen sclerosus et atrophicus. Differentialdiagnose: bei Lichen sclerosus et atrophicus häufig Herde im Genitalbereich, Zerstörung der elastischen Fasern

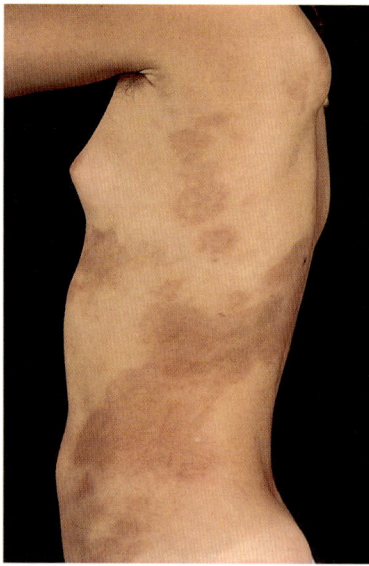

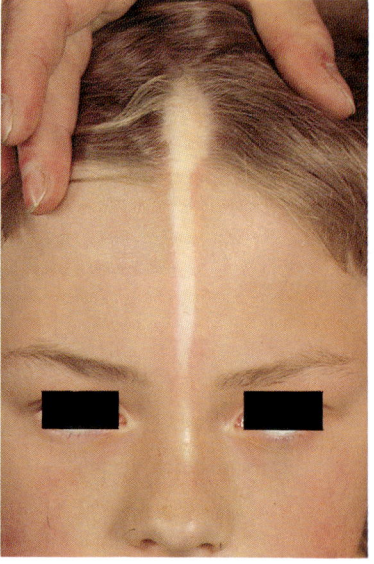

98 Ausgedehnte pigmentierte Herde einer umschriebenen generalisierten Sklerodermie

99 Bandförmige umschriebene Sklerodermie, Säbelhiebsklerodermie. Im Gesicht umschriebene Sklerodermie manchmal mit Hemiatrophie verbunden

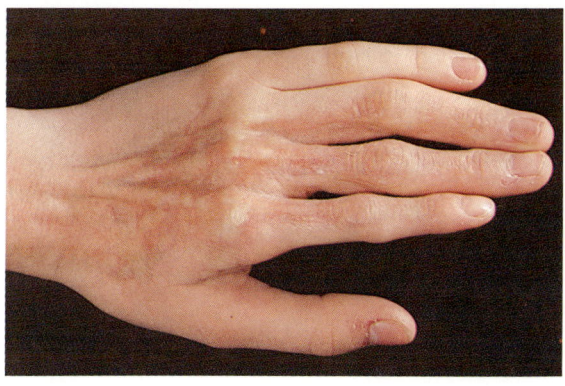

100 Bandförmige Sklerodermie, die sich über den Arm bis zu den Fingern erstreckt. Hier Skelettierung der Hand, auf dem Handrücken treten die Sehnen durch die atrophische Haut hervor

101 Lichen sclerosus et atrophicus (vgl. Abb. **97**). Der Herd besteht aus zusammenfließenden weißlichen Papeln mit follikulären Hyperkeratosen

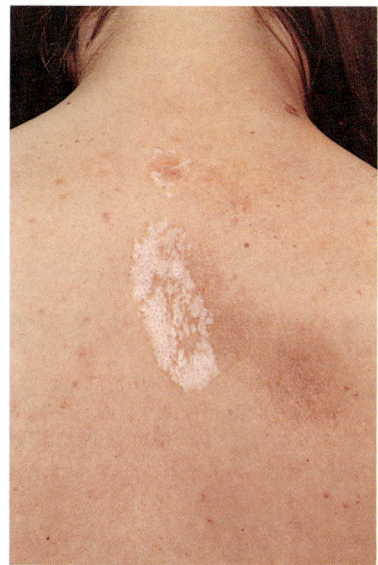

102

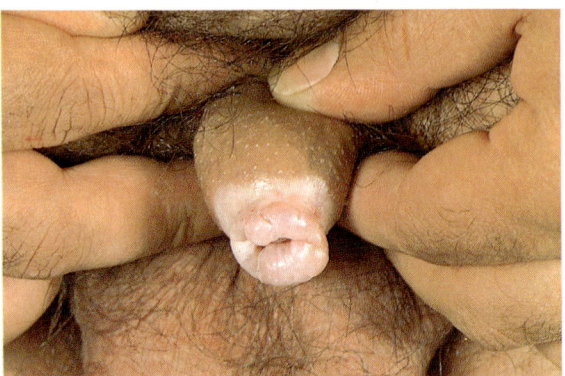

103

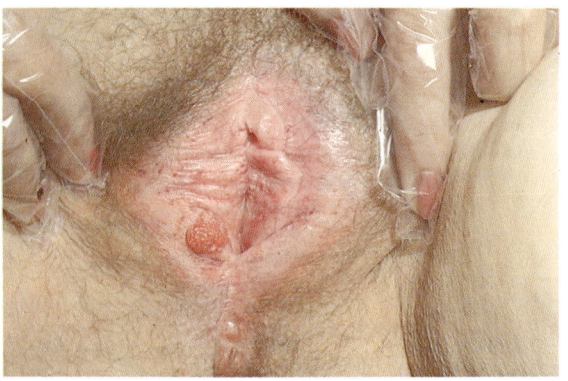

102 Lichen sclerosus et atrophicus des Penis. Tritt oft isoliert auf; häufig Ursache einer Phimose, die im Erwachsenenalter einsetzt

103 Lichen sclerosus et atrophicus bei älterer Patientin unter dem Bild der Craurosis vulvae. Präkanzerose im weiteren Sinne: An der rechten hinteren Kommissur entwickelt sich ein Karzinom

104

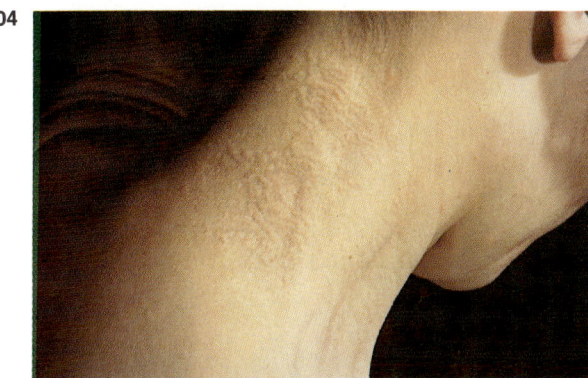

105

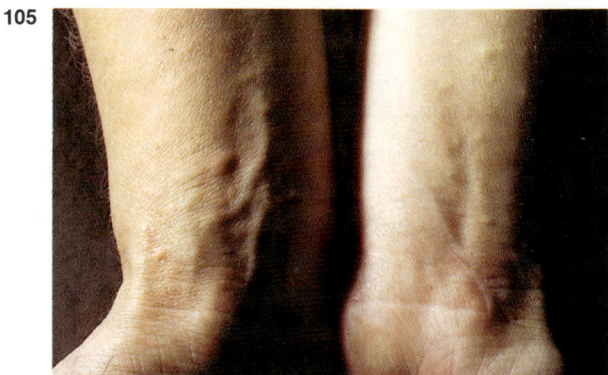

104 Pseudoxanthoma elasticum im Halsbereich. Xanthomähnliche Knötchen

105 Dermatofibrosis lenticularis disseminata – Buschke-Ollendorff-Syndrom. Klinisch und histologisch mit Pseudoxanthoma elasticum zu verwechseln

9. Durchblutungsstörungen

Störungen der venösen Blutzirkulation
(venöse Insuffizienz)

Man muß unterscheiden: 1. die primäre oder konstitutionelle Varikosis, 2. die sekundäre Varizenbildung als Ausdruck eines Umgehungskreislaufs (niemals veröden oder beseitigen!) und 3. Varizen als Folge einer Insuffizienz der tiefen Venen nach Schädigung (postthrombotisches Syndrom).

Ödeme und Blutaustritte führen am varikös dekompensierten Unterschenkel zur dauernden Pigmentierung (Hämosiderin, Melanin) und zur Sklerosierung (Abb. 106, 107).

Die Insuffizienz der perforierenden Venen als Folge des Versagens der Klappen in den tiefen Venen schafft die Voraussetzung für die Ulcera cruris varicosa, die demzufolge an den Stellen zu finden sind, an denen die perforierenden Venen zur Oberfläche vorstoßen.

Die oberflächliche Thrombophlebitis tritt vor allem am Unterschenkel auf; sie kann mit einem Erythema nodosum oder einem Erysipel verwechselt werden. Die Phlebitis saltans schließlich ist ein Symptom z. B. bei der Endangiitis obliterans.

Ulcus cruris venosum

Der Ulkusgrund ist meist schmierig belegt, häufig ist das Ulkus von einem kallösen Randwall umgeben (Abb. 106). Die benachbarte Haut ist oft bräunlich verfärbt und sklerosiert. Ekzeme finden sich nicht selten um Ulcera cruris und breiten sich von hier auf den ganzen Körper als Streuherde aus: Kontaktallergien sind bei Kranken mit Unterschenkelgeschwüren nämlich besonders häufig.

Differentialdiagnose: Im Knöchelbereich treten Ulzerationen, aber auch eine weißliche Atrophie (Atrophie blanche) zusammen mit einer *livedoiden Vaskulitis* auf (Abb. 107).

Das *Infarktulkus* (Ulcus hypertonicum Martorell, ischämisches Beinulkus) entwickelt sich meist plötzlich mit zyanotischen Flecken, oft symmetrisch an beiden Unterschenkelvorderseiten (Abb. 108). Die Flecke werden im Zentrum zu schwärzlichen Nekrosen, die unter Auftreten

Ulcus cruris venosum:
Ulkus anstelle insuffizienter perforierender Venen
Umgebung: Zeichen der venösen Insuffizienz (Sklerosierung des Binde-
gewebes, Hämosiderinablagerung)
kallöser Randwall
häufig allergisch bedingtes Kontaktekzem (Streuherde!)
Differentialdiagnose: Infarktulkus, trophisches Ulkus,
Atrophie blanche mit Ulzeration bei livedoider Vaskulitis

Infarktulkus (Martorell):
plötzliches Auftreten
Anzeichen einer allgemeinen Angiopathie
zyanotische Flecken
schwärzliche Nekrosen
Ulzera

von Ulzera abgestoßen werden. Die Ursache liegt wahrscheinlich in Spasmen angiosklerotisch veränderter, kleiner arterieller Gefäße der Haut; Anzeichen einer allgemeinen Angiopathie sind vorhanden.

Anorektale Veränderungen

Analpruritus (Rhagaden, Exkoriationen)
Analfissur
Marisken
Thrombosen
Hämorrhoiden
Fisteln

Analpruritus:
Wurmbefall
Analekzem, toxisch, allergisch
Mykosen
Psoriasis
Arzneiexantheme
Systemerkrankungen
psychische Faktoren

Rhagaden im Analbereich weisen auf einen Pruritus dieser Gegend hin. Der Analpruritus ist ein häufiges Symptom sehr verschiedener Ursache, oft eines Analekzems, da in dieser Region manche Substanzen nicht vertragen werden, die die übrige Haut toleriert. Pilzerkrankungen, oft in Kombination mit einer Psoriasis, finden sich hier. Arzneiexantheme können sich perianal abspielen. *Analfalten* (Mariske) dürfen nicht mit Hämorrhoiden verwechselt werden (Abb. **110**). Als eine Variante der Thrombophlebitis finden wir die sehr schmerzhafte *perianale Thrombose* (Abb. **109**). Fisteln der Analregion sind oft schwer aufzufinden. Ein geringer Prolaps der Analschleimhaut wird meines Erachtens zu Unrecht als äußere Hämorrhoiden bezeichnet. Die echten *Hämorrhoiden* hingegen liegen im Bereich des Schließmuskels oder höher im Enddarm. Zuweilen prolabieren tiefgelegene Hämorrhoiden und werden eingeklemmt. Intersphinktäre Hämorrhoiden treten oft erst nach Pressen oder nach dem Stuhlgang aus dem Analring. Die tiefer gelegenen Hämorrhoiden sind nicht zu fühlen, sondern nur mit dem Proktoskop darzustellen. Die Analfissur reicht im Gegensatz zur Rhagade tiefer, nämlich bis zur Muskulatur (Abb. **110**).

Vaskulitiden

oberflächliche:
    Purpura
    papulonekrotische Exantheme
    Urtikariavaskulitis (LE?)
    Livedo racemosa =
    livedoide Vaskulitis
tiefe:
    nodöse Vaskulitiden
    (Erythema nodosum, „allergische Vaskulitis")

Bei den Vaskulitiden sind oberflächliche und tiefe Formen zu unterscheiden. Die oberflächlichen äußern sich in einer Purpura (s. S. 30), die in Flecken, aber auch in Papeln mit zentraler Nekrose bestehen kann. Manche Vaskulitiden sind durch Immunprozesse zu erklären: 1. durch die Aufnahme von Allergenen in den Organismus von außen mit folgender Antigen-Antikörper-Reaktion in und an den Gefäßwänden, 2. durch Autoimmunvorgänge an den Gefäßen.

Die Vasculitis allergica superficialis (Arteriolitis allergica, anaphylaktoide Purpura, palpable Purpura, hypersensitiv bedingte Angiitis) entspricht dem klinischen Bild der Purpura Schoenlein-Henoch (Abb. **111**). Ursachen: Arzneien (Analgetika), Infektionen (Streptokokken, Viren). Die kutane nekrotisierende Vaskulitis äußert sich in größeren, tiefer gelegenen Effloreszenzen mit tieferen Ulzerationen.

Die Panarteriitis nodosa hat eine benigne kutane Variante. Das Erythema nodosum und zumindest ein Teil der nodösen Vaskulitiden inklusive des Erythema induratum Bazin gehören zu den allergisch bedingten Vaskulitiden, nicht zuletzt verursacht durch Medikamente, aber auch durch Autoantikörper.

Die wichtigste *arterielle Verschlußkrankheit* ist die *Endangiitis obliterans* mit intermittierendem Hinken und Auftreten trophischer Ulzera. Umschriebene gangränöse Veränderungen infolge mangelnder Gefäßversorgung findet man beim *zentrofazialen Granulom* (Granuloma gangraenescens) und bei der Wegenerschen Granulomatose.

Kabeldraht-Phlebitis, Mondorsche Erkrankung

Es handelt sich um Vaskulitiden, vornehmlich am seitlichen Thorax und im Bereich des Sulcus coronarius, die sich klinisch in einem roten oder hautfarbenen Strang äußern (Abb. **112**). Wahrscheinlich sind, im besonderen im Bereich des Sulcus coronarius, die Lymphgefäße betroffen (Kranzfurchenlymphangitis, Lymphangitis plastica E. Hoffmann (Abb. **113**).

Erythema nodosum

Das Erythema nodosum stellt eine Vaskulitis der Venen im Bereich zwischen Dermis und Subkutis dar. Man findet es bei Arzneiexanthemen (Sulfonamide, hormonelle Kontrazeptiva), bei der Sarkoidose, nach Streptokokkeninfektionen, Viruserkrankungen und anderen Infektionen (Lepra, systemische Mykosen, Yersiniaenteropathien, Kokzidioidose).

Klinisch besteht das Erythema nodosum in roten, schmerzhaften Knoten vor allem auf der Streckseite der Unterschenkel, gelegentlich auch an den Armen und in anderen Körperregionen (Abb. **114**); vorwiegend sind Frauen betroffen.

Zu den Vaskulitiden wird auch die *akute febrile neutrophile Dermatose* (Sweet-Syndrom) gerechnet. Sie tritt meist nach Infekten bei Frauen mittleren Lebensalters mit Fieber und Leukozytose auf (Abb. **115**) und besteht in einer plötzlichen Aussaat schmerzhafter Plaques.

Funktionelle und organische Angiopathien

Die *Erythrozyanose* (Akrozyanose) findet sich vor allem im Gesicht und an den distalen Extremitäten; meist ist sie konstitutionell bedingt, vor allem bei jüngeren Mädchen und Frauen. An den Armen und Beinen ist sie zuweilen vergesellschaftet mit follikulären Hyperkeratosen (Lichen spinulosus) und einer Hypertrophie des Fettgewebes (Erythrocyanosis crurum puellarum). Besonders ausgeprägt ist die Erythrozyanose bei disponierten Menschen, die in Kälte oder an kaltem Material arbeiten (Metzger). Ernstere Störungen, z. B. andere Formen der Zyanose, das Auftreten pathologischer Eiweißkörper und von Kälteagglutininen, sogar ein Phäochromozytom, müssen ausgeschlossen werden (s. Abb. 22). Die *Erythromelalgie* besteht in einer Schwellung der Extremitäten, vor allem der Füße, unter starken Schmerzen und Anstieg der Hauttemperatur. Sie ist ein Symptom bei Endangiitis obliterans, Hypertonie, Diabetes mellitus oder Polyzythämie, oft aber ohne erklärbare Ursache. Handrückenödeme sind manchmal Artefakte.

Als *Livedo racemosa* bezeichnet man eine netzartige Rotfärbung der Haut entlang oberflächlicher arterieller Gefäße. Diese Veränderung legt den Verdacht auf eine arterielle Erkrankung (Panarteriitis nodosa, Endangiitis obliterans) oder auf schwere Störungen in der Zusammensetzung der Bluteiweiße nahe, auch bei der Lepra, dem Phäochromozytom (s. Abb. 22) und Arzneiexanthemen findet man dieses Symptom. Störungen des Zentralnervensystems werden zusammen mit der Livedo racemosa beobachtet (Church-Sneddon-Syndrom).

Die *nekrotisierende Vaskulitis* ist wahrscheinlich ein Autoimmunphänomen mit blauschwarzer Nekrose entlang kleiner arterieller Gefäße, meist an Fuß und Unterschenkel, und folgender, oft sehr ausgedehnter Ulzeration (Abb. 107).

Akrozyanose:
Gesicht
distale Extremitäten
ausgeprägt bei in Kälte Arbeitenden
auszuschließen sind
– andere Zyanoseformen
– pathologische Eiweiße, Kälteagglutinine
– Phäochromozytom

Erythromelalgie:
Schwellung der distalen Extremitäten
Anstieg der Hauttemperatur
starke Schmerzen
bei
– Endangiitis obliterans
– Hypertonie
– Diabetes mellitus
– Polyzythämie

Blitzschlagfiguren in Art der Livedo racemosa am Gesäß mit nachfolgender Nekrose findet man nach arterieller Embolie, etwa infolge ver-

Livedo racemosa:

Symptom von
– Panarteriitis nodosa
– Endangiitis obliterans
– Dys-, Heteroproteinämien
– Lepra
– Phäochromozytom
– Arzneiexanthemen
– Störungen des ZNS
– Embolien
– Sepsis

sehentlicher Injektion in eine Arterie, z. B. bei intramuskulärer Injektion.

Das *Raynaud-Syndrom* ist ein anfallsweise auftretender Gefäßkrampf fast immer beider Hände, meist bei jüngeren Frauen. Die Hände werden blaß und steif, dann blaurot und schließlich hellrot (s. Abb. **94**).

Raynaud-Syndrom:

Finger blaß, steif → blaurot → hellrot, Kälte löst den Anfall aus! Meist doppelseitig bei jüngeren Frauen

Das Raynaud-Syndrom ist ein Leitsymptom verschiedener Erkrankungen:

1. Bindegewebs- und Gefäßkrankheiten
   – progressive Sklerodermie (fast obligatorisch)
   – Panarteriitis nodosa
   – Wegenersche Granulomatose
   – Dermatomyositis
   – Lupus erythematodes, SLE und DLE (S. 58 f.)
   – Arteriosclerosis obliterans
   – Thrombangiitis obliterans

2. Halsrippen, Scalenus-anterior-Syndrom

3. Kryoglobulinämie – Kälteagglutininkrankheit

4. Intoxikationen
   – Schwermetalle
   – Mutterkornalkaloide
   – Cyanamidverbindungen nach Alkoholgenuß
   – Faltentintling (Pilz)
   – bei der Herstellung bestimmter Kunststoffe (Vinylchloridkrankheit)

5. Posttraumatisch
   – berufsbedingt (Preßlufthammer, Schreibmaschine)
   – nach Verletzungen oder Operationen
     mit oder ohne Sudecksche Atrophie, z. B. als akuter Anfall

Necrobiosis lipoidica

bräunlich-gelbliche Herde mit Atrophie, evtl. zentraler Ulzeration
meist an der Unterschenkelstreckseite und bei Frauen
dabei häufig: Diabetes mellitus
Differentialdiagnose:
klinisch sklerosierte Pigmentflecke bei Veneninsuffizienz,
histologisch Granuloma anulare

Die Necrobiosis lipoidica äußert sich klinisch in bräunlichen Herden mit zentraler Atrophie, gelegentlich Ulzeration, vor allem an den Unterschenkeln (Abb. **116**). Aber auch der übrige Körper kann mit einzelnen oder multiplen Herden befallen werden. Überdurchschnittlich häufig ist die Necrobiosis lipoidica mit einem Diabetes mellitus vergesellschaftet, der jedoch oft erst Jahrzehnte später folgt; aber nur drei von tausend Diabetikern haben eine Necrobiosis lipoidica!

Trotz des unterschiedlichen klinischen Bildes ist die histologische Struktur ähnlich der des Granuloma anulare. Anstelle des Schleimmaterials findet man ein nekrobiotisches Bindegewebe mit Fetteinlagerung; die Vaskulitis ist stärker ausgeprägt als beim Granuloma anulare.

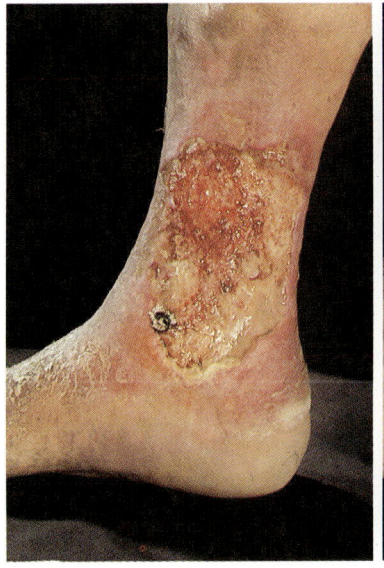 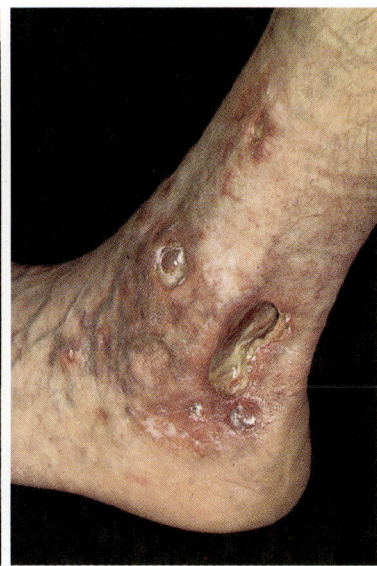

106   **107**

106 Manschettenartiges Ulcus cruris venosum mit kallösem Rand. Unterschenkel pigmentiert und sklerosiert. Ulkus gelblich-schmierig belegt (Pseudomonas aeruginosa: Hinweis auf mangelnde Resistenz, schlechte Sauerstoffdiffusion im Gewebe), Haut in der Umgebung des Ulkus verhärtet (sklerosiert) und pigmentiert (Melanin, Hämosiderin)

107 Ulcus cruris bei nekrotisierender Vaskulitis hinter dem äußeren Knöchel mit livedoider Vaskulitis und Atrophie blanche unterhalb des Ulkus. Schmerzhaft und besonders therapieresistent. Hämosiderinpigmentierung (S. 37)

108 Infarktulzera (Martorell), symmetrisch an beiden Unterschenkeln

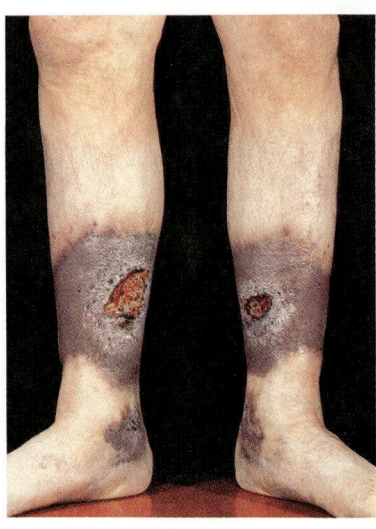

108

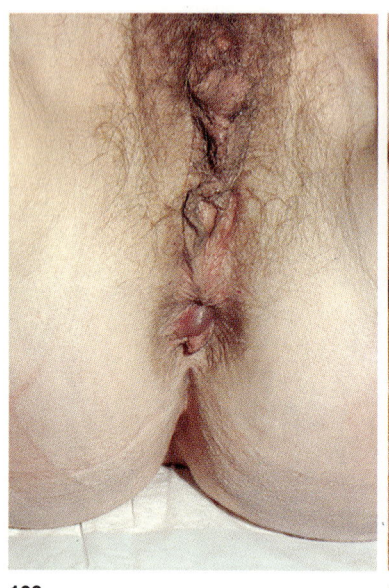

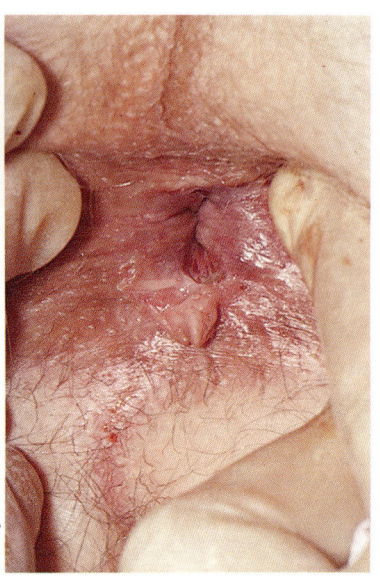

109

110

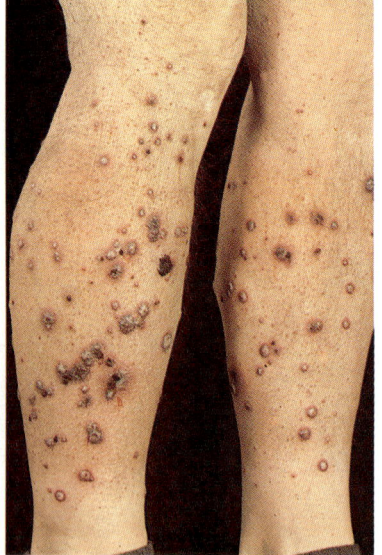

109 Perianale Thrombose bei 9 h

110 Analfalte (Mariske), sog. Vorpostenfalte, vor Analfissur

111 Vasculitis allergica superficialis

111

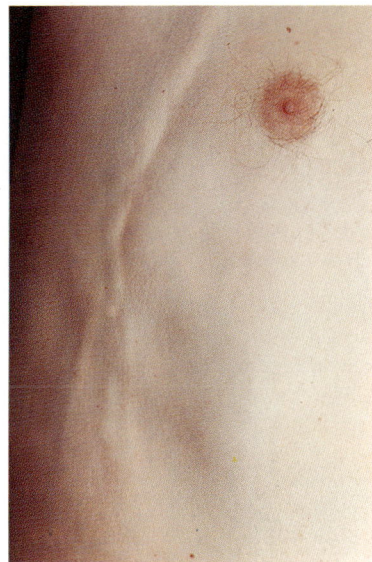 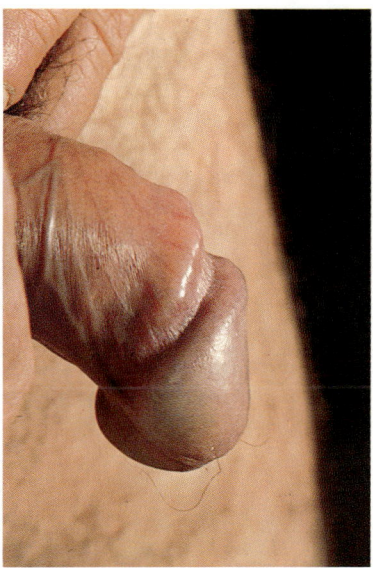

112 Kabeldraht-„Phlebitis" am
seitlichen Thorax (Morbus Mondor)

113 Kranzfurchenlymphangitis,
Lymphangitis plastica E. Hoffmann

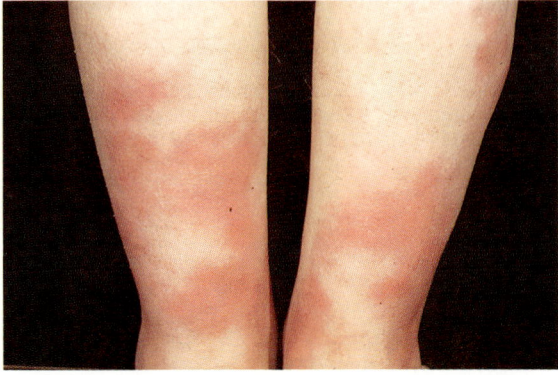

114 Erythema nodosum auf der Streckseite beider Unterschenkel. Vergleiche
Pernio Abb. **26** und Erysipel Abb. **226**

115

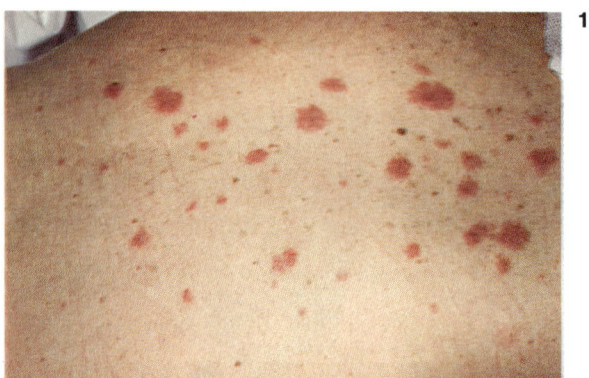

116

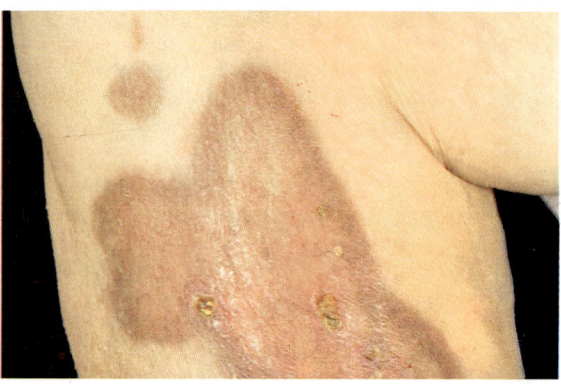

115 Akute febrile neutrophile Dermatose, Sweet-Syndrom. Nackenbereich

116 Necrobiosis lipoidica. Rötlicher bis braunroter Rand, atrophisches Zentrum, angedeutete Ulzerationen. Histologischer Befund charakteristisch bei Fettfärbung. Überdurchschnittlich gehäuft bei Diabetikern

10. Erkrankungen des subkutanen Fettgewebes

Das subkutane Fettgewebe bestimmt wesentlich die äußeren Proportionen des Körpers mit, auch die Geschlechtsunterschiede im Körperbau. Nachlassen des Turgors des Fettgewebes führt zur Falten- und Runzelbildung der höher gelegenen Hautschichten. Die Lipodystrophia progressiva ist ein Schwund des subkutanen Fettgewebes; meist ist die obere Körperhälfte bei Frauen betroffen. Ein grabenartiger Schwund des subkutanen Fettgewebes mit Spontanheilung findet man an den Oberschenkeln junger Frauen (Lipatrophia anularis resp. semicircularis). Nach Injektionen bestimmter Substanzen bei entsprechend empfindlichen Personen kommt es zu einem vorübergehenden Verlust des subkutanen Fettgewebes, am häufigsten nach der subkutanen Injektion von Glucocorticoidsuspensionen oder von Insulin.

Pannikulitiden – oft Lipogranulome:
meist Folge einer Vaskulitis (auch LE) der Subkutis,
    von Pankreaserkrankungen, Karzinomen
Adiponecrosis subcutanea neonatorum (S. 88)
Lipogranulome nach Injektionen (Insulin, Glucocorticoidsuspensionen)
            durch Fremdkörper (Silikate), Artefakte!
            durch Traumen

Differentialdiagnose: Granulome anderer Ursache – Gummen (Syphilis III), Lepra, systemische Mykosen, Sarkoidose, parasitäre Erkrankungen, entzündete Epidermoidzysten, Metastasen

---

Pannikulitiden, also entzündliche Veränderungen im Bereich des subkutanen Fettes, besonders im Kostovertebraldreieck und in der Nabelregion, sind ein Symptom bei Pankreaserkrankungen. Die *Panniculitis nodularis nonsuppurativa febrilis* (Pfeifer-Weber-Christian) ist eine seltene Störung mit einschmelzenden Knoten in der Subkutis unter allgemeinen Symptomen (Ausschluß LE!). Streuherde bei Kandidainfektionen führen zu einem ähnlichen Bild.

Zahlreiche vaskuläre Prozesse rufen Knoten im subkutanen Fettgewebe hervor, so die Panarteriitis nodosa, die Vasculitis nodosa, die Thrombophlebitis, der Lupus erythematodes (profundus) und das Erythema nodosum, aber auch Granulome, so bei der Sarkoidose, der Lepra, der Syphilis III (Gummen) und bei systemischen Mykosen.

Werden die Fettzellen geschädigt und damit Fettsäuren frei, kommt es zum Auftreten von Lipogranulomen. Das Fettgewebe wird zu Schaumzellen umgewandelt unter Ausbildung eines tuberkuloiden Granuloms mit Riesenzellen vom Fremdkörper- und Langhans-Typ. Traumen und Injektionen, auch als Artefakt, Panniculitis artificialis, können ebenfalls solche Lipogranulome hervorrufen. Eine besondere Form des Lipogranuloms ist die Adiponecrosis subcutanea bei Neugeborenen (Umbau des Fettgewebes, gute Prognose).

11. Hautveränderungen bei Stoffwechsel- und Ablagerungserkrankungen

Manche Hautveränderungen werden lediglich durch Stoffwechselerkrankungen begünstigt; hier ist in erster Linie der Diabetes mellitus zu nennen, der das Auftreten von Pilzerkrankungen, im besonderen Hefemykosen (Körperfalten), fördert. Er tritt überdurchschnittlich gehäuft bei einer Necrobiosis lipoidica, aber auch anderen Veränderungen auf. Kandida- und bakterielle Infektionen, z. B. eine Furunkulose, können Hinweis auf einen Diabetes mellitus sein. Offenbar beeinträchtigen Stoffwechselstörungen, im besonderen die Ansammlung pathologischer Stoffwechselprodukte, die Immunabwehr.

Amyloidosen

Die primäre systemische (perikollagene) Amyloidose äußert sich an der Haut vornehmlich mit einer Purpura und größeren Blutungen, manchmal mit sklerodermieartigen Einlagerungen; wichtiges Symptom: Vergrößerung der Zunge!

Bei der sekundären systemischen (periretikulären) Amyloidose liegen die Amyloidablagerungen meist subkutan und treten daher klinisch nicht in Erscheinung.

Einlagerungen von Amyloid findet man als Begleitsymptom oder lokalisiert ohne nachweisbare allgemeine Stoffwechselstörung beim Lichen amyloidosus, einer Erkrankung vorwiegend der Subtropen und Tropen. Der Lichen amyloidosus äußert sich auch unter dem Bild einer „konfluierenden papulösen Papillomatose".

Kutane Muzinosen

1. Muzinosen bei gestörter Schilddrüsenfunktion (Myxödeme):
   – diffuses (hypothyreotisches) Myxödem, echtes Myxödem (Abb. 118) (selten auch umschrieben als Myxom, Abb. 119),
   – umschriebenes, meist prätibiales Myxödem (mit oder nach behandelter Hyperthyreose, Abb. 120, 121).
2. Muzinosen ohne Störung der Schilddrüsenfunktion, aber mit Bluteiweißveränderungen:

- Lichen myxoedematosus und
- Skleromyxödem (selten) (Abb. **122**).
3. Muzinosen ohne systemische Veränderungen:
- Mucinosis papulosa (Abb. **123**),
- „Mittellinien"-Muzinosen
- – plaqueähnliche Form der kutanen Muzinosis,
- – REM-Syndrom (*r*etikuläre *e*rythematöse *M*uzinosis) (Abb. **124**).

Kalzinosis

Die dermale Einlagerung von Kalksalzen und die Verknöcherung der Haut stehen im Zusammenhang mit bestimmten anderen Hautveränderungen wie Sklerodermie (s. Abb. **95**), Dermatomyositis, kalzifizierenden Hornzysten u. a.

Fettstoffwechselstörungen

Xanthome
  Cholesterineinlagerungen in Bindegewebszellen
  – tuberös: knotenförmig
  – eruptiv: exanthemartig
  – streifenförmig: Handflächen und Fußsohlen
Xanthelasmen
  Augenlider

Xanthome

Xanthome sind Fetteinlagerungen, besonders Einlagerung von Cholesterinkristallen, in Bindegewebszellen der Haut. Man unterscheidet knotenförmige (tuberöse) (Abb. **125**) oder exanthemartige, eruptive Xanthome (Abb. **126**). Streifenförmige Xanthome finden sich daneben in den Furchen der Handflächen und Fußsohlen (schmerzhaft) (Abb. **127**).

Bei Auftreten von Xanthomen jeder Art ist eine Klassifizierung durch Analyse des Blutserums und Feststellung des Lipoproteinmusters durch elektrophoretische Auftrennung nötig. Oft gelingt eine einwandfreie Einordnung nicht.

Xanthome bei primärer Hyperlipidämie:

Xanthom-Typ	Hyperlipidämie-Typ				
	I	II	III	IV	V
eruptiv	+			+	+
tuberös		+			
tuberös/eruptiv			+		
Sehnen		+			
Xanthelasma		+	+		

Xanthelasmen

Xanthelasmen sind den Xanthomen entsprechende, zunächst knötchenförmige, dann mehr flächenhafte, gelbliche Einlagerungen im Bereich der Augenlider (Abb. **128**). Man findet sie als harmlose Fehlbildung, manchmal mit Komedonen und Hyperpigmentierung, um die Augen oder als Ausdruck von Fettstoffwechselstörungen.

Gicht

Gicht
  Uratkristallablagerungen (Tophi)
    Ohrmuscheln
    Hände
    Knie
    Knöchel
    Füße
  Gelenkbeschwerden
    Extremitäten, peripher, vor allem
    Grundgelenk der großen Zehen (Podagra)
  Differentialdiagnose: Psoriasis arthropathica

Die primäre Gicht stellt wahrscheinlich eine heterogene Gruppe von erblichen Störungen des Purinstoffwechsels und der Harnsäureausscheidung dar. Die sekundäre Gicht beruht auf vermehrtem Anfall an Nukleinsäuren und damit einer Überproduktion von Harnsäure als Folgeerscheinung.

Uratkristalle werden im Bereich der Füße, Knöchel, Knie, Hände (Abb. **129**) und an den Ohrmuscheln in der Dermis abgelagert (Tophi). Charakteristisch sind Beschwerden an den peripheren Gelenken der Extremitäten, vor allem am Grundgelenk der großen Zehen (Differentialdiagnose: Psoriasis arthropathica).

Klassifikation und Diagnose (nach *Magnus*):

Name	Vorkommen	Diagnose
1. kongenitale erythropoetische Porphyrie (Morbus Günther)	sehr selten	starke Vermehrung aller Porphyrine (bes. Isomer I) in Urin, Stuhl und Erythrozyten, in den letzten stabile Fluoreszenz
2. erythropoetische Protoporphyrie	relativ häufig, dominante Vererbung	Vermehrung des Protoporphyrins in Erythrozyten und oft im Stuhl; Porphyrine im Urin normal; Erythrozyten zeigen nur vorübergehend Fluoreszenz, selten Leberzirrhose
3. Porphyria cutanea tarda (hepatische kutane Porphyrie, symptomatische Porphyrie)	häufig, selten familiär	Uroporphyrine im Urin in der aktiven Phase vermehrt; Porphyrine können im Stuhl bei der Remission vermehrt sein, verminderte Uroporphyrindecarboxylaseaktivität
4. Porphyria variegata (gemischte Porphyrie, südafrikanische genetisch bedingte Porphyrie)	häufig bei Afrikaanders, familiär, dominante Vererbung	Porphyrin im Stuhl vermehrt; während akuter Phasen Porphobilinogen im Urin stark vermehrt
5. akute intermittierende Porphyrie	relativ häufig, dominante Vererbung	Porphobilinogen im Urin stark vermehrt; während und zwischen Anfällen Uroporphyrinogensynthetaseaktivität vermindert

Porphyrien

Als Porphyrien bezeichnet man Stoffwechselerkrankungen, bei denen es zu einer übermäßigen Ausscheidung von Porphyrinen kommt. Diese Krankheitsbilder sind mit Ausnahme der Porphyria hepatica selten oder sehr selten.

Die erythropoetische Porphyrie manifestiert sich im frühen Kindesalter durch Blasen bei schlechter Heilungstendenz und sklerodermieähnlicher Vernarbung an lichtexponierten Hautstellen (Abb. **130**). Frühzeitig kommt es zur Verstümmelung der Akren. Die Zähne sind bräunlich verfärbt (Abb. **131**) und fluoreszieren rot im Wood-Licht (UV-Strahler von 365 nm Wellenlänge, S. 150). Die koproporphyrinämische Lichtdermatose führt zu ähnlichen Hautveränderungen. Die Hautveränderungen der protoporphyrinämischen Lichtdermatose entsprechen etwa einer Photodermatitis, einer Strahlenurtikaria oder der chronisch polymorphen Lichtdermatose.

Kleine umschriebene nekrotische Papeln, vor allem im Gesicht, mit entsprechenden Narben werden als *Hidroa aestivalia* bezeichnet. Stoffwechselstörungen wurden aber bei ihr nicht nachgewiesen.

Porphyria cutanea tarda

Dieses Krankheitsbild ist häufig geworden und äußert sich vor allem mit Blasenbildung an lichtexponierten Stellen und leichter Verletzlichkeit der Haut (Abb. **132**). Andere Symptome sind Hyperpigmentierung und Hypertrichose, vergröberte Hautfelderung im Gesicht und gelegentlich sklerodermieartige Veränderungen. Die Gesichtshaut zeigt deutliche Anzeichen chronischer Schäden durch Sonnenstrahlen mit strahlenbedingter Bindegewebsdegeneration (Elastose) und Auftreten von Komedonen und Zysten (Elastéidose cutanée nodulaire à kystes et à comédons) (s. Abb. **325**). Im Bereich der Blasen bleiben geringe Atrophien und Depigmentierungen, manchmal sogar Keloide zurück. An der Stelle der Blasen entwickeln sich nicht selten Milien (Abb. **132**).

Eine entscheidende Rolle für die Auslösung dieser genetisch bedingten enzymatischen Störung (verminderte Uroporphyrindecarboxylaseaktivität) spielen der Alkohol, aber auch gelegentlich Ovulationshemmer. Der Porphyria cutanea tarda entsprechende Blasen sieht man bei Dialysepatienten.

Hinweise an der Haut auf gestörte Leberfunktion:

Pruritus, Blutungsneigung, Palmarerytheme, Sternchenangiome, Bauchglatze, Varizen als Umgehungskreislauf, Lacklippen, rote glatte Zunge, Hyperpigmentierungen, Ödeme, Nagelwachstumsstörungen (Uhrglasnägel, Leukonychien), Ikterus

---

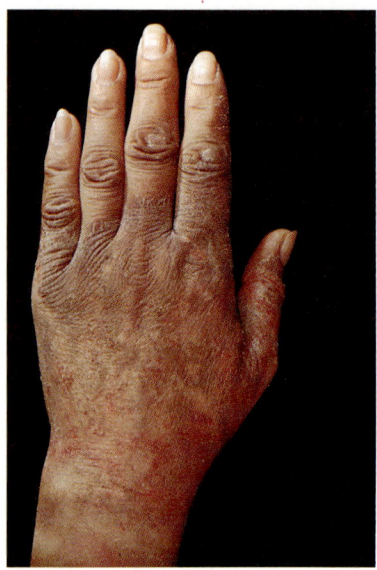 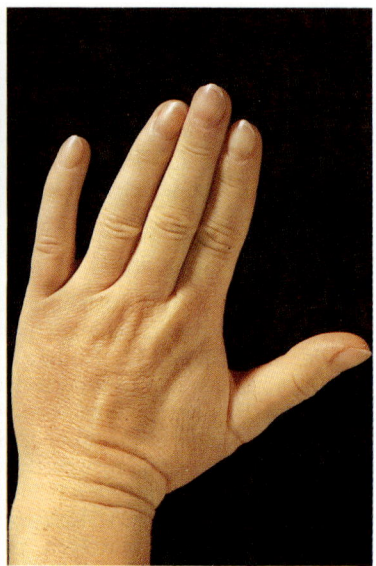

117 Bräunlich schuppende Hautveränderungen bei Pellagra

118 Diffuses Myxödem bei Hypothyreose. Haut gelblich ödematös,
Ödem nicht eindrückbar

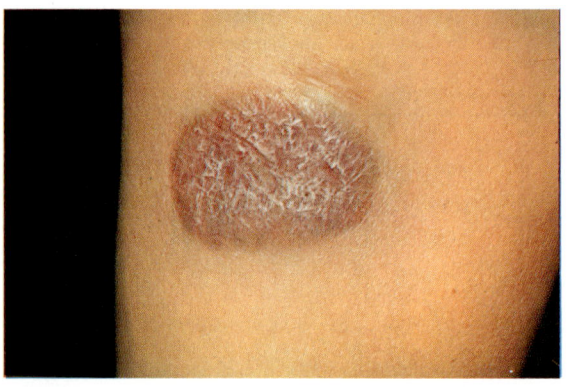

119 Umschriebenes Myxödem („Myxom") bei Hypothyreose

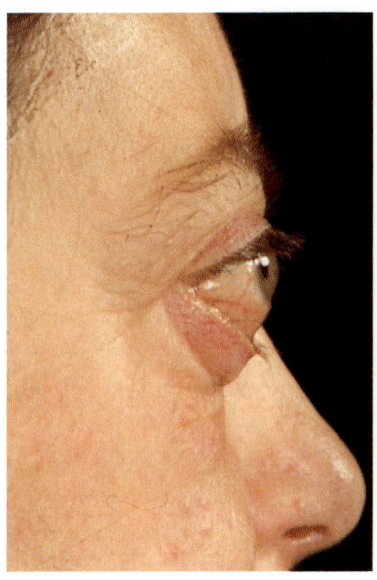

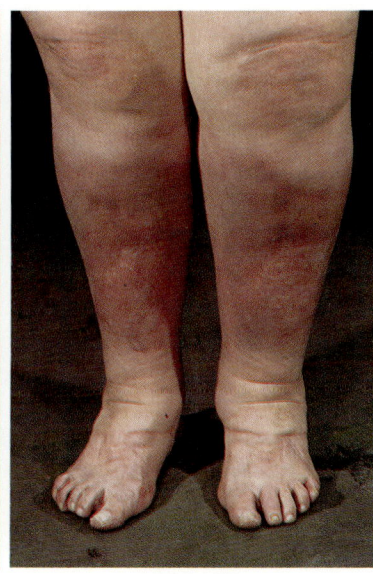

120   **121**

120 Exophthalmus bei Hyperthyreose

121 Prätibiales Myxödem bei Hyperthyreose. Auftreten oft erst nach Behandlung der Hyperthyreose

122 Skleromyxödem Arndt-Gottron mit zahlreichen Papeln im Sinne eines Lichen myxoedematosus am Arm, im Blutserum monoklonales IgG-λ

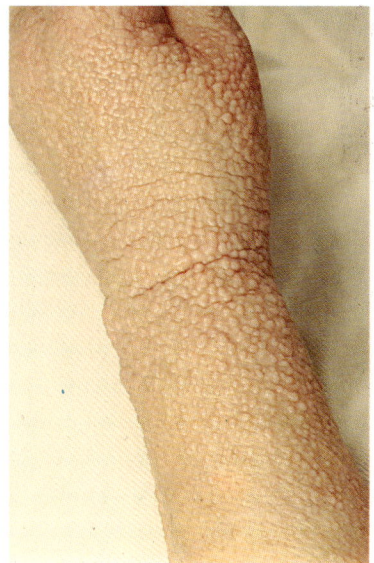

122

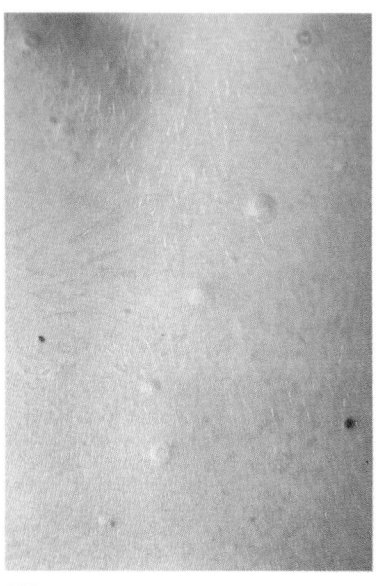 

123   124

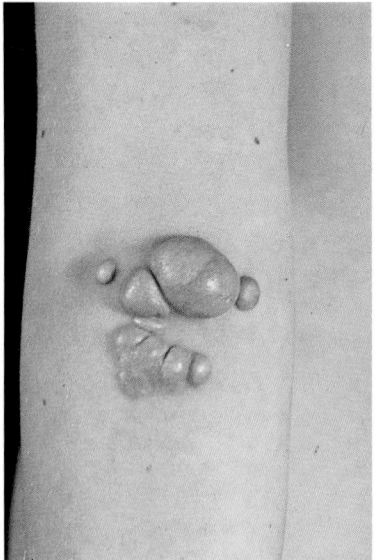

123 Mucinosis papulosa, makroskopisch und histologisch identisch mit Lichen myxoedematosus

124 Retikuläre erythematöse Muzinose (REM-Syndrom). Typische Veränderungen im Rückenbereich

125 Tuberöse Xanthome am Ellbogen

125

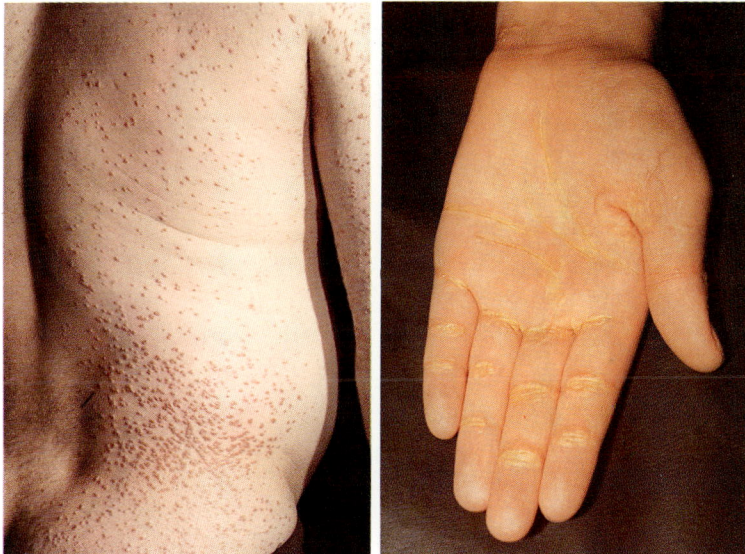

126 Eruptive Xanthome. Rote derbe Papeln mit gelblichem Zentrum durch Einlagerung von Cholesterinkristallen

127 Xanthome mit Einlagerungen in den Handspaltlinien

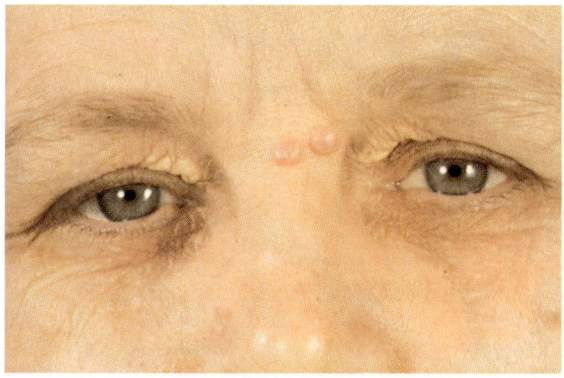

128 Xanthelasmen der Oberlider. Gleichzeitig sieht man an der Glabella zwei alte fibrosierte, pigmentlose Nävuszellnävi

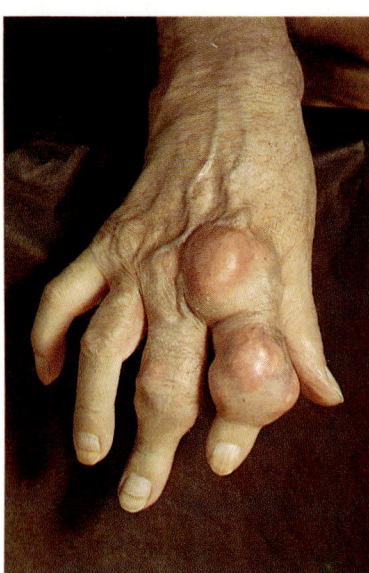

129 Gicht. Sehr ausgesprochene Ablagerung von Uratkristallen im Bereich der Finger

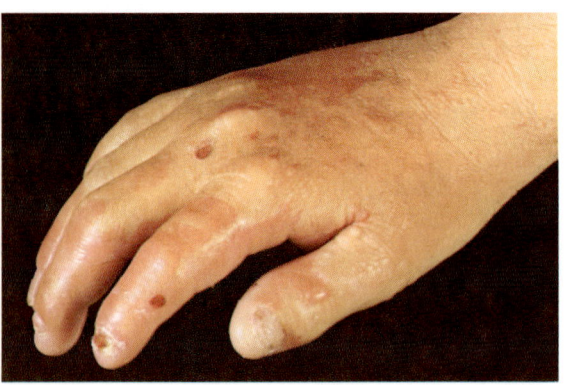

130 Kongenitale erythropoetische Porphyrie (Morbus Günther). Beachte die mutilierenden Veränderungen und die Reste von Blasen im Bereich der Finger

131

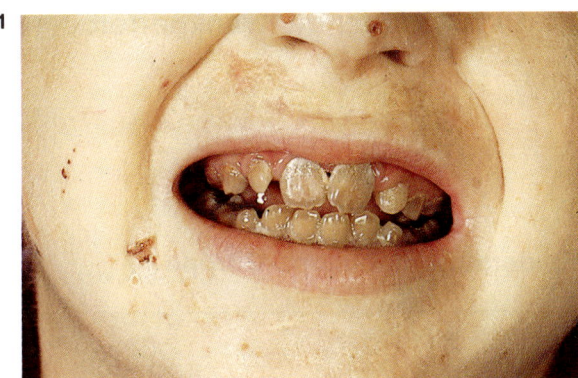

132

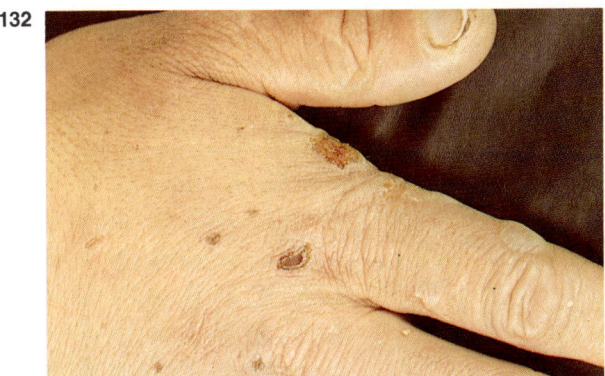

131 Kongenitale erythropoetische Porphyrie (Morbus Günther). Beachte die Verfärbung der Zähne, rote Fluoreszenz unter UV-Strahlen

132 Porphyria cutanea tarda. Blasen, Reste von Blasen, Milien anstelle alter Blasen im Bereich der Handrücken, also einer sonnenstrahlenexponierten Region. Differentialdiagnose: Erworbene Epidermolysis bullosa (s. S. 100), z. B. bei Dialysepatienten

12. Blasenbildende Krankheiten

Epidermolysis-bullosa-Gruppe

Vererbliche Formen:
Nicht narbenbildend
   ohne Atrophie, Blasen über BM
   meist autosomal-dominant
   häufiger: Epidermolysis bullosa simplex
          Epidermolysis bullosa tarda
          (Weber-Cockayne-Syndrom, besonders nach Märschen bei
          warmem Wetter)
   atrophisch
   Blasen innerhalb der BM
   meist autosomal-rezessiv
      Herlitz-Typ, meist tödlich
Narbenbildend, Blasen unterhalb der BM
   meist autosomal-rezessiv
   Epidermolysis bullosa dystrophica (mutilierend,
   manchmal Entwicklung von Karzinomen)

Erworben:
Narbenbildung mit Milien
   akrale Anordnung
   meist keine Entzündung
   Blasen unter BM unter Lamina densa
   Immunglobulin- und Komplementablagerung unter Lamina densa
   zirkulierende IgG-Antikörper gegen eine Komponente unterhalb der
      L. densa
   begleitende systemische Erkrankungen

* BM = Basalmembranzone unter Epidermis

Die Epidermolysis-bullosa-Formen bestehen in einer übersteigerten Neigung zur Blasenbildung auf mechanische Traumen (Abb. **133**). Die oberen Hautschichten lösen sich je nach Art der Epidermolysis in verschiedener Tiefe voneinander, und die Folgen sind dementsprechend unterschiedlich. Man unterscheidet angeborene Epidermolysis-bullosa-Formen ohne Narbenbildung, mit Atrophie (Epidermolysis bullosa gravis – tödlich), und solche mit Narbenbildung und mutilierenden

Veränderungen, ja Entwicklung von Karzinomen (s. Tabelle). Bei den nichtatrophischen, nichtvernarbenden Formen liegt die Blasenbildung oberhalb, bei den atrophischen innerhalb und bei den vernarbenden unterhalb der Basalmembranzone.

Erythema (exsudativum) multiforme

Das Erythema multiforme ist eine charakteristische exanthematische Hautveränderung; die Bezeichnung wird oft für Exantheme mißbraucht, die diesen Namen nicht verdienen. Das Erythema multiforme besteht in rundlichen, makulopapulösen Herden, deren Rand rot, deren Zentrum aber bräunlich oder hämorrhagisch, teilweise blasig ist (Abb. **134**). Da die Krankheit in Schüben auftritt, entstehen kokardenförmige Herde. Bevorzugt befallen sind die Streckseiten; auch überwiegend bullöse Formen sind bekannt, die die hautnahen Schleimhäute besonders in Mitleidenschaft ziehen (Stevens-Johnson-Syndrom) (Abb. **135**). Diese Form kann lebensbedrohend sein. Auch Synechien sind gefürchtet. Differentialdiagnose: toxische epidermale Nekrolyse (Lyell-Syndrom, S. 132, Abb. **175**).

Die Ursache des Erythema multiforme ist unklar; Arzneiexantheme, offenbar auch Infektionskrankheiten (Herpes) können mit einem Erythema exsudativum multiforme einhergehen.

Pemphigusgruppe
(Pemphigus vulgaris, Pemphigus foliaceus)

Wir kennen zwei Pemphigusformen: den Pemphigus vulgaris (Abb. **136–138**) mit der seltenen Unterform Pemphigus vegetans (Abb. **139**) (vegetierende Pyodermie von Hallopeau) und den Pemphigus foliaceus mit der Sonderform Pemphigus erythematosus, der gleichzeitig Zeichen des Lupus erythematodes aufweist, im besonderen entsprechende Autoantikörper. Der Pemphigus foliaceus kommt endemisch in Brasilien vor (Fogo selvagem). Besonders milde Formen des Pemphigus foliaceus wurden auch als Senear-Usher-Syndrom oder Pemphigus seborrhoicus bezeichnet.

Pemphigus:
Blasen durch Akantholyse
intraepidermal
Tzanck-Test positiv
interzelluläre Immunglobuline
entsprechende Immunglobuline im Blutserum (Titer)
Nikolski-Phänomen positiv, mit Akantholyse
Schleimhäute oft befallen, häufig zuerst

Differentialdiagnose bei Blasenbildung an der Haut:

---

1. bullöse toxische Dermatitis (Verbrennungen, chemische Kampfstoffe, Phytophototoxische Reaktionen usw.)
2. bullöses allergisches Kontaktekzem
3. bullöses Arzneiexanthem
4. toxische epidermale Nekrolyse (Lyell-Syndrom, „akuter Pemphigus")
5. Erythema exsudativum multiforme, bullöse Form
6. Pemphigoide, einschließlich zikatrisierendem Pemphigoid
7. Pemphigusformen
8. Dermatitis herpetiformis Duhring, bullöse Formen
9. Herpes gestationis
10. chronisch-bullöse Erkrankung der Kinder
11. Blasenbildung durch bakterielle Infektion (Impetigo, Extremform: Dermatitis exfoliativa Ritter von Rittershain)
12. Porphyrien, im besonderen Porphyria cutanea tarda
13. Porphyria-cutanea-tarda-ähnliche Blasenbildung bei Dialysepatienten
14. bullös umgewandelte Insektenstiche
15. Blasenbildung bei Diabetikern, besonders an Fingern und Zehen (Abb. **140**)

16. Epidermolysis-bullosa-Formen	(selten)
17. syphilitisches Pemphigoid an Handtellern und Fußsohlen mit Paronychie (bei Neugeborenen)	(heute sehr selten)
18. Lichen sclerosus et atrophicus, bullöse Form	(selten)
19. Lichen ruber, bullöse Form	(selten)
20. bullöse ichthyosiforme Erythrodermie	(selten)
21. Incontinentia pigmenti, Frühform mit Blasenbildung	(sehr selten)
22. bullöse Urticaria pigmentosa	(sehr selten)
23. bullöse Formen des Lupus erythematodes	(selten)

Differentialdiagnose blasenbildender Erkrankungen:

Krankheit	Sitz der Bullae	Antikörper im Serum – indirekte Immunhistologie	Immunglobuline im Gewebe – direkte Immunhistologie (zuverlässiger als indirekte)
Pemphigus vulgaris Pemphigus vegetans	intraepidermale suprabasale Akantholyse	gegen IC, vor allem IgG	interzellulär (meist IgG, auch Komplement)
Pemphigus foliaceus Pemphigus erythematosus	intraepidermale subkorneale Akantholyse	wie oben	wie oben wie oben plus pos. Bandtest (S. 59)
Pemphigoid	subepidermal	gegen BM, vor allem IgG	an BM, linear, vor allem IgG und/oder Komplement C_3
zikatrisierendes Pemphigoid – 20 % Erblindung!	subepidermal	gegen BM, niedrigerer IgG-Titer als Pemphigoid	an BM, linear, IgG, C_3 auch in klinisch normaler Haut
Herpes gestationis	subepidermal	gegen BM	an BM, linear, IgG, Komplement
Dermatitis herpetiformis Duhring (meist Bläschen)	subepidermal	nicht krankheitsspezifisch, selten IgA gegen BM	IgA granulär in Papillen klinisch normaler Haut, seltener bandartig an BM (auch C_3, IgG und/oder IgM)
chronisch-bullöse Dermatose der Kinder (chronic bullous dermatosis of childhood)	meist subepidermal	teils wie Pemphigoid, teils wie Dermatitis herpetiformis	teils wie Pemphigoid, teils wie Dermatitis herpetiformis
toxische epidermale Nekrolyse bakteriell	intraepidermal		
medikamentös	subepidermal	gegen IC und BM (nicht obligat)	
Erythema exsudativum multiforme	subepidermal	gelegentlich gegen BM	
bullöse Arzneiexantheme	subepidermal	gelegentlich gegen IC oder BM	
Verbrennungsblasen	subepidermal	gegen IC und/oder BM	
Epidermolysis-bullosa-Formen s. S. 100			

BM = Basalmembranzone   IC = Interzellularsubstanz

Der Pemphigus ist durch Blasenbildung innerhalb der Epidermis infolge einer Akantholyse gekennzeichnet, d. h. einer Lösung der Keratinozyten voneinander. Die Blasen liegen beim Pemphigus vulgaris in der tieferen und beim Pemphigus foliaceus in der oberen Epidermis. Im Grundausstrich vom Blasenboden sind die degenerierten Keratinozyten nachweisbar (positiver Tzanck-Test). Im Serum der Patienten kommen Antikörper vor, die gegen die Substanz zwischen den Epidermiszellen gerichtet sind (interzelluläre Antikörper); dort sind Immunglobuline abgelagert, auch in klinisch noch unveränderter Haut (s. S. 103).

Die Blasenbildung beginnt häufig an der Mundschleimhaut (Abb. **137**), im Pharynx oder Larynx; oft sind die Hautfalten, also Achseln, Submammärregion und Leisten, betroffen (Abb. **136**). Die Pemphigusblasen entstehen in der Regel auf nicht geröteter Haut und haben nur ein schwaches Blasendach, so daß sie leicht aufgehen und verkrustete Erosionen hinterlassen. Manchmal bedecken diese das ganze Integument. Durch Fingerdruck sind die Blasen verschiebbar, und selbst an scheinbar nicht befallener Haut lassen sich die oberen Epidermisschichten wie ein Stück Papier von der Unterlage abschieben (Nikolski-Phänomen).

Auch in solchen künstlich gesetzten Blasen liegt die Spaltbildung intraepidermal (echtes Nikolski-Phänomen), nicht subepidermal (falsches Nikolski-Phänomen).

Unbehandelt verläuft der Pemphigus tödlich.

Benigner familiärer chronischer Pemphigus, Gougerot-Hailey-Erkrankung, Hailey-Hailey-Erkrankung

Es handelt sich um eine anlagemäßig bedingte Hautveränderung, die besonders in Axillen (Abb. **141**) und Leisten auftritt. Das feingewebliche Bild zeigt Züge eines Pemphigus und einer Dyskeratosis follicularis Darier (S. 45); oft ist die Oberfläche erodiert und näßt, so daß dieses Krankheitsbild mit einer Intertrigo (bakterielle Infektion der Leisten) oder einer Mykose verwechselt wird (s. Abb. **199, 203**).

Pemphigoid

Das (bullöse) Pemphigoid tritt im Vergleich zum echten Pemphigus in der Regel bei älteren Menschen auf; die Blasen liegen subepidermal, und im Serum der Patienten lassen sich Antikörper nachweisen, die gegen die Haftzone zwischen Epidermis und Dermis gerichtet sind (s. S. 103). Die Mundschleimhaut bleibt meist frei. Auch beim Pemphigoid kann es zu ausgedehnter Blasenbildung, im Gegensatz zum Pem-

---

Blasen subepidermal
Tzanck-Test negativ
Schleimhäute meist frei
  (Ausnahme und Gegenteil:
  zikatrisierendes Pemphigoid)
Patienten meist älter als bei Pemphigus, aber Sonderform bei Kindern
Immunhistologie: IgG und C₃ bandförmig im Bereich der Basalmembran

---

phigus aber mit prallen, subepidermalen Blasen, kommen (Abb. **142, 143**). Ein tödlicher Verlauf ist möglich, jedoch im Gegensatz zum Pemphigus die Ausnahme. Durch Immunsuppression ist dieses Krankheitsbild wesentlich leichter zu beherrschen als der echte Pemphigus. Eine Variante des Pemphigoids ist das *zikatrisierende Pemphigoid* (Abb. **144, 145**) (benignes Schleimhautpemphigoid, Dermatite mucosynéchante, gutartiger Pemphigus der Augen), das vornehmlich die Schleimhäute (Ösophagus, Trachealraum) und Konjunktiven, aber auch zuweilen isoliert die äußere Haut mit subepidermalen Blasen befällt, die mit Verwachsungen (Synechien) und Narben abheilen. Der Befall der Augen führt zur Erblindung bei bis zu 20 % der Patienten; auch lokalisierte Formen des Pemphigoids sind bekannt.

Chronisch-bullöse Dermatosen bei Kindern

Blasenbildende Erkrankungen bei Kindern lassen sich oft schwer einordnen, da die Dermatitis herpetiformis Duhring (s. S. 106) bei Kindern mit Blasen verläuft. Offenbar kommt auch ein dem Pemphigoid entsprechendes Krankheitsbild und sehr selten ein echter Pemphigus bei Kindern vor. Die immunhistologischen Befunde entsprechen daher den erwähnten Erkrankungen. Darüber hinaus gibt es noch ein besonderes Krankheitsbild mit Blasenbildung bei Kindern mit Zügen der beiden obengenannten Erkrankungen (subepidermale Blasen mit bandartiger Ablagerung von IgA: IgA-lineare Dermatose) (Abb. **146**).

Schwangerschaftspemphigoid, Herpes gestationis

Am Ende der Schwangerschaft und nach der Entbindung treten, meist auf geröteter Haut, große Blasen in herpetiformer Gruppierung auf (Abb. **147**). Früher wurde dieses Krankheitsbild der Dermatitis herpetiformis Duhring zugeordnet; die Immunhistologie spricht jedoch dafür, daß es sich um ein selbständiges, möglicherweise dem Pemphigoid verwandtes Krankheitsbild handelt (s. auch S. 54).

Dermatitis herpetiformis Duhring, Morbus Duhring

herpetiform gruppierte Bläschen und Blasen
bräunliche Pigmentierung
schmerzhaft
Streckseite Unterarme, -schenkel
Sakralregion
Rima ani
Jodempfindlichkeit
glutensensitive Enteropathie bei 60–80 % (glutenfreie Diät erst nach Monaten, manchmal Jahren wirksam)

Die Dermatitis herpetiformis Duhring geht mit herpetiform gruppierten Bläschen, selten Blasen einher, vornehmlich auf der Streckseite der Unterarme und Unterschenkel, in der Sakralregion und in der Rima ani (Abb. **148**). Die Schleimhäute sind im Gegensatz zum Pemphigus selten befallen. Die Bläschen bzw. Blasen befinden sich in verschiedenen Entwicklungsstadien; sie hinterlassen bräunlich pigmentierte Bezirke, so daß ein polymorphes Bild entsteht. Die Bläschen liegen subepidermal und beginnen mit einer Ansammlung von Neutrophilen in den Papillenspitzen (Immunhistologie s. S. 103). Da die Beschwerden häufig weniger in Juckreiz als in Schmerzen bestehen, sprach man auch von einer polymorphen schmerzhaften Dermatitis.

Kranke mit Dermatitis herpetiformis Duhring sind hochgradig jodempfindlich. Aufnahme von Jod führt zum Ausbruch der Veränderungen. Eine glutensensitive Enteropathie findet sich vornehmlich bei Patienten mit granulärer IgA-Ablagerung. Eine glutenfreie Diät beeinflußt die Enteropathie, aber auch die Hautveränderungen günstig, jedoch erst nach Monaten und Jahren.

133 Epidermolysis bullosa simplex. Blasen, durch Reiben der Schuhe hervorgerufen. Dazu gelbliche Verfärbung und Verdickung der Nägel (Skleronychie)

134 Erythema exsudativum multiforme. Typische kokardenartige Herde, zum Teil mit zentraler Blasenbildung

135 Erythema exsudativum multiforme. Befall von Lippen und Mundschleimhaut

133

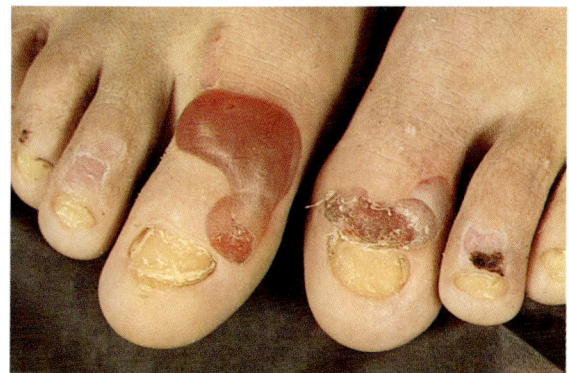

134

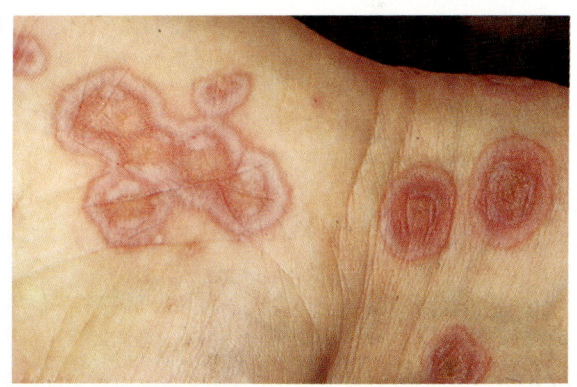

135

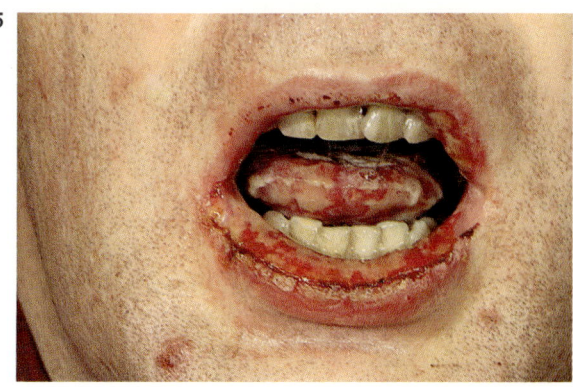

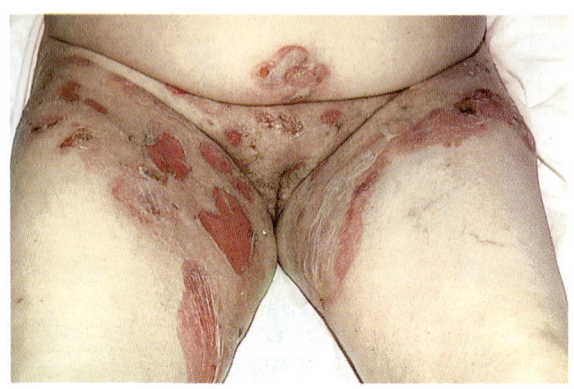
136

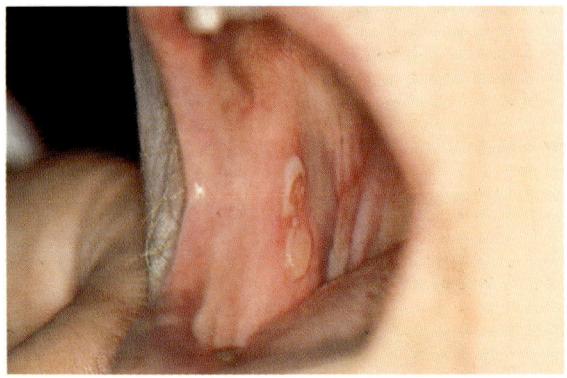
137

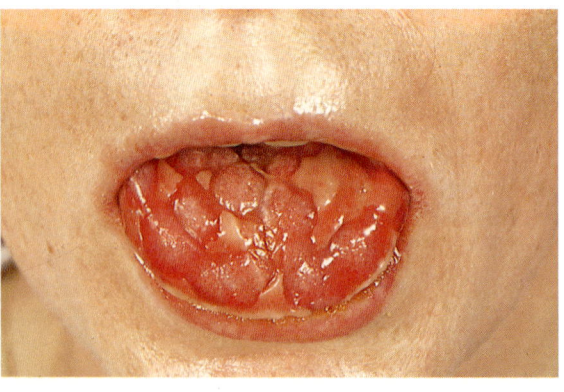
138

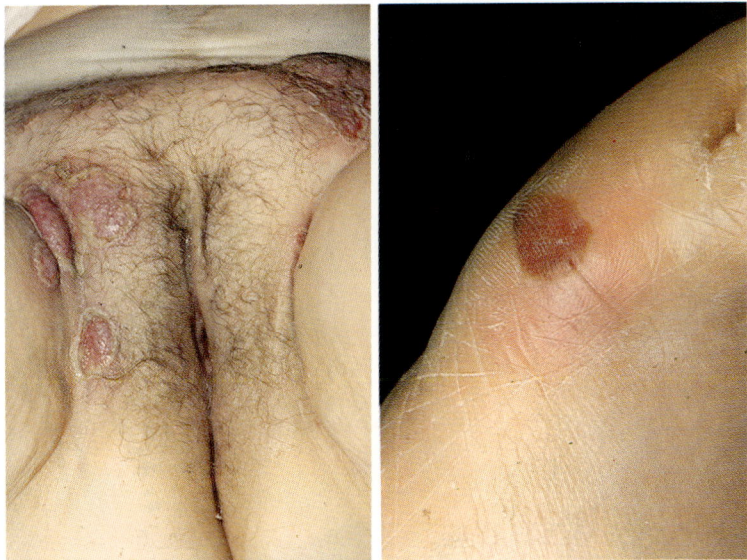

139 Pemphigus vegetans   **140** Druckblase bei Diabetes

136 Pemphigus vulgaris. Ausgedehnte Blasenbildung, zum großen Teil unter Eröffnung der Blasen im Bereich von Leisten und Genitale

137 Pemphigusblasen an der Mundschleimhaut

138 Speckzunge bei Pemphiguskranken

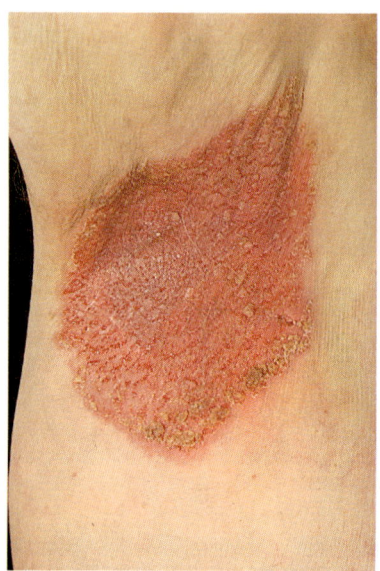 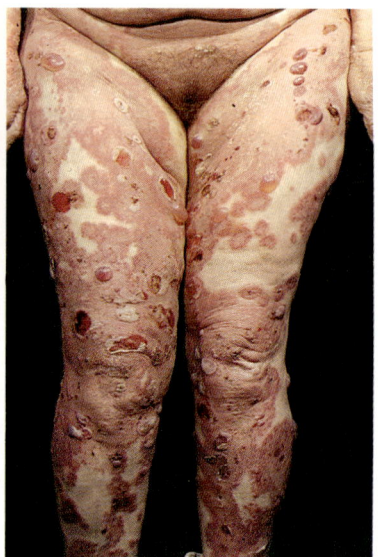

141 Familiärer chronischer Pemphigus in der Achselregion: akan-
tholytische Veränderungen unter
bakterieller Infektion bei besonderer Konstitution

142 Ausgedehntes prämonitori-
sches Erythem mit Blasenbildung
bei Pemphigoid

143 Pralle Blasen bei Pemphigoid, zum Teil in herpetiformer Gruppierung

144 Zikatrisierendes Pemphigoid (früher: benigner Pemphigus der Schleimhäute) mit Synechien

145 Erodierte Blasen am harten Gaumen bei gleichem Patienten

143

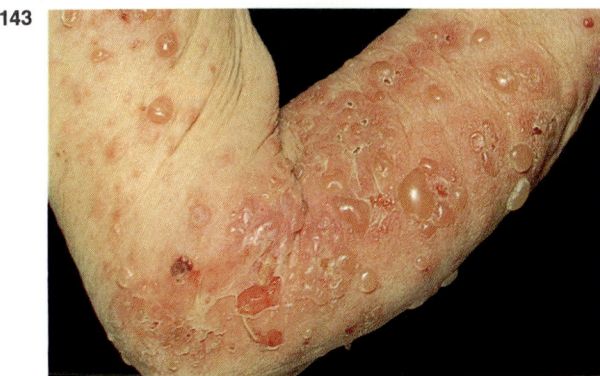

144

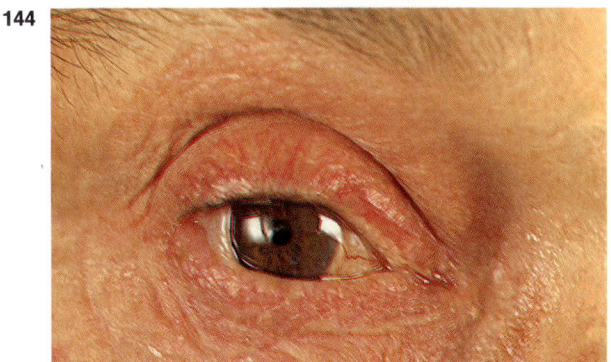

145

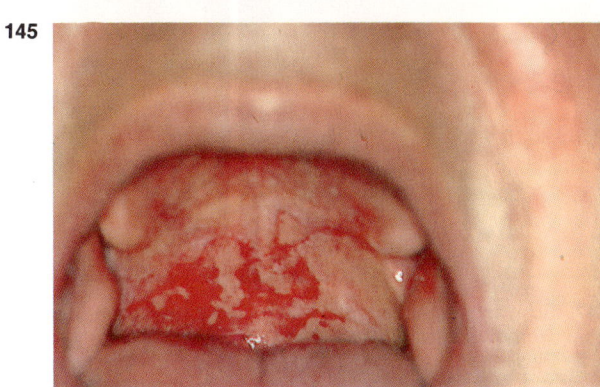

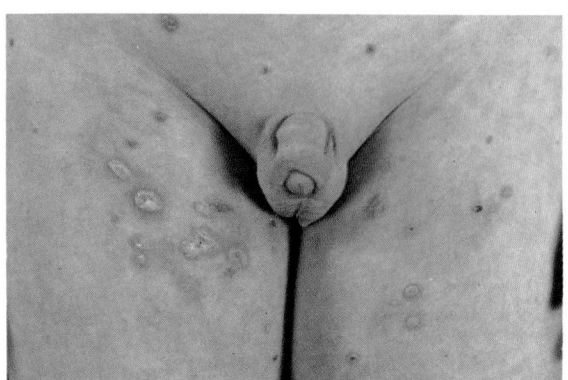

146 IgA-lineare Dermatose

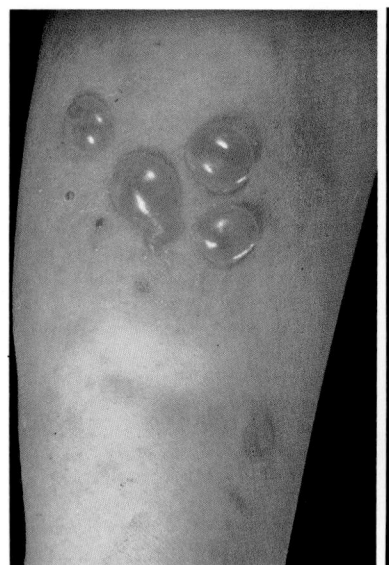

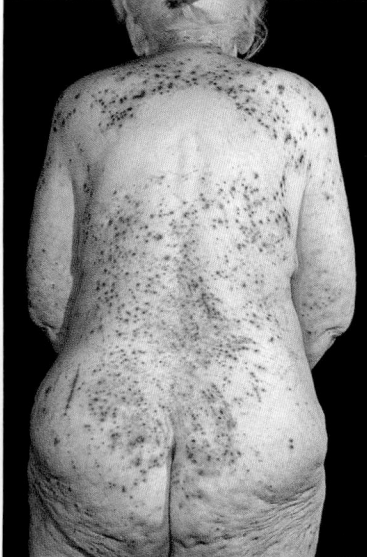

147 Schwangerschaftspemphigoid (Herpes gestationis). Prall ge-
füllte Blasen in herpetiformer Gruppierung

148 Dermatitis herpetiformis
Duhring. Herpetiform gruppierte
Bläschen, polymorphes Bild

13. Dermatitis-(Ekzem-)Gruppe

Differentialdiagnose:

Kontaktekzem (exogenes Ekzem)	Endogenes (konstitutionelles) Ekzem
1. toxisch (Kontaktdermatitis) Sonderformen: – Abnutzungs-, degeneratives oder iteratives Ekzem – Austrocknungsekzem (Eczéma craquelé) – phototoxisches Ekzem (Chemikalien, Medikamente, HIV-Infektion, Pflanzen)	atopische Dermatitis Neurodermitis atopica Neurodermitis constitutionalis Eczema flexuarum Eczema infantum
2. allergisches Kontaktekzem (Dermatitis eczematosa) (Streuherde, id-Reaktionen) Sonderformen: – hämatogenes Kontaktekzem (flare up) – Photoallergie – durch (Mikro-)Organismen bedingt – mikrobielles Ekzem (Trombidien, Milben usw.)	umschriebene Form = Lichen Vidal

Wir unterscheiden zwischen zwei Hauptformen des Ekzems (Dermatitis):

1. einem ganz oder vorwiegend exogen bedingten (Kontaktekzem, Kontaktdermatitis),
2. einem vorwiegend endogen bedingten Ekzem.

Kontaktekzem – Kontaktdermatitis

Beim Kontaktekzem spielt der Kontakt mit einer Substanz von außen auf die Haut die entscheidende Rolle. Die dadurch bedingte Hautreizung führt zu Rötung, Bläschenbildung, Nässen, Krustenbildung und, bei chronischem Verlauf, zur Schuppung und Hyperkeratose

Schema der allergischen Reaktionen (nach *Gell* u. *Coombs*):

Grundtyp I:

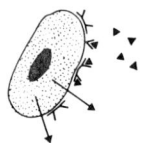

Antigen + zytophile Antikörper auf der Zelloberfläche, im besonderen auf Mastzellen und basophilen Leukozyten Sofortreaktion, Reagine, meist IgE Freisetzung von Histamin u. a. Mediatoren: Jucken, Ödem (Quaddeln), Abfall RR (Schock), Konstriktion der Bronchien (Asthma)

Grundtyp II:

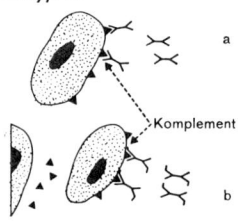

Antikörper + antigene Bestandteile von Zellen (Autoimmunkrankheiten) durch Verfremdung körpereigener Substanzen und Strukturen, eventuell durch Verbindung mit Haptenen (Medikamenten) oder bakteriellen Antigenen Komplement meist erforderlich, Stimulierung des lysosomalen Systems Zytotoxische Reaktionen, thrombopenische Purpura

Grundtyp III:

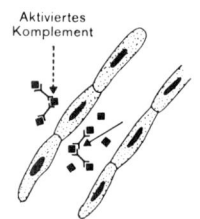

Antigen-Antikörper-Komplexbildung oft bei Antigenüberschuß Zirkulierende Antigene, Festsetzung in Gefäßwänden, Chemotaxis polymorphkerniger Leukozyten, Leukoklasie, Fibrinoid Gefäßwandschädigung, Arthus-Phänomen, Serumkrankheit, allergische Vaskulitis

Grundtyp IV:

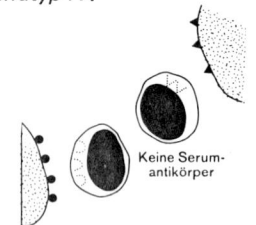

Antigen + antikörperartige membranfixierte Rezeptoren auf Lymphozyten Spätreaktionen (Höhepunkt nach 24 Stunden und später), zellulär bestimmte Allergie Lymphozytenstimulation – Lymphokine Allergisch bedingtes Kontaktekzem – id-Reaktionen, Tuberkulintypreaktionen

● ▲ ◆ Antigene, ⟶ Freisetzung von Histamin und anderen pharmakologisch aktiven Substanzen, ＞＞＜ ＞＜ Antikörper, - - ➤ Stelle der Beteiligung des Komplements, ⫶⫶ ⫶⫶ gegen zwei bestimmte Antigene gerichtete Mechanismen in Lymphozyten

(Abb. **149–153**). Die Reaktion kann toxisch bedingt sein, oder das Individuum kann allergisch reagieren; im letzten Falle sprechen wir von einem allergisch bedingten Kontaktekzem, es handelt sich dabei um eine Allergie vom Spättyp (Typ IV).

Beim toxisch bedingten Kontaktekzem ist die Art, die Konzentration und die Einwirkungsdauer der toxischen Substanz entscheidend. Verschiedene Individuen reagieren auf toxische Substanzen unterschiedlich stark, so daß auch aus einer Gruppe auf eine Schwellenkonzentration der hautreizenden Substanz nur eine Person ekzematöse Reaktionen aufweisen kann. Auch ist das Phänomen der Gewöhnung zu berücksichtigen, daß nämlich adaptierte Personen auf toxische Substanzen nicht mehr reagieren. Ein toxischer Läppchentest auf der Haut zeigt nach Abnahme des Läppchens eine abklingende Reaktion, während bei dem positiv allergischen Test die Reaktion nach Abnahme des Läppchens in den nächsten Tagen noch zunimmt (Decrescendo- bzw. Crescendo-Reaktion). Auch geringe Toxizität führt zum Kontaktekzem, wenn die Einwirkung entsprechend lang dauert oder sich häufig wiederholt (Abnutzungsekzem, degeneratives Ekzem, iteratives Ekzem). Ekzemartige Veränderungen entwickeln sich an der Haut durch extreme Austrocknung, im besonderen auf der Altershaut, hier häufig in Form des nummulären Ekzems (Abb. **154**); unter diesem Krankheitsbild verbergen sich auch Arzneiexantheme.

Phototoxische Reaktionen sind im allgemeinen scharf auf den bestrahlten Bezirk beschränkt, während die photoallergischen Reaktionen über den bestrahlten Bezirk hinausstreuen (Abb. **27, 28, 149 a, b, 155, 156**). Arzneien und Pflanzen können photosensibilisieren. Eine Sonderform ist die Wiesengrasdermatitis, bei der strahlensensibilisierende Substanzen aus Pflanzen in Verbindung mit Feuchtigkeit und Sonnenstrahlen zu Rötung und Blasenbildung an der Haut führen, und zwar genau in dem Bezirk, der mit der Pflanze Kontakt hatte, so daß die Pflanze gleichsam nachgezeichnet wird (Abb. **149 a, b**).

Das toxische Kontaktekzem bleibt im allgemeinen auf die Stelle der Einwirkung der schädigenden Substanzen beschränkt; das allergisch bedingte Kontaktekzem dagegen neigt dazu, die Einwirkungsstelle zu überschreiten und sich auf den ganzen Körper oder bestimmte Körperregionen auszubreiten (Streuherde). Wird das Allergen in genügend hoher Konzentration in das Körperinnere und den Kreislauf aufgenommen, so können alte Ekzemstellen, im besonderen auch ehemals positive Teststellen, wieder aufflammen (hämatogen bedingtes Kontaktekzem).

Endogenes Ekzem

Endogenes Ekzem, atopische Dermatitis, Neurodermitis constitutionalis:

allergisch (Soforttyp, Typ I)
Erbanlage, Konstitution
Koinzidenz mit Asthma, Heuschnupfen
Gesicht, Hals, Ellen-, Kniebeugen, Handgelenke
Lichenifikation
negativer Dermographismus
IgE $\nearrow$
Spätreaktionen $\nearrow$
Pyodermien $\nearrow$
Virusinfektionen $\nearrow$

Das endogene Ekzem manifestiert sich in der frühen Kindheit, meist in den ersten Lebensmonaten. Vorzugsstellen dieses Ekzems sind das Gesicht, der Hals, die Beugen der Extremitäten und die Handgelenke (Abb. **157–160**); aber auch münzenförmige Herde kommen bei diesem Ekzem vor. Mindestens 75% der Kinderekzeme gehören zum endogenen Ekzem.

Da vornehmlich Atopiker betroffen sind, wird dieses Krankheitsbild auch atopische Dermatitis genannt. Die Atopie wird als eine besondere, anlagemäßig bedingte Bereitschaft, auf Allergene zu reagieren, definiert; so wird die Koinzidenz mit Asthma und Heuschnupfen verständlich.

Die Primäreffloreszenzen des endogenen Ekzems sind Papeln, die zum Zusammenfließen neigen, so daß die feinen Hautfalten verschwinden, die groben Hautfalten aber verstärkt hervortreten (Lichenifikation) (Abb. **159, 160**); auch flächenhafter Befall in Art einer Erythrodermie ist nicht selten.

Bei einem hohen Prozentsatz der Kranken mit endogenem Ekzem ist das IgE im Blutserum und noch häufiger im Gewebe erhöht. Der erhöhte IgE-Spiegel geht mit einer Hemmung der Leukozytenfunktionen und damit der zellulären Abwehr einher; daher sind die Patienten für bestimmte Virusinfektionen (Pockenvakzine, Herpes, Warzen), aber auch für bakterielle Infektionen besonders anfällig. Reize auf der Haut, die normalerweise eine Rötung hervorrufen, führen bei Patienten mit endogenem Ekzem meist zu einer Abblassung (negativer Dermographismus).

Differentialdiagnose: Ekzemartige Veränderungen mit starker Neigung zu Pyodermien und Tendenz zur Ausbreitung auf den ganzen Körper zeigt die Erythrodermia desquamativa Leiner (Abb. **161**), bei der eine Störung im Komplementsystem (Störungen von C_5) vorliegt. Systemische Veränderungen (Diarrhöen, Malabsorption, Anämie, Infekte usw.) sind vorhanden. Die Dermatitis seborrhoides der Kinder tritt meist vor dem 3. Lebensmonat auf (Abb. **162**, s. S. 20). Schwere Pyodermien beim endogenen Ekzem sind mit extrem hohem IgE-Spiegel verbunden, selten auch mit Funktionsstörungen der Leukozyten und verminderter Bildung von Immunglobulinen infolge einer besonderen Histaminaktivität (nicht Antibiotika, sondern H_1-Antihistaminika wirken!).

Windelekzeme sind teils toxisch, teils allergisch bedingt und oft Symptom eines endogenen Ekzems. Eine Sonderform ist das psoriasiforme Windelekzem (Abb. **163**).

Dyshidrotisches Ekzem
(Dyshidrose, dyshidrotische Eruptionen, Cheiropompholyx)

Bläschen, Blasen
Handteller, Fußsohlen, Seiten der Finger
1. Kontaktekzem (Nickel, Streuung)
2. Mykide
3. Arzneiexanthem
4. umschriebenes Pemphigoid
5. Ursache unklar
    endogenes Ekzem, Atopie?
Differentialdiagnose: Pustulosis palmaris et plantaris, Psoriasis palmaris et plantaris pustulosa

Hier treten Bläschen und Blasen an Handtellern und Fußsohlen und an der Seite der Finger auf (Abb. **164**). Früher führte man das dyshidrotische Ekzem auf Schweißverhaltungen zurück. Zur Ätiologie s. Schema.

Juvenile Plantopalmardermatose, Dermatitis plantaris sicca

Schuppung im Bereich der Zehen und des plantaren Vorfußes bei Kindern hat man mit einer Verlegung der Schweißdrüsenausführungsgänge infolge des Tragens von wasserundurchlässigem Schuhwerk erklärt (Abb. **165**). Die Finger können entsprechend mitreagieren. Zahlreiche Autoren betrachten die Dermatitis plantaris sicca aber als Variante des endogenen Ekzems (s. S. 116) (Atopiker-Winterfüße); z. T. dürfte es sich um eine Überempfindlichkeit gegen Gummiinhaltsstoff mit Streuung handeln.

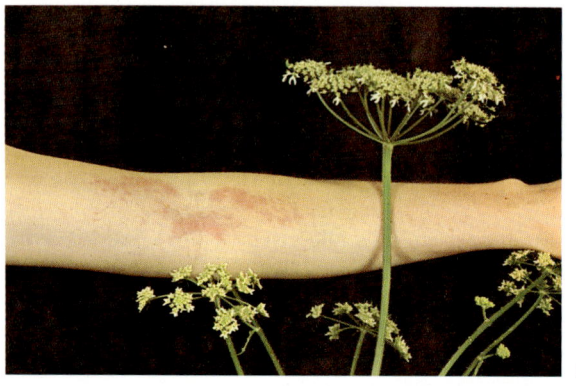

a

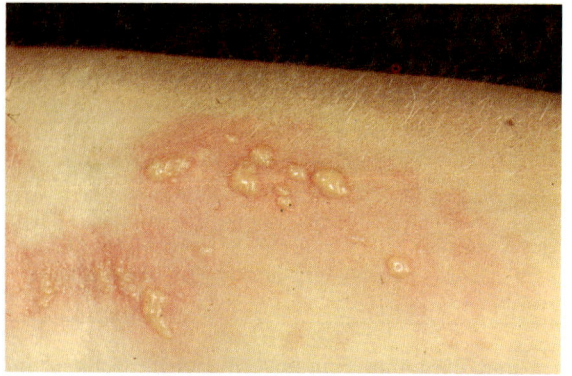

b

149 Phytophototoxische Reaktion, Wiesengrasdermatitis durch Heracleum, Bärenklau
a 24 h nach Exposition
b 2 Tage später: deutliche Blasenbildung

150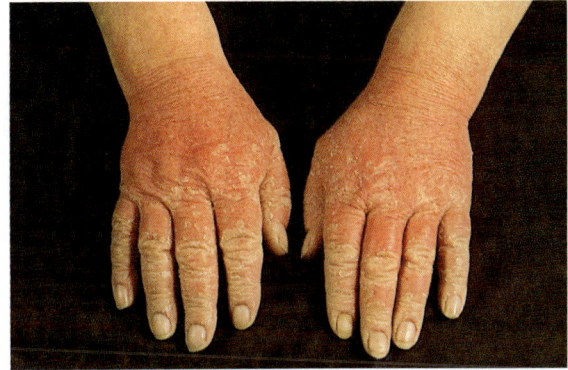

151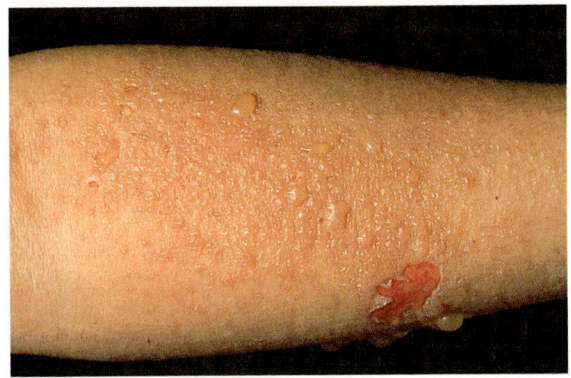

150 Toxisch bedingtes Kontaktekzem mit Rötung und Schuppung im Bereich der Handrücken

151 Toxisch bedingtes Kontaktekzem mit Blasenbildung bei einem Chemie-fachwerker (s. auch Abb. **23**)

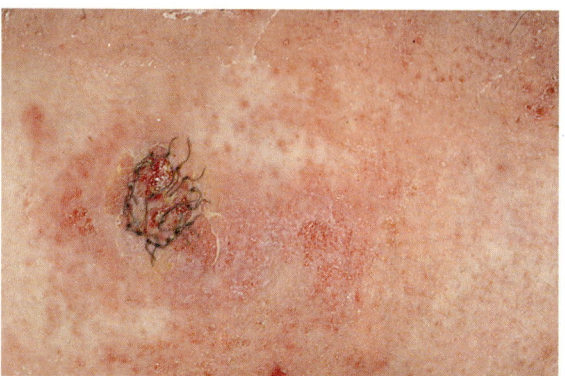

152

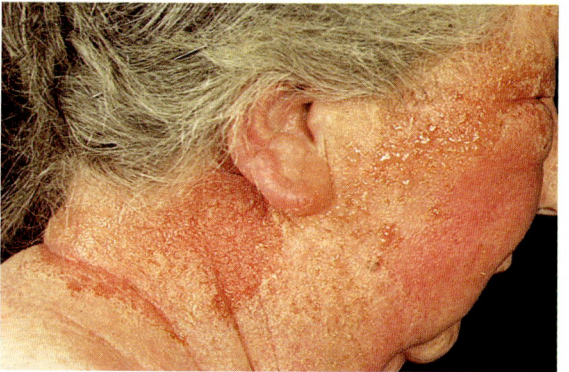

153

152 Allergisch bedingtes Kontaktekzem mit Streuung. Ursache: Neomycinbehandlung nach Hauttransplantat

153 Nässendes allergisch bedingtes Kontaktekzem im Gesichts- und Halsbereich mit Krustenbildung bei Salbenunverträglichkeit

154 Nummuläres Ekzem. Starke
Superinfektion, sog. mikrobielles
Ekzem

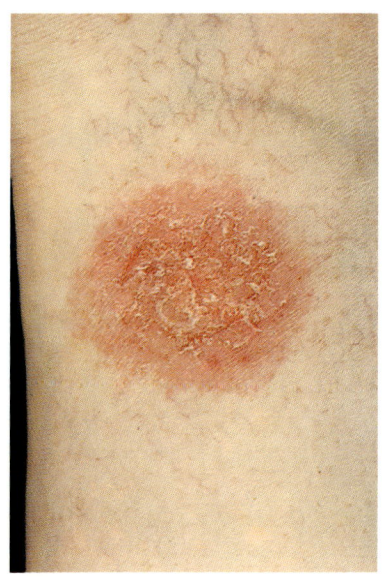

	photoallergisch	phototoxisch
1. Zahl der Betroffenen		
2. Inkubationszeit		
3. auslösende Menge des Photosensibilisators		
4. Breite des auslösenden Spektrums		
5. Hautsymptome		
6. befallene Hautareale		
7. Muster des Photoläppchentestes		
8. Verlauf der Photoreaktion		

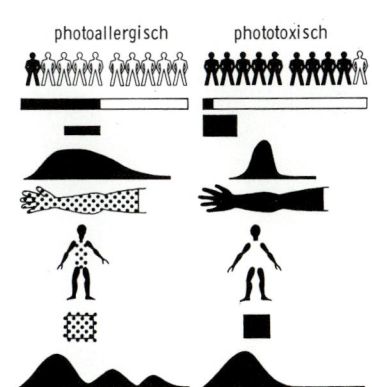

155 Differentialdiagnose zwischen photoallergischer und phototoxischer Reaktion (nach *H. Storck*)

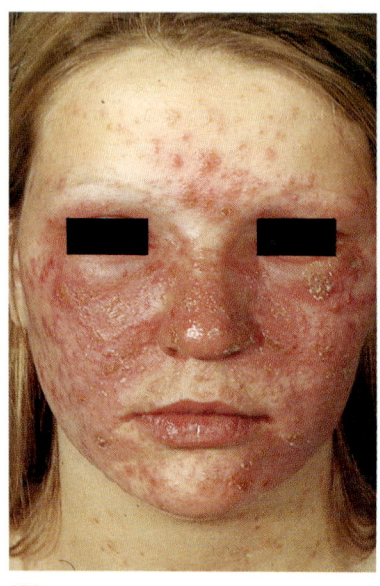

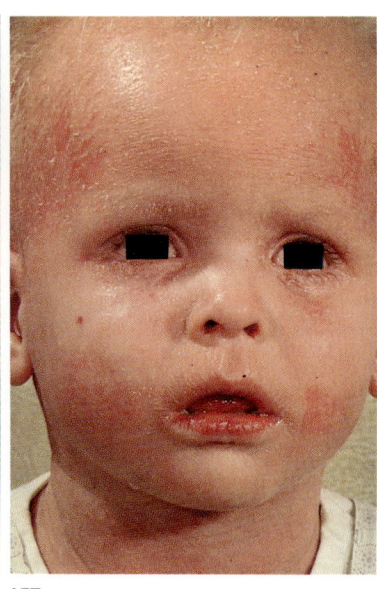

156

157

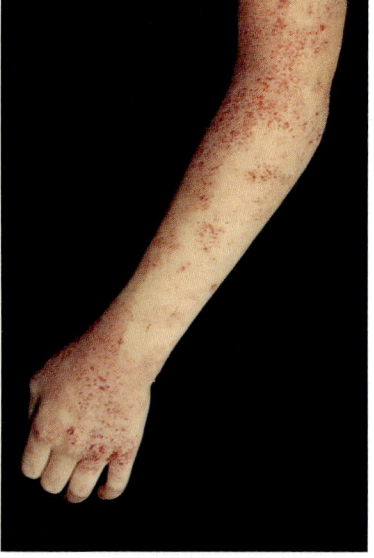

156 Photoallergie bei Kontaktekzem nach übermäßiger Anwendung
strahlensensibilisierender Antimykotika im Bereich der Füße
(s. auch Abb. **27**, **28**)

157 Endogenes Ekzem bei einem
Kleinkind mit erythrodermatischem
Befall der Haut

158 Endogenes Ekzem. Sehr typischer Befall des Handgelenks, des
Handrückens und der Ellbeugen

158

159

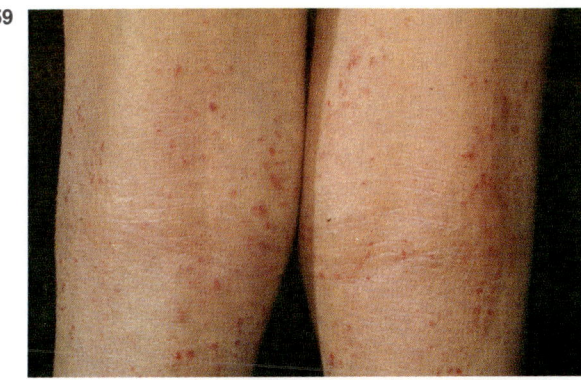

160

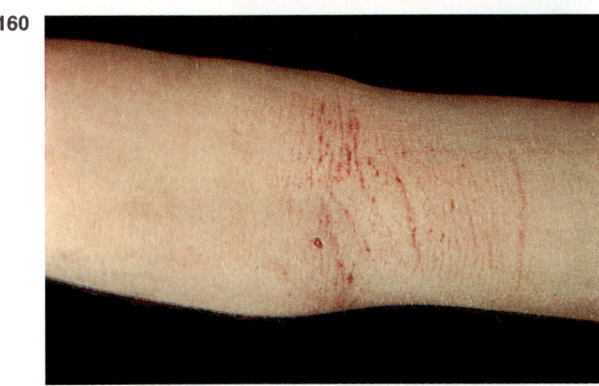

159 Endogenes Ekzem, atopische Dermatitis. Befall der Kniebeugen: Papeln, die zusammenfließen; Hautfelderung vergröbert durch Verlust der kleinen Hautfalten (Lichenifikation), Kratzeffekte

160 Typische Lichenifikation der Ellenbeuge bei endogenem Ekzem (♂ 19 J.)

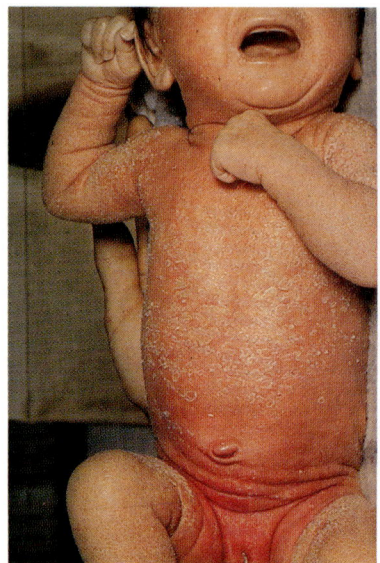 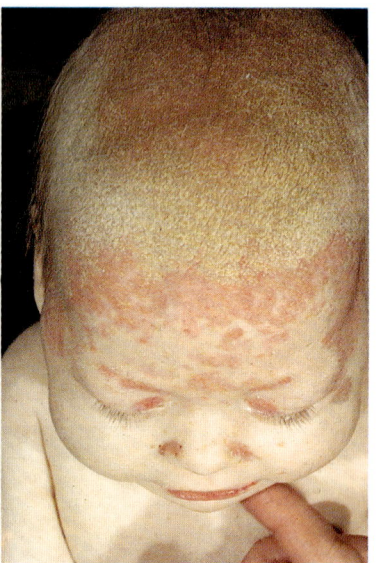

161 Erythrodermia desquamativa Leiner, tritt mit Störungen des Komplementsystems auf

162 Dermatitis seborrhoides der Säuglinge (vgl. mit Abb. **157**), tritt vor dem 3. Lebensmonat auf. Heilt spontan ab, gute Prognose; Beziehung zur Psoriasis vermutet, auch als Variante des endogenen Ekzems angesehen

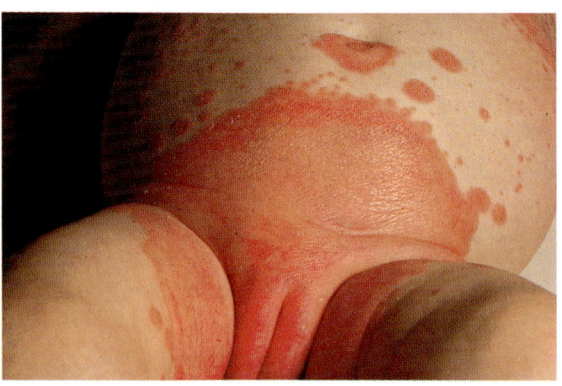

163 Psoriasiformes Windelekzem

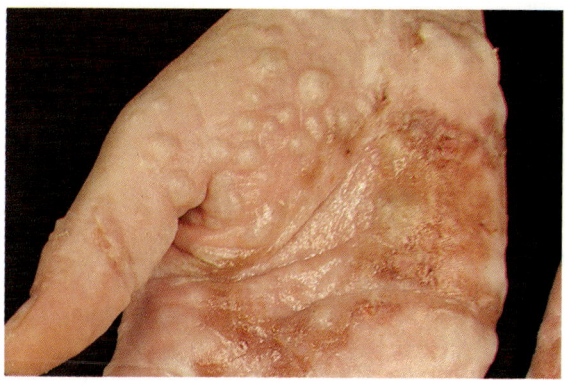

164 Dyshidrotisches Ekzem der Finger und Hände, sog. Cheiropompholyx

165 Juvenile palmoplantare Dermatose, Dermatitis plantaris sicca. Von zahlreichen Autoren als Minimalvariante des endogenen Ekzems betrachtet, tritt bei Kindern im Winter nach Tragen von wasserundurchlässigem Schuhwerk auf (Atopiker-Winterfüße)

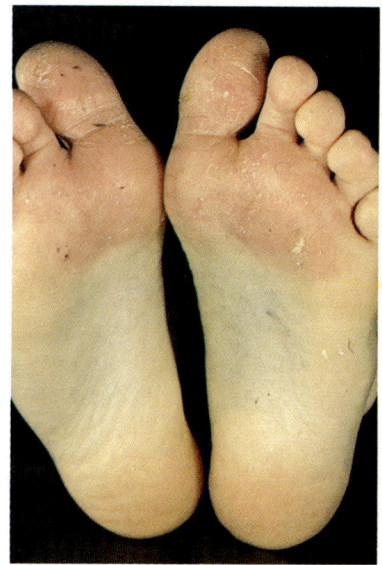

14. Berufsdermatosen

In der Bundesrepublik Deutschland werden die Berufskrankheiten durch eine Verordnung erfaßt; die derzeit gültige stammt vom 15. Dezember 1976. Die folgenden Berufserkrankungen betreffen vornehmlich den Hautarzt.

51 01 Schwere oder wiederholt rückfällige Hauterkrankungen, die zur Unterlassung aller Tätigkeiten gezwungen haben, die für die Entstehung, die Verschlimmerung oder das Wiederaufleben der Krankheit ursächlich waren oder sein können.

In diese Gruppe gehören vor allem allergisch bedingte Kontaktekzeme, verursacht durch ubiquitär vorkommende Allergene wie Chromate, Nickelsalze, Paraphenylendiamin u. a.; Allergennachweis: Epikutanteste.

51 02 Hautkrebs oder zur Krebsbildung neigende Hautveränderungen durch Ruß, Rohparaffin, Teer, Anthrazen, Pech oder ähnliche Stoffe.

Zu erwähnen ist auch die Nummer 3 der Verordnung: durch Infektionserreger oder Parasiten verursachte Krankheiten sowie Tropenkrankheiten, wenn diese Übertragung im Zusammenhang mit der beruflichen Tätigkeit aufgetreten ist; ferner die Nummer 4: Erkrankungen der Atemwege und Lunge, vor allem durch allergisierende Stoffe verursachte obstruktive Atemwegserkrankungen. Die Allergene werden bei diesen Schleimhautallergien durch die verschiedenen Formen der *Intrakutan*teste nachgewiesen (*Pricktest*, Scratchtest, Intrakutantest im engeren Sinne); andere Möglichkeiten: Konjunktivaltest, Nachweis des allergenspezifischen IgE (RAST und andere Verfahren) sowie Expositionsteste.

Mykosen können beruflich bedingt sein (Übertragung von Tieren, aus dem Boden [Gärtner]). Die genaue Bestimmung des Erregers ist in diesen Fällen ausschlaggebend.

Durch chemische Einwirkungen verursachte Krankheiten der Haut sind im besonderen durch Quecksilber, Arsen oder Halogenkohlenwasserstoffe (Chlorakne) hervorgerufen. Von den Berufskrankheiten sind Berufsunfälle zu unterscheiden, an der Haut etwa Verätzungen durch Basen und Säuren.

15. Urtikaria (Nesselsucht)

dermales Ödem	→ Quaddeln (rot, weiß)
subkutanes Ödem	→ Quincke-Ödem, Angioödem
Schleimhautbefall	→ Glottisödem
Vaskulitis	→ Urtikariavaskulitis, z. B. bei LE

Die Urtikaria ist durch Quaddeln an der Haut gekennzeichnet (Abb. 166); diese beruhen auf einem Ödem der Dermis. Greift das Ödem auch auf die Subkutis über, so kommt es zu größeren Schwellungen (Quincke-Ödeme, Angioödeme) (Abb. 167). Diese können auch die Schleimhäute ergreifen und bei Befall des Rachenraumes (Glottisödem) zu Erstickungen führen. Eine Form des Angioödems, allerdings ohne Quaddeln, beruht auf hereditärer Grundlage (mangelnde Aktivität des C-1-Esterase-Inhibitors). Die Quaddeln der Urtikaria sind manchmal sehr ausgedehnt und rufen kreis- und girlandenförmige, auch landkartenartige Veränderungen auf der Haut hervor. Üblicherweise ist die Farbe der Quaddel rot, bei starkem Ödem aber auch weiß.

Die akute Urtikaria ist oft eine allergische Reaktion auf Medikamente, Nahrungs- oder Genußmittel, während die chronische Urtikaria häufig durch Analgetika (Aspirin, Indometacin), Konservierungsmittel oder Farbmittel als Intoleranzreaktion verursacht oder ausgelöst wird (Abb. 168). Auch natürlich vorkommende Substanzen wirken als Histaminliberatoren; z. B. Inhaltsstoffe von Schalentieren und manchmal auch Erdbeeren; sie rufen dann ebenfalls eine Urtikaria auf nichtallergischer Basis hervor. Auch physikalische Einflüsse (Wärme, Kälte, Strahlen, Druck) können eine Nesselsucht auslösen (physikalische Urtikaria) (s. Schema S. 128). Eine besondere Form der Urtikaria ist die Wärmereflexurtikaria (cholinergische Urtikaria), bei der Erwärmung, körperliche Anstrengung und psychische Erregung zum Auftreten kleiner Quaddeln führen, die an Insektenstiche erinnern (Abb. 169). Möglicherweise spielen auch hier Allergene eine Rolle, die sich aber nur bei gleichzeitiger Schweißstimulation auswirken. Die Urtikaria kann auch Symptom ernster innerer Krankheiten sein (Lymphome, systemischer Lupus erythematodes, Virusinfekte, Leberkrankheiten). Bei manchen Patienten kann man durch Reibung auf der Haut das Auftreten von

Quaddeln provozieren; es ist bei solchen Personen möglich, Buchstaben oder Zahlen auf die Haut zu schreiben (Urticaria factitia, Abb. **170**). Durch mehrere Stunden persistierende Quaddeln, das histologische Bild einer Vaskulitis, Arthralgien und erhöhte BSG ist die *Urtikariavaskulitis* gekennzeichnet (Ausschluß LE!).

Urtikaria:

akut
chronisch

Intoleranzreaktionen, Histaminliberatoren, Allergene
    Medikamente
    Nahrungsmittel
    Genußmittel
    Farbstoffe
    Konservierungsmittel

physikalische Urtikaria
    Wärme
    Kälte
    Strahlen
    Druck
    Reiben, Kratzen (Urticaria factitia)

cholinergische Urtikaria
    Wärmereflexurtikaria

innere Ursachen (s. S. 127)
familiär-hereditär (familiäres Angioödem)

Kontakturtikaria (s. auch physikalische Urtikaria):

1. nichtallergisch
    aquagene Urtikaria, aquagener Pruritus, Brennessel u. a.
2. allergisch
    Proteine (Haushalt!), Insektenstiche, Medikamente (Abb. **171**)

Ursachen der Urtikaria (nach *Warin* u. *Champion* 1978):	
Ursache unbekannt	75 %
(aber verschlimmert durch Aspirin, Konservierungsmittel usw.)	
Allergie nachgewiesen	5 %
(Nahrung, Inhalation, Arzneien)	
Wärmereflex	5 %
physikalisch	
Kälte	2 %
Faktitia	8 %
Druck (Spättyp)	1 %
andere Ursachen (Strahlen, aquagen usw.)	1 %
familiäres Angioödem	1 %
sonstige	2 %

Vom klinischen Verlauf her ist zwischen einer akuten und ab 6 Monaten einer chronischen Urtikaria zu unterscheiden; bei der letzten ist die Ursache besonders schwer zu ermitteln. Kontakt mancher Substanzen mit der Haut führt zum Auftreten von Quaddeln; es kann sich dabei um einen allergischen oder um einen nichtallergischen Vorgang handeln (Kontakturtikaria, Abb. 171). Differentialdiagnostisch sind von der Urtikaria Insektenstiche (Wanzenstiche, Flohbisse) abzugrenzen.

166

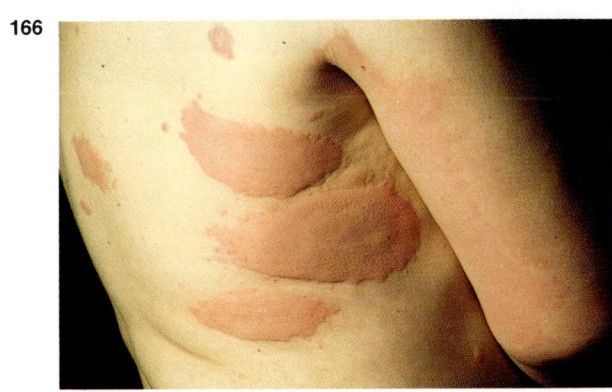

167

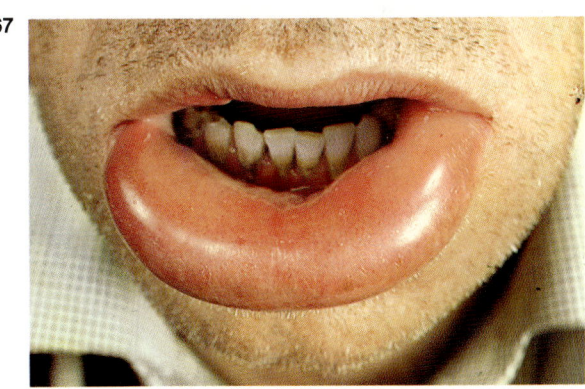

166 Urtikaria mit Quaddeln verschiedener Größe. Am rechten Arm flächenhafte, erythemartige Quaddelbildung

167 Quincke-Ödem (Angioödem) der Unterlippe

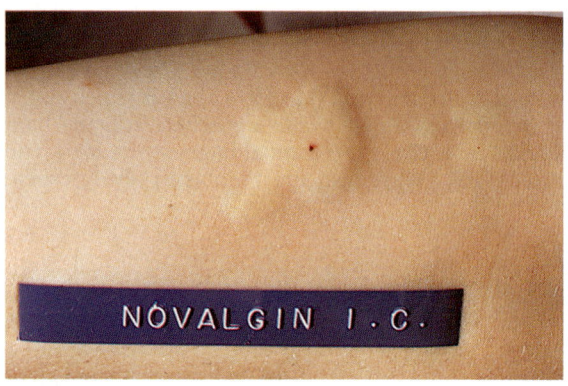

168 Quaddelbildung bei positivem Intrakutantest. Man erkennt den zentralen Einstich und die fußartigen Fortsätze (Pseudopodien), die ein Hinweis auf die allergische Genese der Quaddel sind

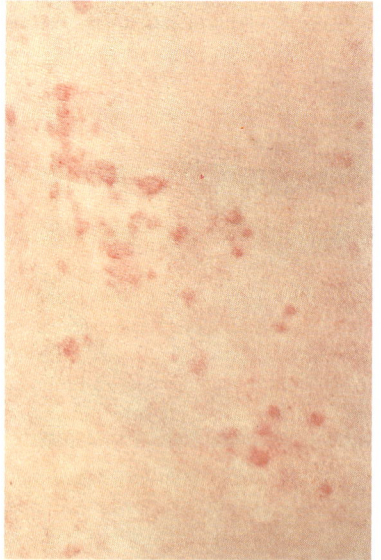

169 Cholinergische Urtikaria. Ausbildung kleiner, oft unregelmäßig verteilter Quaddeln (vgl. Abb. **166**)

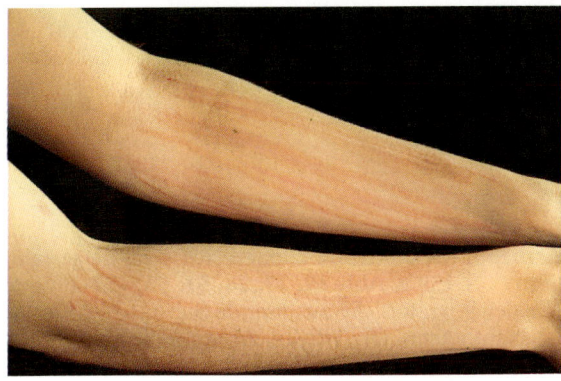

170 Urticaria factitia. Durch Kratzen an der Haut entstehen streifenförmige Effloreszenzen. Es ist möglich, bei solchen Patienten Buchstaben und Zahlen auf die Haut zu schreiben

171 Kontakturtikaria nach Auflegen eines Medikaments. Man erkennt die deutliche Quaddelbildung (links oben) und das flächenhafte Erythem mit kleinen Quaddeln (rechts unten)

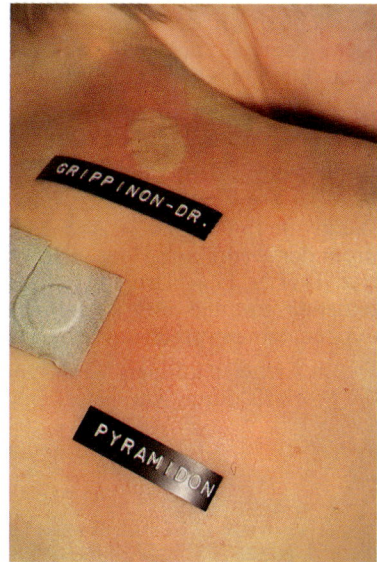

16. Arzneimittelexantheme

Arzneimittelexantheme können sich sehr vielgestaltig an der Haut äußern (s. S. 133 u. Abb. **19, 27, 28, 51, 53, 172–176**). Ist man sicher, daß nur der Wirkstoff die auslösende Substanz ist, so spricht man von Arzneiexanthemen. Die Trägersubstanzen und Zusatzstoffe können jedoch auch die Ursache sein. Arzneiexantheme sind nicht immer allergisch bedingt, aber Arzneien können zum Auftreten von Antikörpern verschiedener Art führen und sogar die Bildung von Autoantikörpern durch Verfremdung körpereigener Eiweiße veranlassen.

Arzneiexantheme können Hautkrankheiten imitieren. Besonders charakteristische Arzneiexantheme sind die Pigmentpurpura (Chinin, Carbromal) (s. Abb. **53**) und fixe Arzneiexantheme mit Kokardenform, häufiger mit zentraler Blase (Abb. **172, 173**), die bei Einnahme des Medikaments immer wieder an der gleichen Stelle oder den gleichen Stellen auftreten. Solche fixen Arzneiexantheme sind auch an der Mundschleimhaut (Abb. **173**) und an der Genitoanalschleimhaut lokalisiert. Sie können an der Haut nachhaltige Pigmentierungen hinterlassen. Dem fixen Arzneiexanthem entsprechende Veränderungen werden auch durch manche Lebensmittel hervorgerufen.

Arzneimittel können phototoxische und photoallergische Reaktionen auslösen (s. Abb. **27, 28, 156**).

Besonders gefürchtet sind durch Arzneien hervorgerufene schwere Formen der Urtikaria, medikamentös bedingte Formen des Erythema exsudativum multiforme (s. Abb. **134, 135**) und vor allen Dingen das Syndrom der verbrühten Haut (arzneibedingte toxische epidermale Nekrolyse [DTEN, D = Drug], Lyell-Syndrom) (Abb. **175**). Schwere blasenbildende Formen des Arzneiexanthems sind lebensbedrohlich und müssen dementsprechend behandelt werden.

Durch Arzneien können Hautkrankheiten provoziert werden, wie etwa die Psoriasis durch Antimalariamittel.

Synopse der Morphologie arzneibedingter Veränderungen:

Flecke	Erytheme
	Exantheme
	  morbilliform
	  skarlatiniform
	Purpura (Pigmentpurpura)
	Pigmentierung
	Pigmentschwund

Papeln und Knoten	lymphomartig (Pseudolymphome, „lymphocytic infiltration" $\longrightarrow$ Analgetika) tuberkuloid LE-artig Vaskulitiden, oft unter papulonekrotischen Effloreszenzen (Analgetika) Erythema nodosum noduläre Vaskulitiden („allergic vasculitis")
urtikariell	Intoleranzphänomene oder allergisch
Bläschen	ekzematöse Reaktionen, Streuherde
Blasen	bullöses fixes Arzneiexanthem pemphigoidartig, pemphigusartig (Penicillamin) Erythema-exsudativum-multiformeartig toxische epidermale Nekrolyse blasige Drucknekrosen (Schlafmittelsuizid)
pustulös	Quecksilber
akneartig	Vitamin B_6, B_{12}, Antibiotika, Br, J
Atrophien, Dermatochalasis, Alopezien (S. 252 ff.)	Glucocorticoide, Penicillamin Zytostatika
Hypertrichose	(s. S. 254)
Hypertrophien, tumorartig	Phenytoinhypertrophie des Zahnfleisches, Bromoderm, Jododerm
Einlagerungen	xanthomartige Veränderungen (Penicillamin, Polyvinylpyrrolidon)
Fehlsteuerungen	karzinogene Wirkung (Arsen) Provokation von Dermatosen (Chloroquin-, Lithiumpsoriasis) ichthyosisartig durch Fett- oder Schweißmangel

Identifizierung der auslösenden Medikamente:
(nach *Steigleder* u. *Aulepp*)

Arzneireaktionen an der Haut	Reaktionstyp	Beispiele
allergisch bedingte Arzneireaktionen	Typ-I-Reaktion (anaphylaktisch)	allergische Urtikaria, Quincke-Ödem, anaphylaktischer Schock
	Typ-II-Reaktion (zytolytisch, zytotoxisch)	thrombozytopenische Purpura, pemphigusartige Blasen nach D-Penicillamin (?)
	Typ-III-Reaktion (Arthus-Typ)	anaphylaktoide Purpura, allergische Vaskulitis, Erythema nodosum, makulopapulöse Exantheme
	Typ-IV-Reaktion (verzögert)	fixes Arzneiexanthem, „lymphocytic infiltration", Flare-up-Phänomen, Infiltrate nach der Injektion von Insulin
	(allergische Reaktionen Typ I–IV nach Gell u. Coombs)	
photoallergische Arzneiexantheme	unter den Symptomen der anaphylaktischen Reaktion mit den Anzeichen der Typ-III- oder Typ-IV-Reaktion	urtikarielle Veränderungen photoallergische ekzematöse Veränderungen
Arzneiexantheme nichtallergischen oder unbekannten Ursprungs	toxische Reaktionen	Alopezie durch Zytostatika, Cutis laxa nach Penicillinallergie?
	phototoxische Reaktionen Bromoderm, Jododerm, akneiforme Eruption	durch Demethylchlortetracyclin durch Bromide und Jodide durch Isoniazid, Chlornaphthalene, Vitamin B_6, B_{12}, Breitspektrumantibiotika
	lichenoide Eruptionen Erythema-exsudativum-multiforme-artige Reaktionen	Goldpräparate verursacht durch Analgetika

Identifizierung der auslösenden Medikamente (Fortsetzung):
(nach *Steigleder* u. *Aulepp*)

Arzneireaktionen an der Haut	Reaktionstyp	Beispiele
	psoriasiforme Eruptionen	durch Bleomycin, Chloroquin, Lithiumpräparate
	Pseudo-LE-Syndrom	verursacht durch Procainamid, PAS, Phenytoin
	pseudoanaphylaktische Reaktionen	Exantheme, verursacht durch Tubocurarin oder Iothalamate

Die Allergogenese der fleckigen Arzneiexantheme ist unklar; manche Autoren führen morbilliforme Exantheme, wie das Ampicillinexanthem, aufgrund morphologischer Befunde auf eine Spätreaktion (Typ IV) zurück.

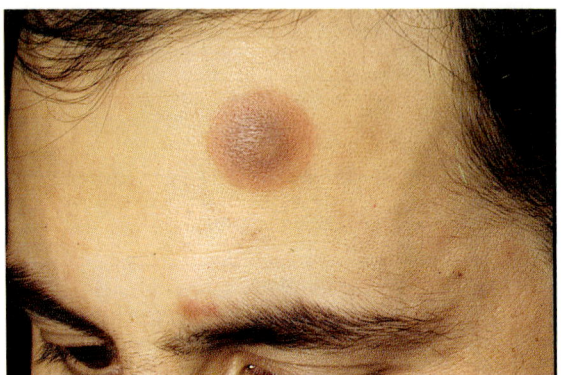

172

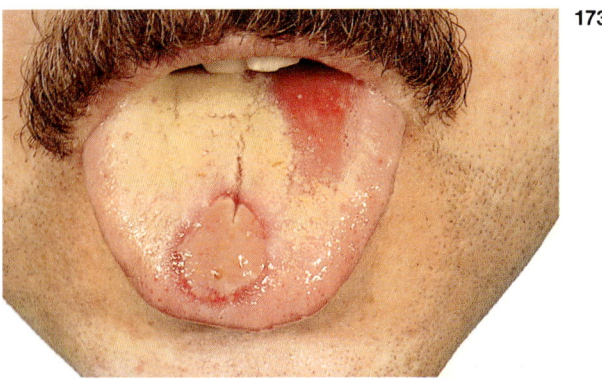

173

172 Typisches fixes Arzneiexanthem in Kokarden-(Target-)Form. Kleinere Herde an den Augenbrauen

173 Fixes Arzneiexanthem mit zwei sehr charakteristischen Herden (Erosion an der Zungenspitze: eröffnete Blase) an der Mundschleimhaut

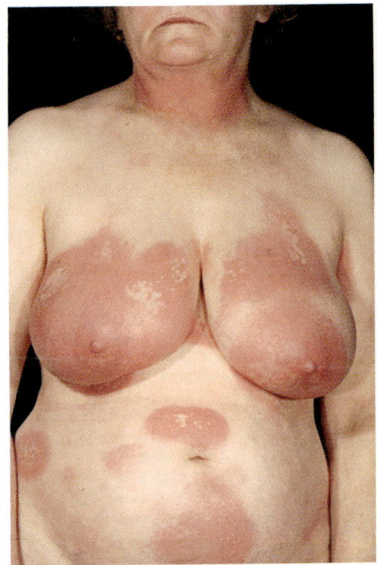 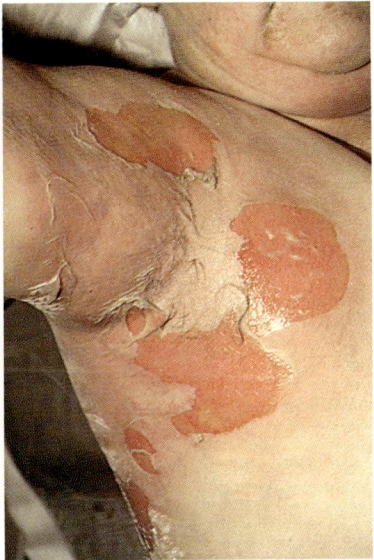

174 Ausgedehntes fixes Arzneiexanthem am ganzen Körper

175 Toxische epidermale Nekrolyse, arzneiinduzierter Typ, mit flächenhafter Ablösung der Haut

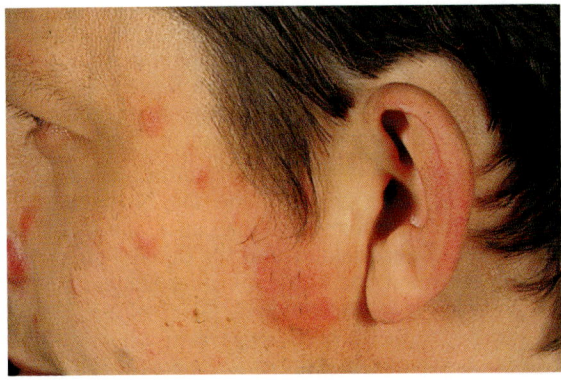

176 Papulös-knotiges Arzneiexanthem in Art der „lymphocytic infiltration" (Jessner-Kanof), Analgetika!

17. Epizootien – Epizoonosen

Pedikulosen

Kopfläuse:

Nissen am Kopfhaar, Rötung, Bläschen, Pusteln, Schuppen, Krusten der Kopfhaut, Juckreiz

Kleiderläuse:

Hämorrhagien, Papeln, Quaddeln, Kratzeffekte, Pyodermien, Vagabundenhaut, Juckreiz

Filzläuse:

Schamhaar, Achselhaar, Körperhaar; bei Kindern auch Wimpern, Augenbrauen, Kopfhaare
Papeln mit Krusten, Kratzeffekte, Pruritus
Taches bleues

Bei den Pedikulosen sind die *Kopfläuse* (Pediculi capitis), die *Kleiderläuse* (Pediculi humani humani) und die *Filzläuse* (Pediculi [Phthiri] pubis) zu unterscheiden. Es handelt sich bei diesen Läusen um saugende Läuse, die sich mit den Beinen an den Haaren festhalten können. Die *Kopflaus* begibt sich nur in Ausnahmefällen in andere Regionen des Körpers, z. B. in den Bartbereich. Charakteristisch sind die an das Haar geklebten Nissen (Abb. 177). Auf der Kopfhaut kommt es zu Rötung, Bläschen, Pusteln und selten Blasen mit Nässen, Schuppen und Krusten (Abb. 178). Die Haare insgesamt können zu einem „Zopf" verbacken sein. Streureaktionen kommen vor (Pedikulide).

Die *Kleiderlaus* ist der Kopflaus ähnlich, legt aber ihre Eier in die Säume und Falten der Unterwäsche. Die Nisse klebt an den Textilfasern. An der Haut sieht man nicht die Läuse, sondern die Folgen mit Papeln, Quaddeln, Kratzeffekten und als deren Folgen Pigmentverschiebungen, Pyodermien und Verdickung der Haut, ein Bild, das man auch als Vagabundenhaut bezeichnet.

Die *Filzlaus* hält sich in der Regel im Bereich der Schamhaare auf, aber es können auch die übrige Sexualbehaarung, das Körperhaar und vor allem bei Kindern die Augenbrauen und Kopfhaare befallen sein. Die klinischen Veränderungen sind meist geringfügig und bestehen in Pa-

peln mit Krusten und Kratzeffekten. Charakteristisch sind graublaue
Flecke, die Taches bleues (Abb. **179**).

Pulikosis – Flohbisse

Stamm, Beine
Bißstelle: Flecke, Papeln, gruppiert
Juckreiz
Infektionen (Pest)

Der Menschenfloh, Pulex irritans, beißt gewöhnlich an Stamm und
Beinen; man sieht dann kleine Flecke und Papeln, oft mit einem rötlichen Zentrum, nämlich der Bißstelle (Abb. **180**). Die Bisse rufen erhebliche Beschwerden hervor, im besonderen einen unerträglichen Juckreiz. Flohbisse begünstigen, wie auch die Saugstellen der Läuse, das
Eindringen von Mikroben: Pestübertragung durch Rattenflöhe. Da
Flöhe sich nicht so streng an ihren speziellen Gastgeber halten, gelangen Tierflöhe häufiger auf den Menschen.

Der Tourismus führt auch Patienten mit Veränderungen bedingt durch
Sandflöhe zu uns, vor allem im Fuß- und Nagelbereich (Paronychie-
ähnliche Veränderungen). Papeln mit Ulzerationen entwickeln sich
dort, wo das Weibchen des Flohs sich in die Haut einbohrt.

Trombikulose (Trombididose, Heu-, Erntekrätze)

Hervorgerufen durch Trombididen, Laufmilben, vor allem durch
Trombicula autumnalis, treten flohstichartige Quaddeln und rote Flek-
ke in unregelmäßiger Anordnung auf, meist nicht symmetrisch, vorwiegend an unbekleideten oder leicht bekleideten Körperregionen,
manchmal auch gerade dort, wo Kleidungsstücke fest anliegen
(Abb. **181**).

Durch Zecken übertragene Erkrankungen

Folge von Zeckenbissen:
Lymphadenosis cutis benigna
Erythema chronicum migrans
Acrodermatitis chronica atrophicans

Die Zecken gehören wie die Trombidien und die Skabiesmilben zur
Ordnung der Akarinen. Sie sind Überträger von Viren, die noch nach
jahrelanger Inkubation das zentrale Nervensystem befallen können,
aber auch von Borrelien.

Durch Zecken (Abb. **185**) werden das Erythema chronicum migrans (Abb. **182**), die Acrodermatitis chronica atrophicans (Abb. **183**) und Lymphozytome (Lymphadenosis cutis benigna, Abb. **312**) übertragen. Die Tularämie wird ebenfalls durch Zecken übertragen (Abb. **184**).

Erythema (chronicum) migrans

Die Erreger des Erythema (chronicum) migrans sind Borrelien, die von Zecken auf den Menschen übertragen werden und in der Folge auch Muskel-, Gelenk- und neurologische Veränderungen (Meningopolyneuritis) hervorrufen können (Lyme-Erkrankung). Möglicherweise ist das Erythema migrans eine Frühform der Acrodermatitis atrophicans; häufig wird aber deren Entwicklung heute durch die Gabe von Antibiotika unterdrückt.

Acrodermatitis (chronica) atrophicans Herxheimer

Dermale Entzündung mit nachfolgender Atrophie: zigarettenpapierartige Fältelung
Übertragung durch Zecken (Borrelien)
blaurote Schwellung, später Atrophie vor allem der Streckseite von
    Unterarm
    Ellbogen, Knie
    Unterschenkel
Sklerosierung der Haut
juxtaartikuläre Knoten
Lymphknotenschwellung
Neuritiden
Makro-, Kryoglobuline

Bei der Acrodermatitis (chronica) atrophicans Herxheimer handelt es sich um eine charakteristische Entzündung der Dermis mit folgender Atrophie. Sie ist ebenfalls eine Folge von Zeckenbissen mit Übertragung von Borrelien.

Die Acrodermatitis atrophicans besteht in einer blauroten Verfärbung und Schwellung, vor allem im Bereich von Ellbogen und Knien, Unterarmen und Unterschenkeln (Abb. **183**). Später wird die Haut atrophisch, die Gefäße scheinen durch die Haut durch, und die Haut läßt sich wie Zigarettenpapier fälteln. Seltene Verlaufsformen sind Sklerosierung der Haut und eine Entwicklung von Knoten an den Gelenken (juxtaartikuläre Knoten). Lymphknotenschwellungen, neurologische Veränderungen (Neuritiden) und das Auftreten pathologischer Bluteiweiße (Makroglobuline, Kryoglobuline) kommen vor.

Skabies – Krätze

Verschiedene Milbenarten rufen krankhafte Veränderungen an der Haut des Menschen hervor. Milben, die man vorwiegend bei Tieren und in Lebensmitteln findet, verursachen meist Juckreiz, Papeln, Pyodermien, Paronychien und ekzemartige Veränderungen, graben aber keine Gänge, im Gegensatz zu den Weibchen der Krätzemilben des Menschen: Sarcoptes scabiei hominis. Die Krätze wird meistens von Mensch zu Mensch übertragen, besonders beim Geschlechtsverkehr. Das hervorstechende Zeichen ist der Juckreiz, besonders abends im Bett. Charakteristisch für die Krätze und auch die ersten Veränderungen sind die Gänge in der Hornhaut, die wenige Millimeter bis einen Zentimeter lang und oft schon aufgekratzt sind (Abb. **186**), sowie entzündliche Veränderungen in den Zwischenfingerräumen (Abb. **187**), an den Beugeseiten der Handgelenke, an den Ellbogen und in den Achselfalten, aber auch an der Brust und am Genitale (Abb. **188**). Das Gesicht wird nur bei Kleinkindern befallen. Das Bild ist oft durch Sekundärveränderungen (Kratzeffekte, ekzematöse Veränderungen, sekundäre bakterielle Infektionen) entstellt. Auch nach Behandlung der Skabies persistieren manchmal Knötchen noch längere Zeit (Abb. **189**). Bei Personen, die ihre Haut gut reinigen, sind oft nur wenige Effloreszenzen vorhanden. Bei Erstinfektion breiten sich die Milben zunächst 5 Wochen lang ohne subjektive Beschwerden aus; erst dann setzen die typischen Veränderungen ein. Bei Störungen des Immunsystems vermehren sich die Milben schrankenlos mit psoriasisähnlichem Befall der Haut: Scabies crustosa. Diese Form ist besonders ansteckend. In Endemiegebieten haben Patienten eine Immunität entwickelt; die Skabies verläuft bei den Betroffenen nahezu symptomfrei.

Hautveränderungen durch Wanzen – Zimikosen

Wanzenstiche stammen in unseren Breiten von der Bettwanze Cimex lectularius, in Mittel- und Südamerika spielen auch noch Stiche durch Raubwanzen eine Rolle (Übertragung der Chagas-Krankheit). Wanzenstiche sind stets in der Mehrzahl vorhanden, und zwar im allgemeinen an Stellen, die nicht von der Nachtbekleidung bedeckt sind. Da der Einstich meist nicht wahrgenommen wird, werden die Stiche gelegentlich als Urtikaria verkannt. Auch Blasenbildung auf Wanzenstichen kommt vor.

Hautveränderungen durch Stiche fliegender Insekten

Quaddeln
Blasen seltener
Urtikaria
schockartige Allgemeinreaktion möglich
Granulome → möglicher Ausgang: Dermatofibrom (s. Abb. **260**)
– Pseudolymphome
– tuberkuloide Reaktion

Als Kulikosen kann man Hautveränderungen durch Stechmücken zusammenfassen, die sehr unterschiedliche Bilder an der Haut hervorrufen können.

Die klassische Reaktion ist der Mückenstich mit Quaddelbildung, selten mit Blasenbildung (Abb. **190**).

Nach Stichen von Bienen oder Wespen kann es zu schockartigen Allgemeinreaktionen kommen. Den Insektenstichen können Granulome folgen, die Lymphome imitieren (Pseudolymphome) oder auch eine tuberkuloide Struktur aufweisen. Bei entsprechend disponierten Personen ist der Endausgang solcher Granulome ein Dermatofibrom, manchmal mit deutlicher Pigmentierung (s. Abb. **260**).

Durch *Phlebotomen* (Schmetterlingsmücken) werden *Leishmanien* übertragen, die je nach Erreger und Abwehr des Organismus die Orientbeule (Abb. **191, 192**), die südamerikanische Hautleishmaniase oder Kala-Azar hervorrufen. Die Erreger sind im Gewebe und Ausstrich in der Regel leicht intrazellulär in Makrophagen nachweisbar. Orientbeulen werden gelegentlich von Urlaubern aus dem Mittelmeerraum in ihre Heimatländer mitgeschleppt.

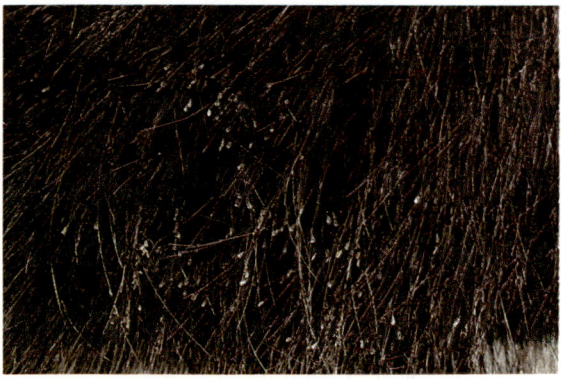

177 Nissen bei Befall mit Kopfläusen

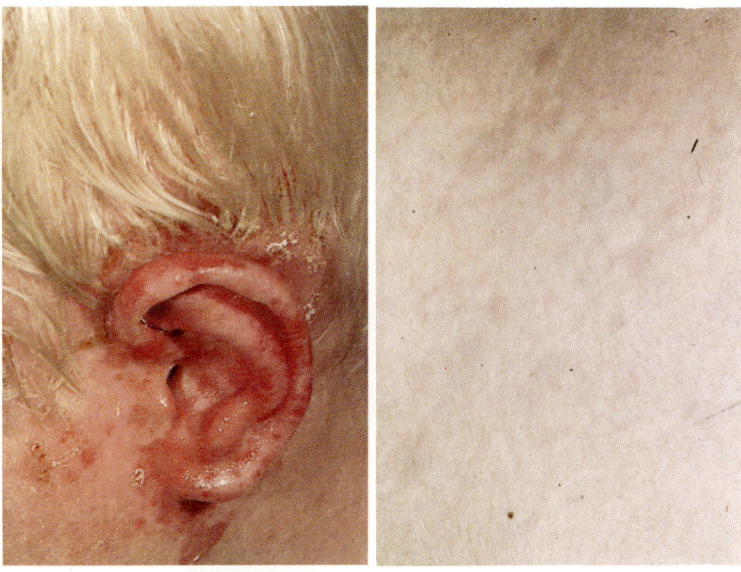

178 Ekzemartige Veränderungen und eitrige Infektionen (Pyodermien) im Ohrbereich bei Kopfläusen

179 Taches bleues bei Filzlausbefall

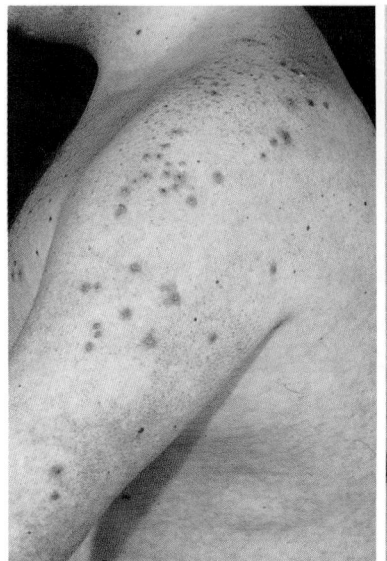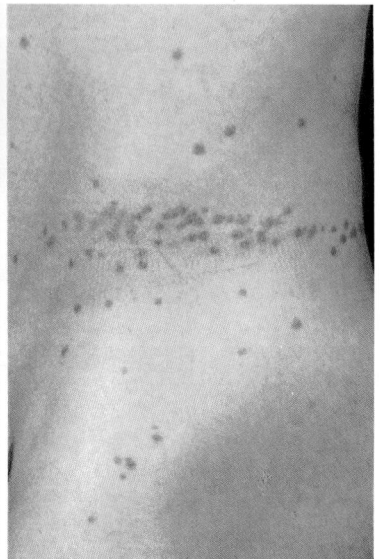

180 Hämorrhagische, gruppierte Papeln bei Flohbissen

181 Gruppierte Papeln und Hämorrhagien bei Befall mit Trombididen (Laufmilben)

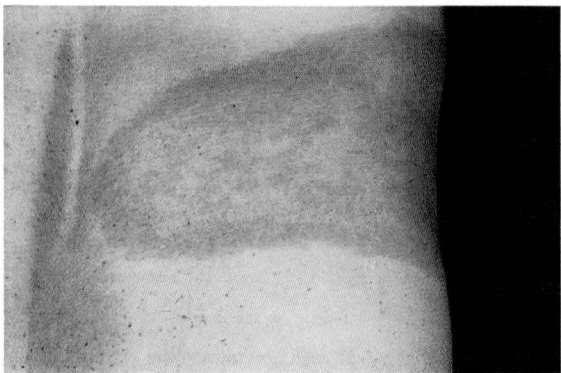

182 Erythema (chronicum) migrans, ebenfalls meist Folge von Zeckenbissen, Übertragung von Borrelien

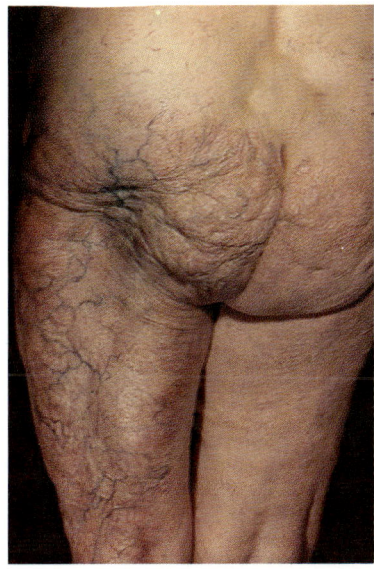

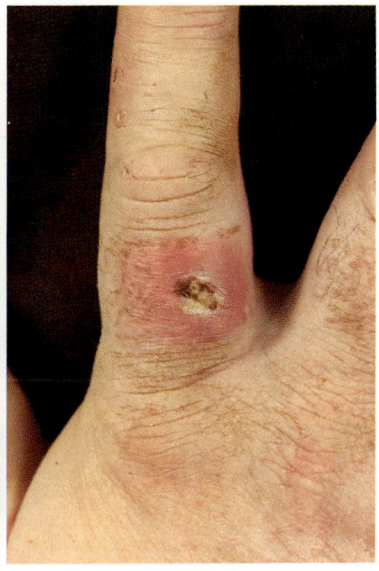

183 Acrodermatitis atrophicans Herxheimer. Haut blaurot, atrophisch, Durchscheinen der Venen

184 Tularämischer Primäraffekt bei einem Jäger

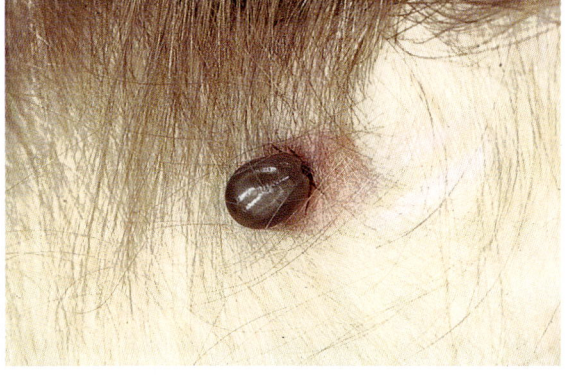

185 Vollgesogene Zecke in der Haut des Nackens

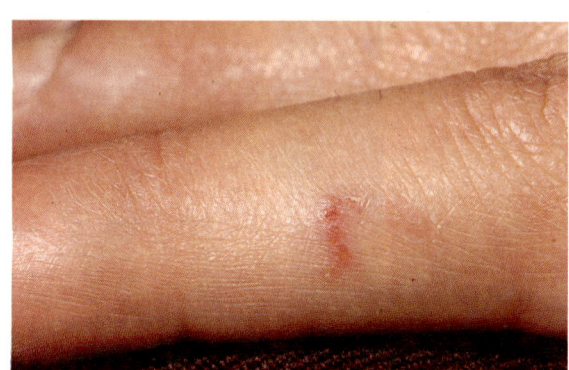

186

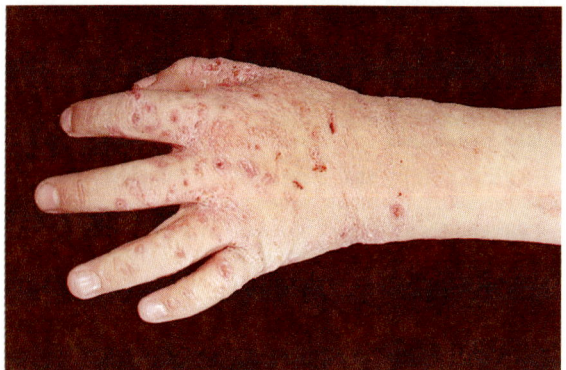

187

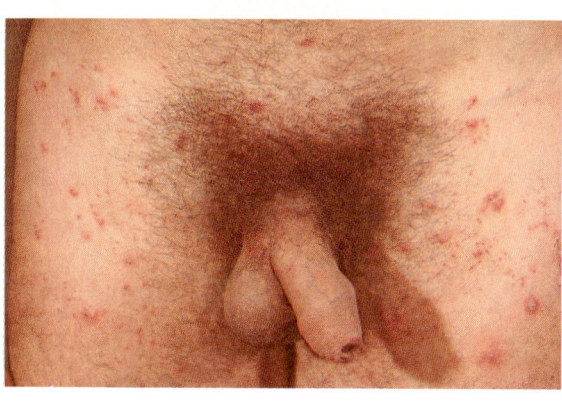

188

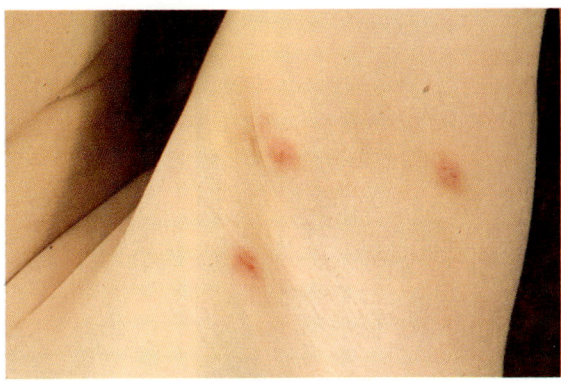

189 Persistierende Knötchen bei Skabies

186 Milbengang bei Skabies

187 Skabies mit Veränderungen ähnlich einem endogenen Ekzem (s. Abb. **158**). Charakteristisch der intensive Befall der Fingerzwischenräume. Auf dem Rücken von Fingern und Hand zerkratzte Skabiesgänge

188 Skabies im Genitalbereich. Zerkratzte Papeln. An der Spitze der Vorhaut typischer Skabiesgang

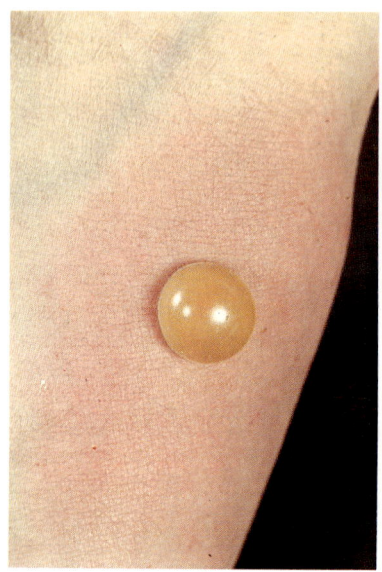

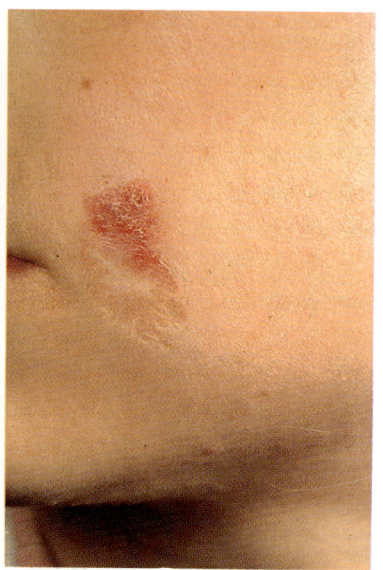

190   Insektenstich. Blase an Stich-
stelle, umgebendes Erythem und
Schwellung des Armes

192   Kutane Leishmaniase, oben
noch das Granulom, unten die sich
entwickelnde typische Narbe

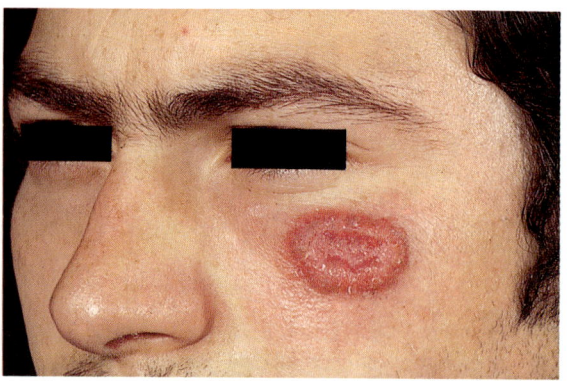

191   Kutane Leishmaniase, Orientbeule. Aus dem erodierten und ulzerierten Zentrum lassen sich im Abstrich die Erreger leicht in Makrophagen auffinden (Färbung Methylen-
blau oder wie Blutbild)

18. Mykosen

Einteilung der Mykosen nach Lokalisation, Art der Erreger und Grad der Entzündung:

1. Oberflächliche Formen mit geringer entzündlicher Reaktion
   - Tinea versicolor
   - Mikrosporie
   (Übergangsformen mit erheblicher entzündlicher Veränderung sind möglich)
2. Formen mit stärkerer entzündlicher Reaktion
   - Tinea corporis mit den Sonderformen: Tinea pedis, Tinea inguinalis und Tinea axillaris
   (Übergangsformen zu tieferreichender entzündlicher Reaktion sind möglich)
3. Formen auch mit tieferreichender entzündlicher Reaktion
   - Trichophytia barbae
   - Trichophytia capillitii (Kerion Celsi)
   - Trichophytie der lanugobehaarten Haut (oberflächliche und tiefe Formen)
4. Nagelmykosen
5. Hefepilzinfektionen
6. Systemische Mykosen, tiefe Mykosen
7. Schimmelpilzerkrankungen
8. Mykide: exanthemartige Streuungen bedingt durch Befall der Haut mit Pilzen, aber ohne Erreger in den gestreuten Effloreszenzen (makulös, papulös, pustulös, vesikulös, nodös)

Die Pilze lassen sich in drei Hauptgruppen einteilen:

1. Dermatophyten (Fadenpilze)
   (Trichophyten, Epidermophyton floccosum,
   Mikrosporumarten)   Griseofulvin +
2. pathogene Hefen $\varnothing$
3. pathogene Schimmelpilze $\varnothing$
   Zu dieser Gruppe gehört ein Teil der systemischen (tiefen) Mykosen.

Man kann zwischen den Pilzen der drei Hauptgruppen oft nur in der Kultur unterscheiden, da nicht nur die Dermatophyten (Fadenpilze) in der Hornschicht Pilzfäden bilden. In dieser Hinsicht ist der Ausdruck Fadenpilze irreführend.

Über 90% aller Dermatophyteninfektionen sind durch 3 Erreger, nämlich Trichophyton rubrum, Trichophyton mentagrophytes und Epidermophyton floccosum bedingt, der größte Teil davon durch Trichophyton rubrum. Die krankhaften Veränderungen durch Hefepilze werden in über 95% der Fälle durch Candida albicans hervorgerufen.

Tinea (Pityriasis) versicolor

Erreger: Malassezia furfur, Variante der Hefe Pityrosporon ovale

schuppende, gelblich-bräunliche Flecken

hobelspanartige Schuppung

Pigmentschwund: Alba-Typ

  Differentialdiagnose: andere Leukoderme, Vitiligo

Die Pityriasis versicolor besteht in kleinen, linsen- bis zehnpfennigstückgroßen, schuppenden, gelblich bis bräunlich gefärbten Flecken, die eine Tendenz haben zusammenzufließen (Abb. 193). Durch Kratzen an der Haut läßt sich die aufgelockerte Hornschicht in Form von Hobelspänen abheben. Der Pilz inhibiert die Melaninsynthese; der Pigmentschwund in der Epidermis hält oft lange an (Alba-Typ der Pityriasis versicolor, s. Abb. 54). Der Erreger ist Malassezia furfur, eine Variante der Hefe Pityrosporon ovale. Der Nachweis gelingt am einfachsten im Abrißpräparat mit Tesafilm.

Mikrosporie

---

meist behaarter Kopf bei Kindern

Schuppung, Rötung, Abbrechen der Haare

Wood-Licht: häufig Grünfluoreszenz

Sporenmanschette

Die Mikrosporie befällt meist den behaarten Kopf bei Kindern vor der Pubertät. Am Anfang ruft sie eine leichte Schuppung, manchmal auch Rötung, hervor; später führt sie zum Abbrechen der Haare in den befallenen Bezirken, ähnlich einer abgemähten Wiese (Abb. 194). Unter dem Wood-Licht fluoreszieren die Herde häufig grün; unter dem Mikroskop erscheinen die Haare wie von einer Sporenmanschette umgeben, daher der Vergleich mit einem Glasstab, den man mit einem Klebemittel bestrichen und in Sand gewälzt hat. Im Wood-Licht benutzt man durch Nickeloxid gefilterte UV-Strahlen (365 nm). Verschiedene Erreger (Microsporum audouinii, Microsporum canis, Microsporum gypseum und zahlreiche andere) sind Ursache dieser Mykoseform. Scheibenförmige Herde werden oft verkannt (Abb. **195**), im besonderen am Körper. Auch andere Pilze können die Kopfhaut befallen mit erheblicher Granulombildung und manchmal dauerndem Haarverlust durch Narbenbildung, z. B. Trichophyton mentagrophytes (s. auch *Favus*, S. 152 u. Abb. **202**).

Tinea corporis, pedis, inguinalis, axillaris

Hinweise auf eine Pilzinfektion:

zentrifugale Ausbreitung
zentrale Abheilung
roter oder bräunlicher, schuppender Rand mit Bläschen und Pusteln
Mazeration, Rhagaden
Follikulitis, Granulome (Bartflechte)
Nagelmykosen
    netz- und strichförmige Ausbreitung
    Wachstumsstörung des Nagels

Die Herde am Körper und im Gesicht sind durch eine zentrifugale Ausbreitung gekennzeichnet mit abheilendem Zentrum und rotem oder bräunlichem, schuppenden Rand mit Bläschen oder Pusteln (Abb. **196, 197**). Solche Herde können in der Mehrzahl auftreten oder manchmal sehr große Ringe bilden, die sich über Stamm, Extremitäten, Nacken und Gesicht ausbreiten.

Im besonderen multiple und ausgedehnte Herde weisen auf eine Störung des Immunstatus hin. Offenbar wird nur eine bestimmte Gruppe von Menschen von solchen Pilzinfektionen befallen, während andere trotz Exposition gegenüber den Erregern von Infektionen verschont bleiben.

Stärkere entzündliche Veränderungen werden häufig durch Pilze hervorgerufen, die vom Tier oder aus der Erde auf den Menschen übertragen werden. Die kreisförmigen Herde mit abheilendem Zentrum und scharf begrenztem, schuppenden Rand sind charakteristisch. Oft sind die typischen Veränderungen verwischt, weil Mykosen irrtümlich ausschließlich mit Glucocorticoidpräparaten behandelt werden (Abb. **197**). In anderen Fällen ist auf einer ursprünglichen Mykose ein allergisch bedingtes Kontaktekzem (s. S. 113 ff.) entstanden, da manche Antimykotika sensibilisieren können (Gruppensensibilität, Photosensibilität) (s. Abb. **155, 156**).

Mazeration, oft mit Rhagaden zwischen den Zehen, ist ein Symptom bei Mykose (Abb. **198**). Häufig finden sich im besonderen gramnegative Bakterien (gramnegativer Fußinfekt) zusammen mit Pilzen. Die Lei-

sten sind, besonders beim Mann, Vorzugslokalisation der Tinea
(Abb. **199**). Differentialdiagnose: Erythrasma, Kandidamykosen.

Im Bart- und Kopfbereich können Pilzinfektionen eine Follikulitis und
tief in die Haut reichende Granulome hervorrufen (Bartflechte, tiefe
Trichophytie, Kerion Celsi) (Abb. **200**).

Nagelmykosen werden durch verschiedene Erreger, auch durch Hefen
und Schimmelpilze, hervorgerufen. Wegen der langwierigen Therapie
und der Ansprechbarkeit nur auf bestimmte Therapeutika ist die exak-
te Bestimmung des Erregers dringend notwendig. Netz- und strichför-
mige Ausbreitung im Nagel spricht klinisch für eine Pilzerkrankung
(Abb. **201**), rundliche Ausbreitung der Herde und das Auftreten von
Ölflecken und Ölrändern sprechen für eine Psoriasis; Pilzinfektion und
Psoriasis der Nägel kommen auch gemeinsam vor. Mykotische und
bakterielle Infektionen des Nagels sind Folge eines gestörten Nagel-
wachstums; der gesunde Nagel ist resistent (Ausschluß von Stoffwechselstörungen, Durchblutungsstörungen, Traumen, Paronychien, auch
durch pathogene Hefen).

Favus:

Kopf: Skutula
       narbige Alopezie
Körper: psoriasiforme
        Herde

Der *Favus* ist in Deutschland selten, im Orient aber noch endemisch.
Charakteristisch ist die Ausbildung dicker, schildartiger Krusten (Skutula) bei Kindern, die bei längerem Bestehenbleiben zu einer narbigen
Alopezie führen (Abb. **202**). Körperherde erinnern an eine Psoriasis.
Auch die Nägel können befallen sein. Sehr verschiedenartige Pilze werden als Erreger gefunden, z.B. Trichophyton schoenleinii, Trichophyton var. quinckeanum oder das Microsporum gypseum. Auch Tierfa-
vus wird auf den Menschen übertragen (trichophytieartige Herde am
Körper).

Infektionen durch pathogene Hefen

---

meist in Hautfalten (Axillen, Leisten, Rima ani, Zehenzwischenräumen, Fingerzwischenräumen, bes. zwischen 3. und 4. Finger: Erosio interdigitalis candidomycetica)
Kandidaparonychie
Kandidabefall des Nagels
hautnahe Schleimhäute
   Balanitis, Kolpitis, Soor, Windeldermatitis
   fördernd: Steroide
   bakterielle Antibiotika
   Zytostatika
Immunschwäche, AIDS (Abb. **255**)
chronisch-mukokutane Kandidose
   angeborene oder erworbene Resistenzschwäche
kongenitale Kandidose (intrauterine Infektion, Disposition)
systemische Kandidose: Überschwemmung des Organismus mit Erregern bei Immunschwäche

---

Hefeinfektionen, vor allem durch Candida albicans, kommen oft in den Körperfalten vor (Abb. **203**). Rasenartige Besiedlung der Schleimhäute wird als *Soor* bezeichnet (Abb. **205, 255**). Die Cheilitis angularis wird in 80% durch Candida albicans hervorgerufen. Windelekzeme der Säuglinge sind häufig mit Kandidainfektionen vergesellschaftet. In den Fingerzwischenräumen, besonders zwischen drittem und viertem Finger, findet man eine Kandidose (Erosio interdigitalis candidomycetica). Diese Finger sind am wenigsten abspreizbar; durch das Tragen von Ringen (Ehering) an diesen Fingern, besonders am vierten, wird die normale Physiologie der Hautoberfläche gestört. Eine Balanitis ist häufig durch pathogene Hefen bedingt, verursacht oder unterhalten durch eine Kandidakolpitis der Partnerin.

Medikamente, die den Immunstatus negativ beeinflussen und auch alle Erkrankungen, die in dieser Hinsicht wirken, fördern die Besiedlung mit pathogenen Hefen. Bei der Therapie ist auch die Sanierung von Mundhöhle und Magen-Darm-Kanal zu beachten. Hefemykosen, besonders Soor, sind ein prognostisch schlechtes Zeichen bei HIV-Infektionen (Abb. **255**).

Die *chronisch-mukokutane Kandidose* kommt bei Menschen mit einer angeborenen oder erworbenen Resistenzschwäche verschiedener Art vor. Schon im Kindesalter entwickeln sich bei ihnen Granulome an der Haut; auch die inneren Organe können befallen werden. Persistierender, therapierefraktärer Befall der Mundschleimhaut, der Haut und der Nägel ist charakteristisch (Abb. **204, 205**).

Systemmykosen, tiefe Mykosen

Bisher gibt es keine befriedigende Bezeichnung, um diese durch sehr
unterschiedliche Erreger, darunter auch Schimmelpilze, bedingten Pilzerkrankungen zusammenzufassen (s. Schema). Im allgemeinen sind sie
durch Granulome in der Haut mit Knoten und Abszeßbildung gekennzeichnet, in denen sich die Erreger, auch feingeweblich, aber meist erst
nach langem Suchen, nachweisen lassen. Die Granulome sind oft von
tuberkuloider Bauart. Das Myzetom, früher auch als Madurafuß bezeichnet, wird durch verschiedene Erreger hervorgerufen, aber vom no-
sologischen Gesichtspunkt her als eine Einheit betrachtet. Die Erreger
sind zum Teil echte Pilze, einschließlich Schimmel, zum Teil Aktino-
myzeten. Die Granulome können nicht nur den Fuß, sondern auch andere Körperregionen befallen. Sie ergreifen Haut, Unterhaut und auch
Knochen.

Systemmykosen:
(Mykosen mit tiefer [systemischer] Lokalisation der oft disseminierten
Herde)

Kryptokokkosen (durch Kryptokokkusarten)

Mukormykose (durch Mukorales und verwandte Zygomyzeten)

Blastomykose (durch Zymonema dermatitides, Syn: Blastomyces dermatitides)

Histoplasmose (durch Histoplasma capsulatum var. capsulatum)

Afrohistoplasmose (durch Histoplasma capsulatum var. duboisi)

Parakokzidioidose (durch Paracoccidioides brasiliensis)

Kokzidioidose (durch Coccidioidis immitis) (Atemwegsbeschwerden,
Erythema nodosum)

Kandidose, generalisierte (durch Kandidaarten)

Aspergillose, generalisierte (durch Aspergillusarten)

Sporotrichose (durch Sporothrix schenckii)

an der Haut pustulöse, verruköse und/oder ulzeröse Veränderungen, z.T.
mit tuberkuloider Struktur, Erreger oft schwer zu finden

Pathogene Schimmelpilze

Es ist umstritten, inwieweit bei krankhaften Prozessen Schimmelpilze
nur zufällig sekundär anwesend sind und inwieweit sie als Erreger angesehen werden müssen. Schimmelpilze findet man vor allem bei chro-
nisch-entzündlichen Prozessen des Gehörgangs und auch bei manchen
Formen der Maduramykose (s. o.).

Bei der *Otomykose* handelt es sich in der Regel um eine sekundäre Pilzbesiedlung, vor allem durch Aspergillus-, Penizillium- oder Mukorarten. Schimmelpilze können auch die Nägel befallen (Schimmelpilzonychomykose, z. B. durch Scopulariopsis brevicaulis). Symptome sind Brüchigkeit der Nägel, subunguale Hyperkeratosen, Paronychien und vor allem auch Braun-, Grün- und Schwarzfärbung zunächst der lateralen Nagelpartien.

193

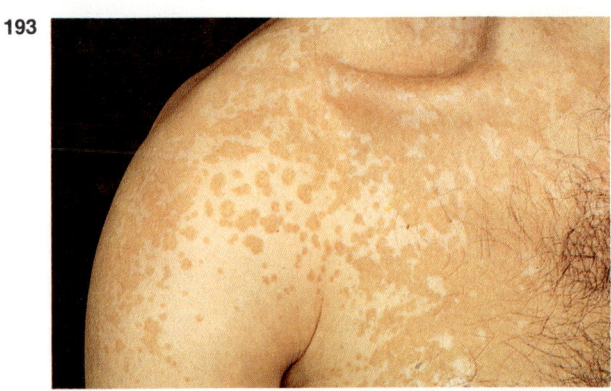

193 Tinea (Pityriasis) versicolor. Typische bräunliche Herde, auf Kratzen hobelspanähnliche Schuppen, Nachweis der Erreger im Abriß günstig (Alba-Typ s. Abb. **54**)

194 Mikrosporie. Der befallene Bereich ist „wie kahl gemäht" und mit mehlartigen Schuppen bedeckt

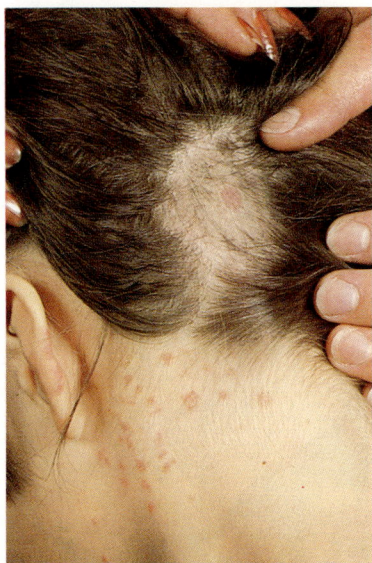

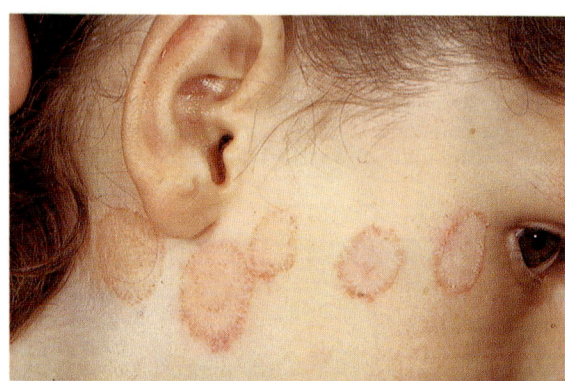

195

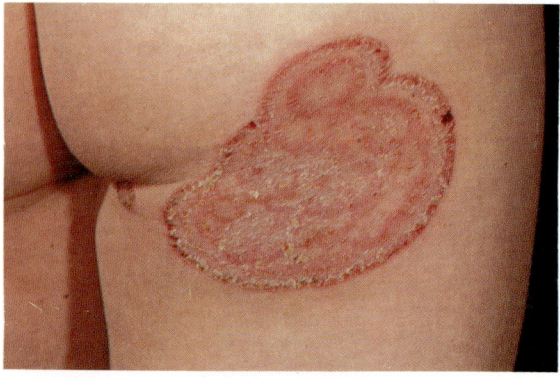

196

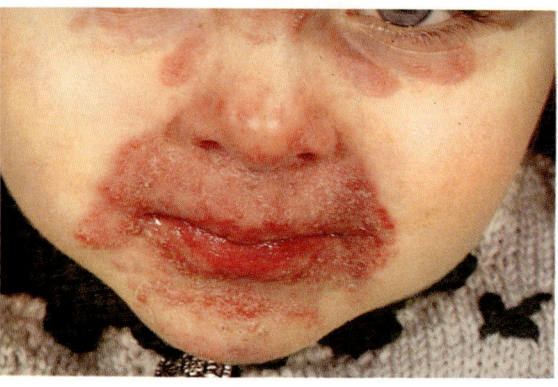

197

198 Typische Interdigitalmykose.
Differentialdiagnose: bakterielle
Infektion, gramnegativer Fußinfekt

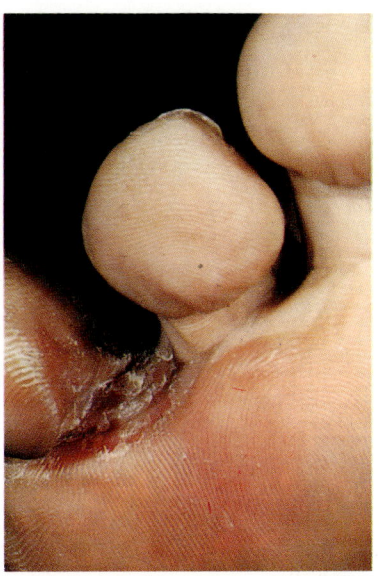

195 Scheibenförmige Herde auf der Gesichtshaut bei Mikrosporie

196 Tinea corporis. Typischer scheibenförmiger Herd mit serpiginösem Rand.
Zentrale Abheilung, peripheres Fortschreiten

197 Herde bei Tinea im Gesicht nach Vorbehandlung mit Glucocorticoiden,
Übertragung vom Tier (Meerschweinchen) auf das Kind

199

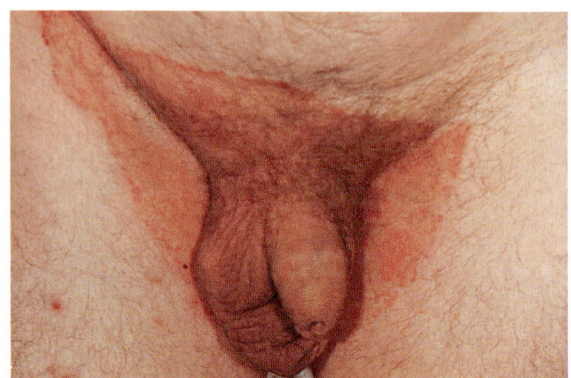

200

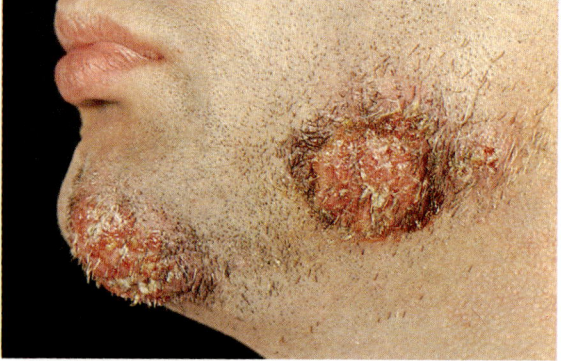

201

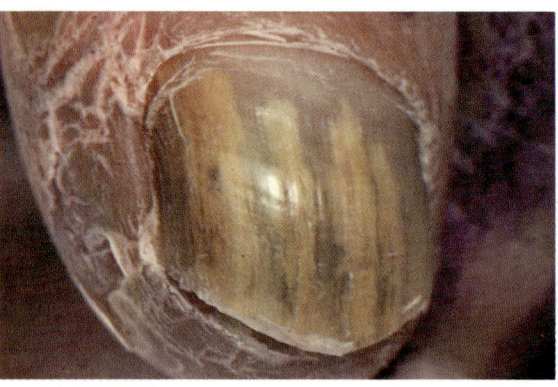

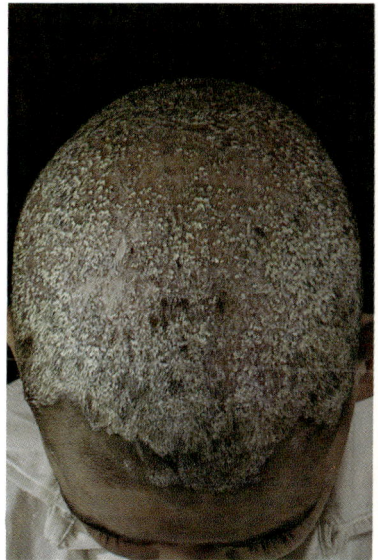

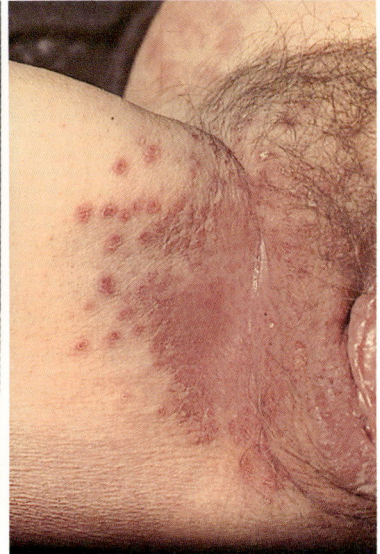

202 Favus. Narbige Alopezie, typische Skutula auf der Kopfhaut

203 Kandidainfektion im Vulvabereich bei Kandidakolpitis. Sehr charakteristisch die satellitenartigen,
hier überwiegend erodierten Pusteln
am Rande (s. auch Abb. **255**)

199 Tinea inguinalis. Verwechslung mit Erythrasma möglich (s. Abb. **206**); beide Infektionen nicht selten gemeinsam

200 Tinea (Trichophytia) barbae, Bartflechte. Tiefe granulomatöse Herde. Entsprechende Veränderungen auch auf dem Kopf möglich

201 Nagelmykose. Streifenartig und netzartig bei Mykose, dagegen rundliche
Herde und Ölflecke bei Nagelpsoriasis (Abb. **38**). Haut mit Gentianaviolett behandelt

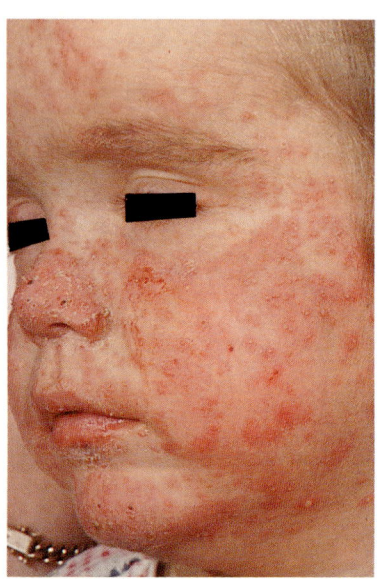

204 Chronisch-mukokutane Kandidose bei Kind mit Pusteln und ekzemähnlichen Veränderungen im Gesichtsbereich. Im Bereich der Nase granulomartige Veränderungen

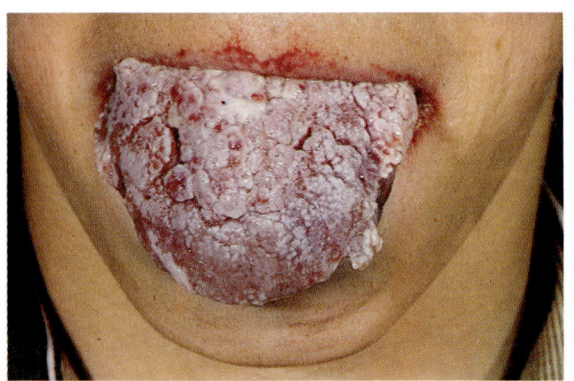

205 Leukoplakieartige Veränderungen der Zunge bei chronisch-mukokutaner Kandidose bei jugendlichem Erwachsenen (♂, 19. J.). Pat. mit 30 Jahren an Ösophaguskarzinom verstorben. Beide Kinder des Patienten leiden inzwischen ebenfalls an chronisch-mukokutaner Kandidose. Hypoparathyreoid-Addison-Moniliasis-(HAM-)Syndrom?

19. Pseudomykosen und Erkrankungen durch Korynebakterien

Pseudomykosen sind Erkrankungen, die Mykosen imitieren und z. T. früher auch als echte Mykosen angesehen wurden, wie Aktinomykosen und Erythrasma. Die *Aktinomykose* ist im klassischen Bild durch brett-harte, fistelnde Granulome, vor allem im Halsbereich, gekennzeichnet. *Korynebakterien* sind verschiedene Arten grampositiver Erreger. Der Erreger der Diphtherie wird zu den Korynebakterien gezählt. Persistie-rende Ulzera mit überhängendem Rand und haftender, bräunlich-grau-er Membran, besonders in den Körperfalten, sollten an eine *Hautdiph-therie* denken lassen. Auch der Erreger des Erysipeloids ist ein Kory-nebakterium.

Erythrasma

Das Erythrasma beginnt mit rötlichen Herden, die später bräunlich-schuppend werden. Es ist nur geringfügig über die gesunde Haut erha-ben. Meist findet es sich bei Männern an der Innenseite der Ober-schenkel, gegenüber dem Skrotum, ganz besonders links, in den Lei-sten, in der Rima ani, in den Achseln und bei Frauen unter den Mam-mae (Abb. 206). Es ist aber auch an anderen Stellen des Körpers, sogar auf dem behaarten Kopf, zu finden. Erreger ist das Corynebacterium minutissimum (früher Microsporon minutissimum). Im Wood-Licht (S. 150 f.) leuchten die Erythrasmaherde rot auf (Abb. 207).

Trichobacteriosis (axillaris) palmellina

Die Trichobacteriosis axillaris palmellina (früher Trichomycosis pal-mellina) kommt hauptsächlich an der Achsel, gelegentlich auch im Be-reich der Schambehaarung vor. Die Haare sind mit einer septierten Masse überzogen, die ihnen einen gelbroten oder schwarzen Farbton gibt und auch die Wäsche entsprechend verfärbt. Es handelt sich dabei um ein Produkt, das der Erreger, Corynebacterium tenue, absondert.

Erysipeloid

Erysipeloid – Rotlauf:
erysipelähnliche Herde
aber meist nur mit Durchmesser unter 10 cm
selten Allgemeinsymptome
spontane Abheilung

Der Rotlauf tritt in erster Linie bei Menschen auf, die beruflich mit erkrankten Tieren, vor allem Schweinen (Schweinerotlauf), Fischen,
Wild, Geflügel oder deren Kadavern umgehen. Es entsteht rasch ein
Ödem mit Rötung, das sich aber im Gegensatz zum Erysipel langsam
ausbreitet. Erreger ist ein grampositives Korynebakterium: Erysipel-
othrix insidiosa. Im Gegensatz zum echten Erysipel erreicht das Erysipeloid selten einen größeren Durchmesser als 10 cm (Abb. **208**); normalerweise kommt es bereits zwei Wochen später zu einer spontanen
Abheilung. Allgemeinsymptome treten nur bei 10 % der Patienten auf,
multiple Herde sind eine Seltenheit.

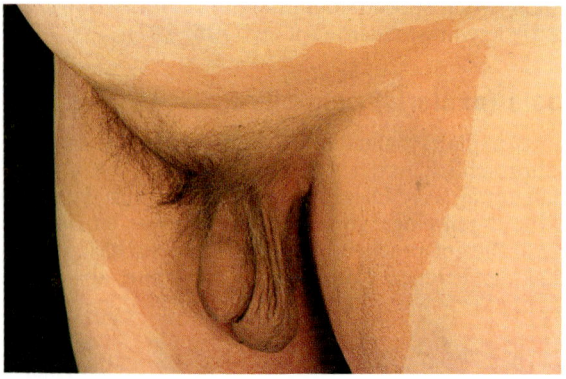

206 Erythrasma der Leistenregion

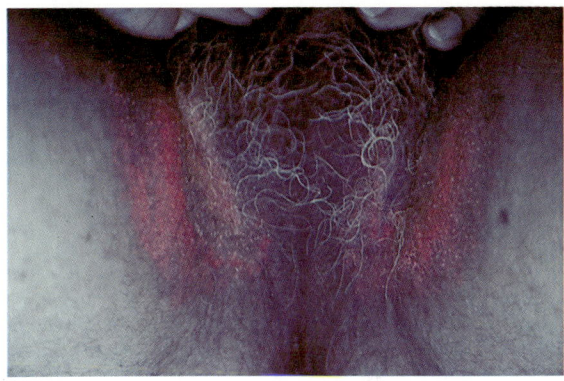

207 Rote Fluoreszenz des Erythrasmas im Wood-Licht
(s. S. 150 f.)

208 Erysipeloid, Rotlauf, vom Tier
auf den Menschen übertragen
(vgl. Abb. **226, 227**)

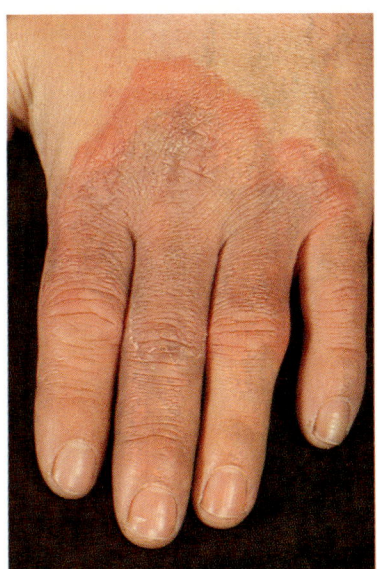

20. Zoonosen

---

vom Tier auf den Menschen übertragen
Beispiel: Brucellosen, Toxoplasmosen, Katzenkratzkrankheit, Rotz
Milzbrandkarbunkel – Knoten mit schwarzem, hämorrhagisch nekroti-
schem Zentrum

Anthrax – Milzbrandkarbunkel

Der Milzbrand gehört mit Rotz, Brucellosen, Toxoplasmose, Katzenkratzkrankheit und Erysipeloid zu den *Zoonosen,* d. h. von Wirbeltie-
ren auf den Menschen übertragene Infektionen. Erreger des Anthrax
ist das Bacterium anthracis. Der Milzbrand kommt in Europa nur selten und nur bei Personen vor, die Umgang mit grasfressenden Tieren
oder deren Kadavern haben. Sporen können im Trockenen bis zu 20
Jahren überleben. Milzbrand ist gekennzeichnet durch ein rotes Ödem
der Haut, auf dem sich Blasen entwickeln. Diese wandeln sich in
schwärzliche Krusten um. Hohes Fieber und toxische Symptome folgen der Infektion.

21. Viruskrankheiten der Haut und der angrenzenden Schleimhäute

---

Viruserkrankungen mit Bläschen:

Bläschen werden im Verlauf gedellt

Pocken: Verdacht meldepflichtig, Ansteckungsmöglichkeit? Prodromi? inzwischen angeblich ausgerottet

Herpes (Herpesvirus 1 und 2):
herpetiform gruppierte Bläschen mit ballonierender Degeneration, im Ausstrich Riesenzellen,
Erstinfektion – Herpesstomatitis – Vulvovaginitis
rezidivierender Herpes (labialis, progenitalis, solaris)
vor allem bei endogenem Ekzem generalisierte Form möglich (Eczema herpeticatum)

Zoster: halbseitig, folgt Ausbreitung sensibler Nerven
Nekrosen, aberrierende Bläschen – varizellenartig
Neuritiden mit Schmerzen zuvor, gleichzeitig, folgend für Monate oder Jahre
besonders schwere Verlaufsformen bei Herpes und Zoster: Immundefekt!

Varizellen: gleiches Virus wie Zoster
Bläschen histologisch bei Zoster und Varizellen wie Herpes

Variola – Pocken

Die Pocken gelten als ausgerottet. Die charakteristische Effloreszenz ist ein gedelltes und gekammertes Bläschen; in der gleichen Region ist das Pockenexanthem gleichmäßig entwickelt, ganz im Gegensatz zu den Varizellen mit in ein und derselben Region unterschiedlich entwickelten Bläschen („Sternenhimmel", s. unten u. Abb. 209).

Varizellen, Windpocken

Die Varizellen beginnen mit spitzen oder halbkugeligen, wasserklaren Bläschen, die zunächst nicht gedellt sind und später gelblich und nekrotisch werden („Sternenhimmel", s. oben u. Abb. 209). Gemeinsam mit den Bläschen des Zosters und oft auch des Herpes lassen sich im Bläschenausstrich ballonartig umgewandelte Epidermiszellen und Riesenzellen nachweisen.

Herpes

Für den Herpes sind gruppierte, später gedellte Bläschen kennzeichnend (Abb. 210). Besonders häufig werden das Gesicht, hier wieder die Lippen (Abb. 211), und die Genitalregion befallen *(Herpes progenitalis)*. Erreger sind die Herpesviren Typ 1 und Typ 2. Manche Faktoren provozieren den Herpes, darunter auch Sonnenstrahlen *(Herpes solaris)*. Die Bläschen wandeln sich eitrig um, eröffnen sich und hinterlassen Erosionen, die von gelblichen Krusten bedeckt sein können.

Bei immungestörten Personen (z. B. Kranken mit endogenem Ekzem oder Dyskeratosis follicularis vegetans Darier) kann es zu einer allgemeinen Ausbreitung der Herpesbläschen kommen (Eczema herpeticatum, varizelliforme Eruption Kaposi), die an die Vaccinia generalisata erinnert (Abb. 212). Meist verläuft die Herpeserstinfektion unbemerkt, jedoch manchmal mit einer Stomatitis oder Vulvovaginitis, auch mit noch ernsteren Komplikationen, sogar einer Herpesenzephalitis. Schwere atypische Verlaufsformen des Herpes mit Ulzerationen weisen auf Immundefekte hin (AIDS). Der Nachweis des Herpesvirus ist u. a. mit Hilfe der Immunhistologie möglich.

Zoster (Gürtelrose)

Der Zoster äußert sich mit ähnlichen Bläschen wie der Herpes (herpetiforme Gruppierung Abb. 213, 214). Erstes Symptom sind zuweilen Schmerzen oder ein Erythem. Da die Viren zunächst die sensiblen Ganglien halbseitig befallen, ist der Befall eines Hautareals im Bereich eines Nervensegmentes auf einer Körperseite charakteristisch. Häufig ist der 1. Trigeminusast (Abb. 213) betroffen.

Bei ernsten Allgemeinstörungen (Lymphomen, Resistenzschwäche durch immunsuppressorische Behandlung oder andere Faktoren, z. B. AIDS) kommt es zu einer varizellenartigen Ausbreitung von Bläschen über den Körper *(aberrierende Bläschen);* der Zoster kann zur lebensbedrohenden Erkrankung werden. Zosterbläschen werden nicht selten nekrotisch und hinterlassen depigmentierte Narben als Hinweis auf die durchgemachte Erkrankung. Gefürchtet sind auch die Neuralgien, die vor allem bei älteren Menschen dem Zoster über Monate und Jahre folgen können. Bei HIV-infizierten Patienten (AIDS) kann der Zoster statt zu Bläschen zu tiefen Ulzerationen führen.

Warzen

Quadervirus:
  Molluscum contagiosum (Dellwarzen)
Papovaviren – humane Papillomviren (HPV):
  Verrucae vulgares
    palmares   Sonderformen: Mosaikwarzen,
    plantares   Einschlußwarzen
    filiformes
    planae
          Epidermodysplasia verruciformis, benigne, wie plane Warzen
  oder Epidermodysplasia verruciformis, maligne, andere HP-Viren
    klinisch: poikilodermieartig oder Xeroderma-pigmentosum-artig,
    plus Sonnenstrahlen: karzinomatöse Entartung
  Condylomata acuminata (Feigwarzen)
Papovaviren   Familie
  *Pa*pillom-Viren
  *Pol*yom-Viren   Genus
  *Va*kuolisierende Viren der Affen
          HPV Typ 1,2,3 usw., zahlreiche Spezies

Molluscum contagiosum (Dellwarze)

Die Dellwarzen äußern sich in stecknadelkopf- bis erbsengroßen, hautfarbenen bis gelbweißen oder auch rötlichen, wachsartig glänzenden,
harten, halbkugeligen, zentral leicht eingedellten Papeln (Abb. 215).
Sie sitzen einzeln oder auch zu vielen vereint. Die zentrale Delle zeigt
meist eine kleine Öffnung, aus der sich eine breiartige, mehr oder weniger dickflüssige, weiße Masse herausdrücken läßt. In dieser Masse finden sich die Molluskumkörperchen, die sich leicht im Ausstrich nachweisen lassen. Das feingewebliche Bild ist charakteristisch. Dellwarzen
finden sich besonders bei Kindern mit endogenem Ekzem, die mit Glu-
cocorticoidsalben behandelt wurden. Extrem große Molluska findet
man bei HIV-Infizierten.

Durch humane Papillomviren (HPV) hervorgerufene Warzen

Verruca vulgaris (gewöhnliche Warze)

Die vulgären Warzen finden sich besonders an Händen und Füßen, oft
kombiniert mit Akrozyanose, Hyperhidrose (Abb. 216).

Ihr klinisches Erscheinungsbild als runde bis ovale, kleine Tumoren
mit stark verhornter Oberfläche ist so charakteristisch, daß andere Erkrankungen als verrukös bezeichnet werden, wenn sie warzenähnlich
aussehen. Bei Personen, die mit Tieren umgehen und die in unterkühl-

ten Räumen arbeiten, kommen diese Warzen um ein Mehrfaches häufiger vor als bei anderen. Gelegentlich finden sie sich auch an den Schleimhäuten (fokale epitheliale Hyperplasie). Andere Formen sind die *filiformen Warzen* (Abb. 217), oft im Gesicht älterer Menschen, und die Palmar- und Plantarwarzen als Einzelwarzen in Form der virenreichen Einschlußwarzen oder mosaikartig aneinandergelagert (Abb. 218).

Plane Warzen

Die *planen Warzen* kommen als kleine, flache, gegen die Umgebung scharf abgesetzte Papeln von hautfarbener, gelbgrauer oder bräunlicher Eigenfarbe, vor allem im Gesicht, bei Kindern, Mädchen und jungen Frauen vor (Abb. 219), nur vereinzelt bei Männern. Diese Warzen können flächenhaft zusammenfließen. Bei Störungen des Immunmechanismus ist eine Sonderform, die Epidermodysplasia verruciformis, mit Übergang in Karzinome bei Infektion mit besonderen HP-Viren plus Sonnenstrahlen möglich.

Condylomata acuminata (spitze Kondylome, Feigwarzen)

Basis schmaler als Oberfläche
besonders im Anogenitalbereich
seltener am Mund oder in Körperfalten
Förderung durch Fluor und Mazeration
besonderes HP-Virus
Sonderform: Riesenkondylome Buschke-Löwenstein
   Übergang, aber auch Verwechslung (klinisch-histologisch) mit
   Plattenepithelkarzinomen möglich
Differentialdiagnose: Condylomata lata: Syphilis II
(Treponemen leicht nachzuweisen,
Serologie positiv)
bowenoide Papulosis s. S. 228, Abb. **223, 286**

Die Feigwarzen sind anfangs warzenförmige, später durch Lappen- und Furchenbildung blumenkohl- oder hahnenkammartig gestaltete Gebilde, die zu regelrechten Beeten zusammenfließen. Sie finden sich besonders dort, wo durch Mazeration und Durchfeuchtung die Ansiedlung und Haftung des Virus gefördert wird, vor allem in der Anogenitalregion (Abb. **220–222**). Der Erreger ist mit dem der vulgären Warzen verwandt, aber nicht mit diesem identisch (andere HPV-Spezies).

Die Feigwarzen können sich auch auf die Schleimhäute, im besonderen des Enddarms, der Vagina und der Harnröhre, ausbreiten.

Die bowenoide Papulose im Genitoanalbereich (s. Abb. **223, 286** u. S. 228) ist durch ein HP-Virus bedingt.

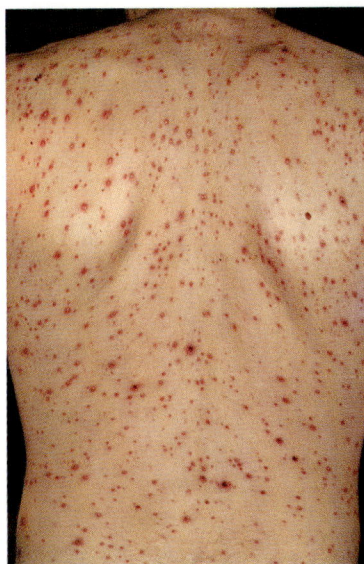

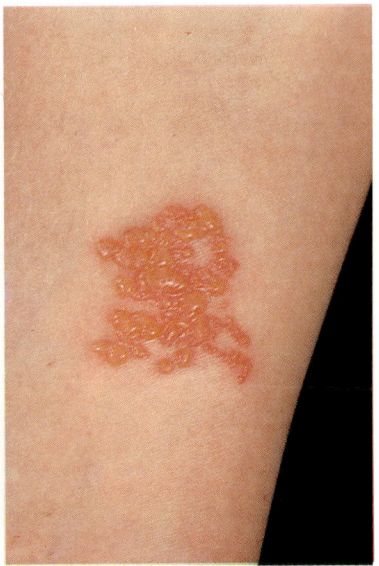

209 Varizellen bei Erwachsenen. Zentral nekrotische Bläschen, herpetiform gruppiert

210 Frische Herpesbläschen in der typischen herpetiformen Gruppierung. Bläschen zum Teil spitzkeglig (frische Bläschen), zum Teil gedellt

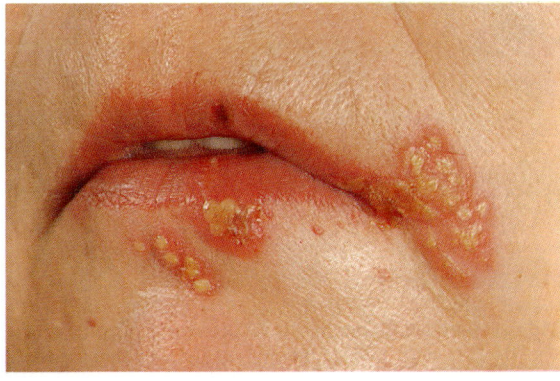

211 Herpes labialis, besonders massiver Befall. Zum Teil Entwicklung honiggelber Krusten

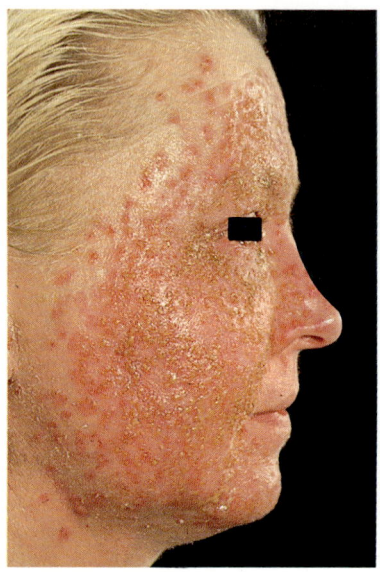
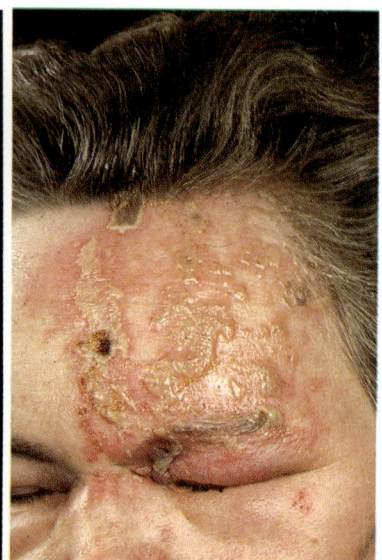

212   Eczema herpeticatum, Kaposis varizelliforme Eruption. Ausgedehnter Befall mit Herpesbläschen bei immungestörten Personen (endogenes Ekzem, Morbus Darier)

213   Zoster. Befall des 1. Trigeminusastes. Bläschen in herpetiformer Gruppierung, meist gedellt, zum Teil nekrotisch

214   Zoster, Gürtelrose. Halbseitiger Befall des Thorax, nekrotische Bläschen

215   Mollusca contagiosa. Die Effloreszenzen sind zum Teil rötlich, wie im Bild, können aber auch stärker gelblich sein. Links deutliche Entzündung eines Molluscum contagiosum

216   Gewöhnliche Warzen im Bereich des Nagelwalles

214

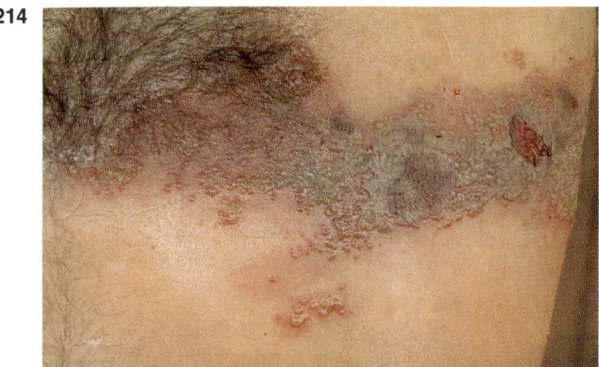

215

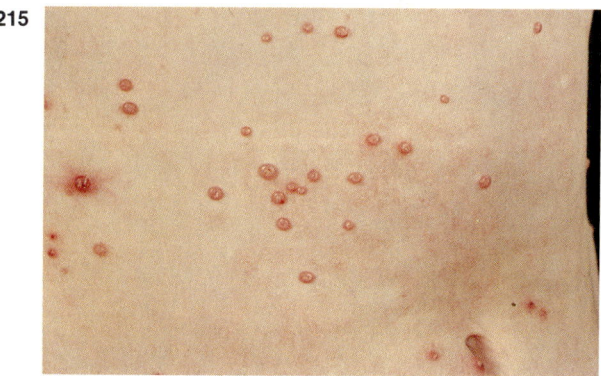

216

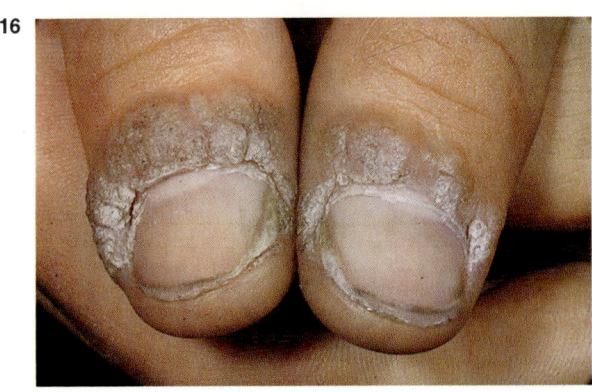

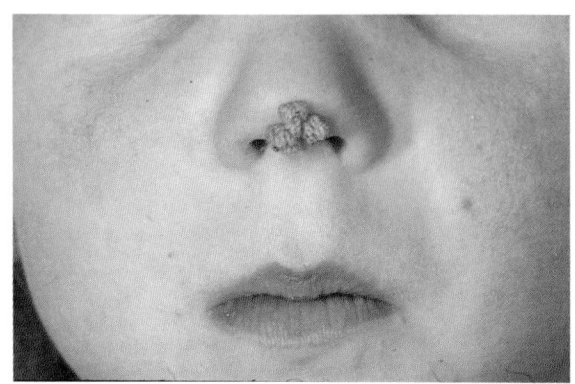

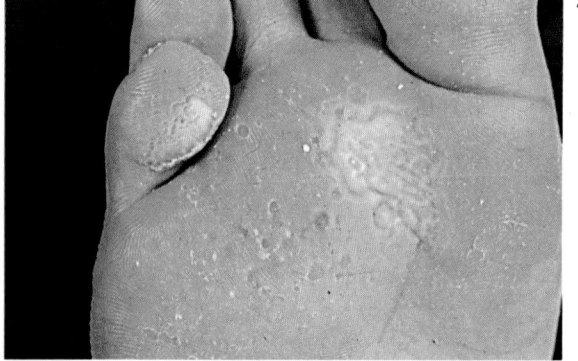

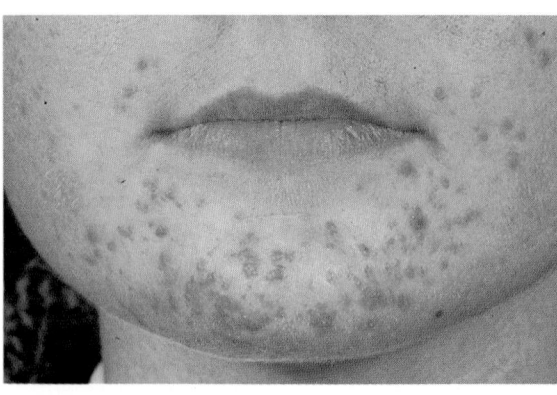

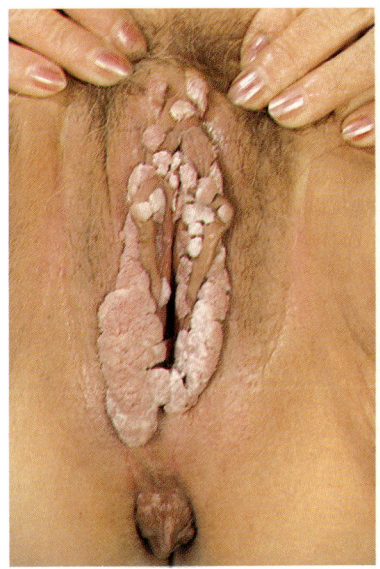

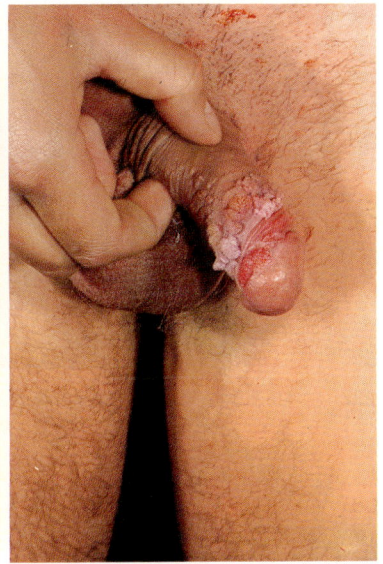

220 Ausgedehnte spitze Kondylome, zum Teil in Art von Riesenkondylomen im Vulvabereich. Um den Anus geringer Prolaps, oft als äußere Hämorrhoiden bezeichnet, auch dort spitze Kondylome

221 Spitze Kondylome im Bereich der Vorhaut und der Glans

217 Filiforme Warzen an der Nasenspitze

218 Mosaikartig angeordnete Plantarwarzen, daneben weißliche Verfärbung und grubenartige Erosionen der Hornschicht (Keratolysis plantare sulcatum – Pitted Keratolysis). Starke Schweißbildung fördert offenbar beide Veränderungen, bei der Pitted Keratolysis wird eine bakterielle Infektion vermutet

219 Verrucae planae im Kinnbereich

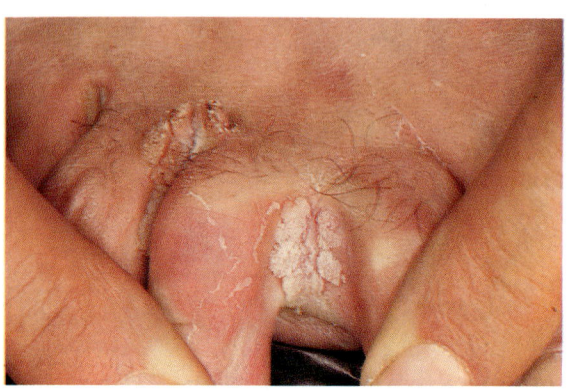

222 Spitze Kondylome zwischen den Zehen

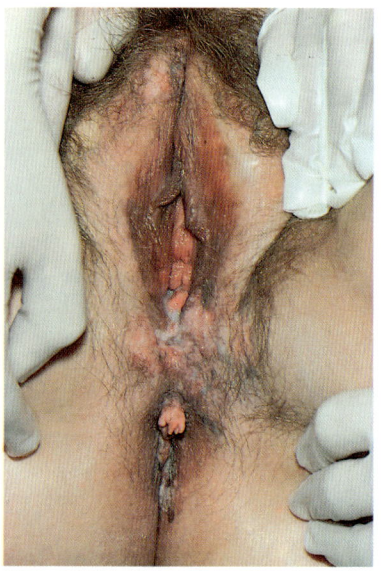

223 Bowenoide Papulose. An der hinteren Kommissur und auf der Mariske (S. 270) bowenartige Veränderung (s. auch Abb. **286**)

22. Pyodermien, bakteriell-eitrige Infektionen der Haut

Impetigo contagiosa	bullös-eitrig, meist bei Kindern Extremform: bakterielle toxische epidermale Nekrolyse, superfizielles Staphylokokkenschälsyndrom (SSSS)
Follikulitis	oberflächlich – Follikeleingang, Folliculitis barbae
Furunkel	Entzündung und Nekrose des ganzen Haarbalges
Karbunkel	mehrere Haarbälge betroffen (Nacken)
Ekthymata	ausgestanzte Geschwüre, meist am Unterschenkel schlechte hygienische Bedingungen
Erysipel – Wundrose	β-hämolysierende Streptokokken, hohes Fieber, flächenhaftes Erythem, Rezidivneigung, Lymphödem-Elephantiasis
Differential- diagnose	Akne, Rosazea, Pili incarnati, Epizoonosen, Herpes, Mykosen, Syphilis, Pyoderma gangraenosum, Dermatitis perianalis fistulosa

(Bei Furunkel/Karbunkel gemeinsam: Resistenzschwäche, virulente Erreger, Hospitalismus, Nosokomialismus)

Impetigo

Die Impetigo (bullosa) tritt mit Blasen auf, die sich rasch eröffnen und dann mit Krusten, oft von honiggelber Farbe, bedeckt sind (Abb. 224). Manchmal sind die Blasen nur noch an ihrem Randsaum erkennbar, und die Impetigo besteht völlig aus Krusten und Erosionen. Erreger sind vornehmlich Staphylokokken, seltener Streptokokken, manchmal gemischt. Bei Infektion mit entsprechenden Streptokokkenstämmen besteht die Gefahr einer Nephritis.

Komplikationen bei Staphylokokkeninfektion: Dermatitis exfoliativa neonatorum Ritter von Rittershain oder toxische epidermale Nekrolyse (Ritter-von-Rittershain-Lyell-Syndrom, Abb. 225), fast ausschließlich bei Kindern wegen der Anfälligkeit der kindlichen Haut gegenüber Staphylokokkentoxinen. Diese Form der toxischen epidermalen Nekrolyse verläuft aber meist leichter als die arzneibedingte (s. S. 132).

Follikulitiden

Follikulitis mit Pustelbildung im Eingang des Haarfollikels, besonders im Bartbereich. Differentialdiagnose: Pseudofolliculitis barbae = Entzündung durch einwachsende Haare (Pili incarnati).

Furunkel: Entzündung und Nekrose des gesamten Haarfollikels. Differentialdiagnose: Hidradenitis suppurativa der apokrinen Schweißdrüsen. Sie wird mit Furunkeln der Achselgegend verwechselt.

Karbunkel: Befall mehrerer Haarfollikel.

Ursachen: Abwehrschwäche des Organismus, äußerlich ungünstige Bedingungen, hochvirulente Erreger. Diese werden durch Patienten und Pflegepersonal weiterverbreitet; man findet sie in Körperöffnungen, Körperfalten, Salbentöpfen, Körperpflegemitteln (Hospitalismus, Nosokomialismus).

Eine der Akne zuzurechnende Follikulitis ist die Folliculitis nuchae scleroticans (Keloidakne).

Ekthymata

Ausgestanzte Geschwüre vorwiegend an den Unterschenkeln infolge eitriger Infektion bei schlechten Umweltbedingungen (Krieg, Gefangenschaft). Differentialdiagnose: diphtherische Ulzera (s. S. 161).

Erysipel

Das Erysipel wird durch β-hämolysierende Streptokokken hervorgerufen und befällt die Haut einschließlich der Subkutis. Spontanheilung ist das Übliche, aber auch eine Septikämie oder der Übergang in eine nekrotisierende Fasziitis sind möglich. Rezidivierende Erysipele sind gefolgt von Lymphödemen mit Elephantiasis, besonders der Extremitäten.

Das Erysipel beginnt gewöhnlich mit hohem Fieber und ist durch „flammende" Rötung und Schwellung der Haut mit zungenartigen Ausläufern gekennzeichnet (Abb. **226, 227**). Blasen, Nekrosen und phlegmonöse oder gangränöse Umwandlungen sind möglich (tiefe Form: Fasciitis necroticans, Abb. **228**). In manchen Ländern werden Erysipele als Phlegmonen bezeichnet, wenn sie sich auf präexistenten Hautveränderungen entwickeln.

Differentialdiagnose: atypisches Erythema nodosum, Vorstadium bei Zoster, Kontaktekzeme, Phlebitiden, Mykosen, Erysipeloid (s. Abb. **208**), toxisches Schocksyndrom (Staphylokokkenintoxikation, auch an Hautwunden, skarlatiniformes Exanthem).

224 Ausgedehnte Impetigo contagiosa. Honiggelbe Krusten, besonders stark ausgeprägt im Bereich der Oberlippe unter den Nasenlöchern

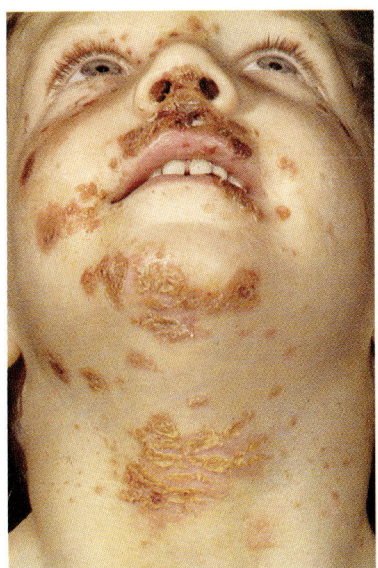

225 Dermatitis exfoliativa. Bakterielle Form der toxischen epidermalen Nekrolyse, Ritter-von-Rittershain-Lyell-Syndrom, ▼ s. Abb. **175**

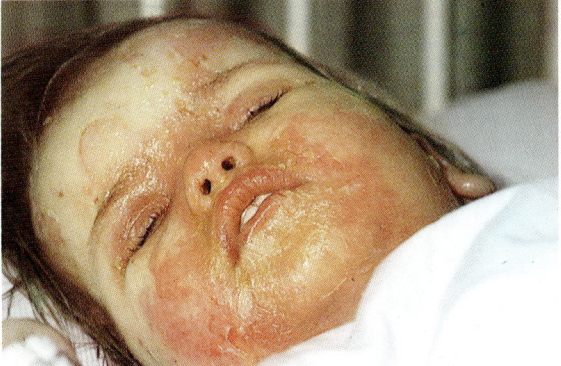

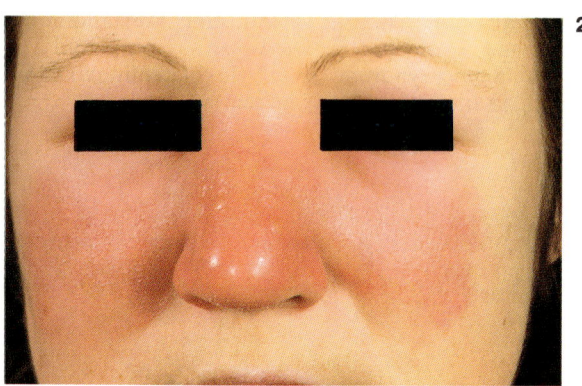

226

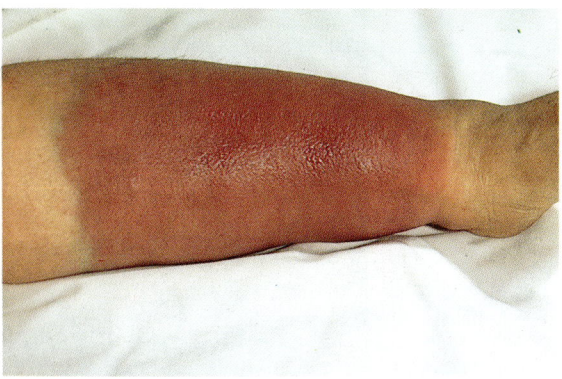

227

226 Erysipel. Ausgehend von den Nasenlöchern mit Schwellung beider Wangen

227 Erysipel des Unterschenkels

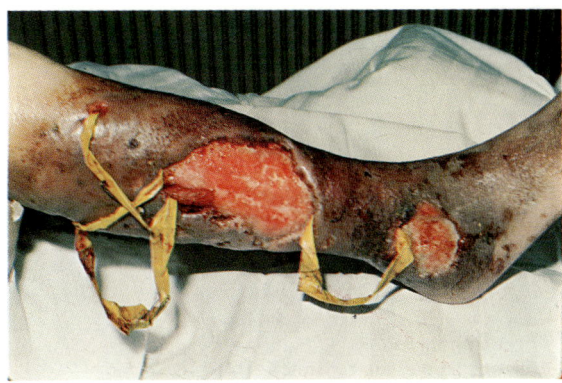

228 Nekrotisierende Fasziitis. Hoher Anti-DNase-B-Titer, Antikörper gegen Zellwandbestandteile von Streptokokken. Frühe ausgedehnte Inzision notwendig!

23. Pseudopyodermien

Pyoderma gangraenosum (Colitis ulcerosa, andere systemische Erkrankungen, Leberzirrhose, Paraneoplasie)
nekrolytische migrierende Erytheme bei
    glucagonproduzierenden Pankreastumoren
Dermatitis perianalis fistulosa (Morbus Crohn)
Lymphogranuloma inguinale
Acne conglobata
eosinophiles Granulom des Knochens (Langerhanszell-Granulom)
systemische Mykosen

Das *Pyoderma gangraenosum* ist überdurchschnittlich häufig kombiniert mit Colitis ulcerosa, aber auch anderen systemischen Störungen und inneren Neoplasmen; wahrscheinlich handelt es sich um einen vaskulären Prozeß mit eitriger Einschmelzung. Auch nekrolytische migrierende Erytheme bei glucagonproduzierenden Tumoren des Pankreas oder bei Leberzirrhose rufen pyodermieähnliche Veränderungen hervor. Die *Dermatitis perianalis fistulosa* ist ein Symptom bei Morbus Crohn; ähnliche Veränderungen verursacht das Lymphogranuloma inguinale und die Acne conglobata. Bei allen Pyodermien sind Prozesse aus dem Bereich der Akne, der Tuberkulose, der Syphilis und vor allem Pilzerkrankungen auszuschließen.

24. Hauttuberkulose

Mycobacterium tuberculosis, human, bovin, atypisch (z. B. Mycobacterium avium), Infektionsweg: hämatogen, lymphogen, exogen (Inokulation, BCG), von anderen Geweben her, z. B. Lymphknoten

ohne oder geschwächte Immunabwehr:
Primäraffekt;
Tuberculosis miliaris ulcerosa

bei Immunabwehr (immer vorausgehende Infektion):
Tuberculosis cutis luposa (Lupus vulgaris) (Lupusfleck, Spatelprobe, Sondenprobe)
Tuberculosis cutis colliquativa (Lymphknoten)
Tuberculosis cutis verrucosa ⎫ Inokulation
Tuberculum anatomicum ⎭

Tuberkulide: nach BCG-Impfung
übrige Tuberkulide umstritten, im besonderen Erythema induratum Bazin

---

Die Infektion der Haut mit Tuberkelbakterien ist auf dem Blutwege, dem Lymphwege oder exogen durch Inokulation möglich, aber auch durch Fortschreiten der Tuberkulose von benachbarten Geweben in die Haut. Erreger: Mycobacterium tuberculosis, 3 Typen: 1. humane, 2. bovine, 3. atypische Mykobakterien, darunter Mycobacterium avium.

Bei fehlender Immunabwehr

Tuberkulöser Primärkomplex der Haut mit Primäraffekt, Lymphangitis und Lymphadenitis. Der Primäraffekt besteht in einer lividen, weichen Papel, die rasch zu einem Ulkus zerfällt. Ein charakteristisches tuberkulöses Granulationsgewebe fehlt, aber Erreger sind nachweisbar. *Regel: bei guter zellulärer Abwehr tuberkulöses Granulationsgewebe mit wenig Erregern, bei schlechter zellulärer Immunitätslage zahlreiche Erreger, aber kein tuberkulöses Granulom.*

Die *BCG-Impfung* ist ein künstlich gesetzter Primäraffekt mit abgeschwächten Erregern. Im Anschluß an eine BCG-Impfung sieht man Tuberkulide unter verschiedenen Bildern (figurierte Erytheme, Tuber-

culosis cutis lichenoides, Erythema nodosum, urtikarielle Exantheme).
Eine Einschmelzung der BCG-Granulome im Sinne einer Tuberculosis
cutis colliquativa kommt vor, im besonderen bei Erwachsenen mit bereits überwundenem Primärkomplex.

Die *Tuberculosis cutis* (bzw. mucosae) *ulcerosa* ist meist an den Übergangsschleimhäuten zu finden bei Patienten, die an einer massiven
Lungentuberkulose leiden. Die Ulzera enthalten massenhaft Bakterien,
meist fehlt aber das tuberkulöse Granulom.

Bei bestehender Immunabwehr

Tuberculosis cutis luposa

Die Tuberculosis cutis luposa, der Lupus vulgaris, ist die häufigste aller
Hauttuberkulosen. Die Tuberkulinreaktion ist so gut wie immer positiv, d. h. die Tuberculosis cutis luposa entwickelt sich bei Menschen,
die bereits einen Primärkomplex durchgemacht haben, im besonderen
bei Frauen. Die Tuberkelbazillen gelangen in die Haut durch Inokulation, hämatogen, lymphogen oder auch mit dem Durchbruch von tu-
berkulösen Abszessen von Knochen, Lymphknoten, Nebenhoden usw.
(Etagenlupus). Besonders häufig ist das Gesicht, vor allem der mittlere
Bereich und die Nase, befallen. Auch die Übergangsschleimhäute können betroffen werden.

Die Primäreffloreszenz ist ein Knötchen, das meist aber in der Haut
liegt *(Lupusfleck)*. Solche Knötchen fließen zusammen und sind von
rötlicher bis brauner Farbe. Auf Glasspateldruck erscheinen sie gelblich, ähnlich Apfelgelee, aufgrund des Gehalts an Lipiden und Lipo-
chromen der Epitheloidzellen (Abb. 229). Da das Bindegewebe der
Dermis zerstört wird, bricht eine dickere Sonde bereits auf mäßigen
Druck in die Haut ein. Durch Wachstum des Lupusknötchens entstehen kreisförmige serpiginöse Herde mit zentraler Narbenbildung und
ausgesprochener Neigung zu Narbenzug, Schuppenbildung, follikulä-
rer Hornbildung, Zerfallserscheinung mit Ulzerationen und Wucherungen der Epidermis.

Tumorartige Vorwölbungen sind Symptome der Tuberculosis cutis luposa. Auch angrenzende Gewebe, im besonderen Knorpel und Knochen, werden zerstört. Vor der Möglichkeit der Chemotherapie kam es
zur karzinomatösen Entartung von Lupusherden, im besonderen nach
Röntgenbestrahlung (Lupuskarzinome).

Differentialdiagnose: tuberoserpiginöse Herde der Syphilis III,
Schwimmbad- und Aquariengranulome, das sich oberflächlich ausbrei-
tende Basaliom, der Morbus Bowen; im Gegensatz zu Psoriasis, Mykosen und Ekzemen werden die Lupusknötchen atrophisch.

Die *Tuberculosis cutis verrucosa* einschließlich des Tuberculum anatomicum entsteht durch Inokulation von Tuberkelbakterien bei Menschen mit normaler Resistenz, meist an Stellen, die mit einer breiten Hornschicht ausgerüstet sind (Hände und Füße) (Abb. 230).

Tuberculosis cutis verrucosa:
Inokulation
meist an Händen und Füßen
Tuberculum anatomicum
Tuberculosis cutis colliquativa:
einschmelzende Granulome,
meist vom Lymphknoten aus
eiternde Fisteln

Tuberculosis cutis colliquativa

Die Tuberculosis cutis colliquativa ist gekennzeichnet durch einschmelzende Granulome, meist von den Lymphknoten ausgehend. Der Fistelgang bricht durch Subkutis und Oberhaut (Abb. 231). Die Tuberculosis cutis colliquativa heilt mit eigenartig eingezogenen Narben ab.

Tuberkulide

Tuberkulide waren immer schon selten. Es ist umstritten, ob als Tuberkulide aufgefaßte Krankheitsbilder überhaupt zur Tuberkulose gehören. An dem Vorkommen von Tuberkuliden besteht jedoch kein Zweifel, da sie nach BCG-Impfung auftreten (Abb. 232, s. auch S. 181 f.).

Tuberculosis cutis indurativa (Erythema induratum Bazin): Unter diesem Namen wurden tiefer in der Haut, meist in der Wadenregion, gelegene Knoten mit Neigung zur zentralen Einschmelzung beschrieben (Abb. 233). Das Erythema nodosum (s. S. 79, Abb. 114) sitzt auf der Streckseite der Unterschenkel und neigt nicht zur Einschmelzung. Die Mehrzahl der früher als Erythema induratum beschriebenen Fälle gehört wahrscheinlich zu den nodulären Vaskulitiden; manche Autoren leugnen das Vorkommen eines derartigen Tuberkulids gänzlich.

Tuberculosis cutis indurativa, Erythema induratum Bazin:
tief gelegene Knoten
zentrale Einschmelzung
meist Wadenregion

Papulonekrotische Tuberkulide und der Lichen scrophulosorum sind große Seltenheiten geworden.

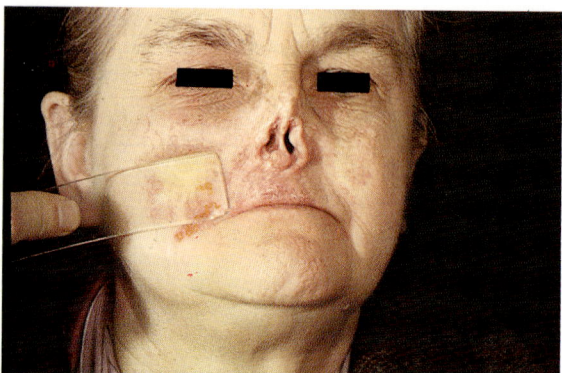

229

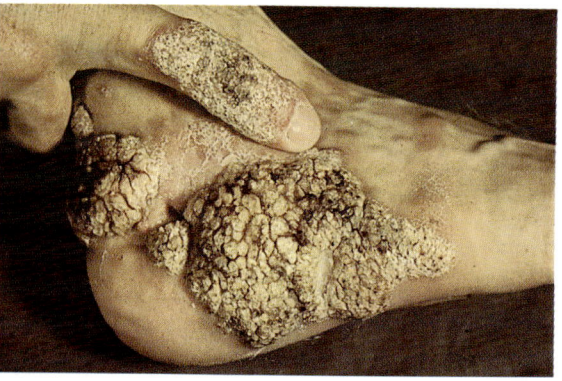

230

229 Tuberculosis cutis luposa. Narbenbildung mit Zerstörung des knorpeligen Anteils der Nase

230 Tuberculosis cutis verrucosa. Entstanden nach Behandlung von Wunden mit Butter, die wahrscheinlich Tuberkelbakterien enthielt (Differentialdiagnose: systemische Mykose)

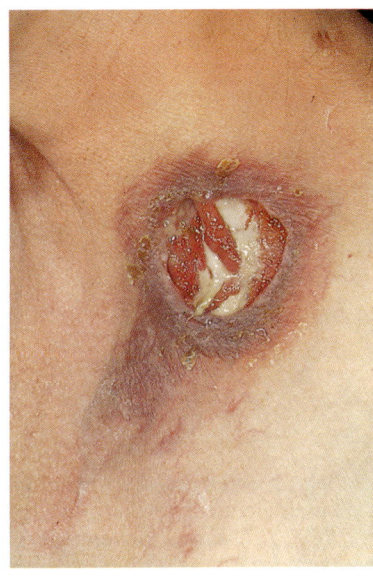

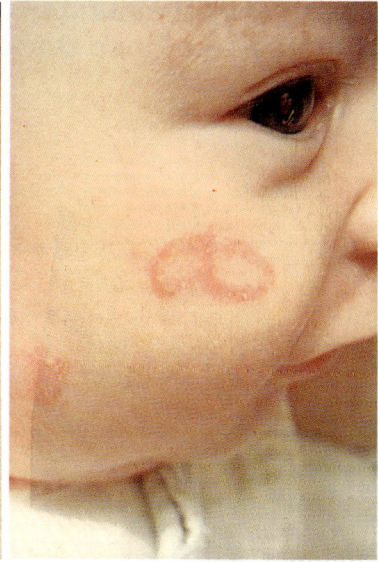

231 **232**

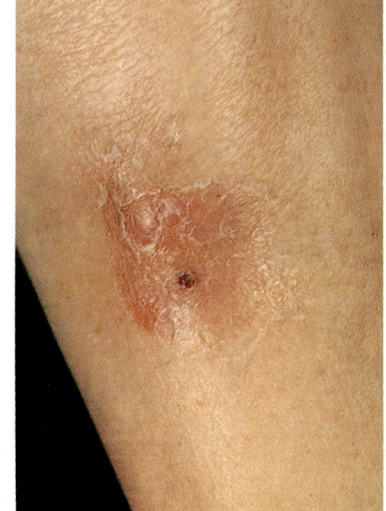

231 Tuberculosis cutis colliquativa. Einschmelzender Lymphknoten
mit an die Hautoberfläche durch-
brechendem Abszeß

232 Anuläres Tuberkulid nach
BCG-Impfung bei 2 Monate altem
Säugling

233 Erythema induratum Bazin,
heute meist als allergisch bedingte
Vaskulitis aufgefaßt

233

25. Hauterscheinungen der Sarkoidose Boeck

Papeln, Knoten, Plaques
Epitheloidzellgranulome
Immunreaktionen vom Typ IV (S. 114), zellulärer Typ, geschwächt
Tuberkulintest oft negativ
Kveim-Test positiv
Differentialdiagnose: Tuberkulose, Lepra, Granuloma faciale (eosinophili-cum)

Die Sarkoidose tritt in der Haut mit Papeln, Knoten und flächenhaften Granulomen (Abb. 234) auf. Durch dichten Befall der Haut mit kleinen Papeln kann ein erythrodermieartiges Krankheitsbild entstehen. Mit zystischer Umwandlung der Phalangen der Finger und Zehen sind zuweilen Nagelveränderungen verbunden.

Bei der Sarkoidose sind die Immunreaktionen vom zellulären Typ abgeschwächt oder aufgehoben. Feingeweblich findet man reine Epitheloidzelltuberkel mit Langhansschen Riesenzellen, jedoch meist ohne Nekrose.

Sicherung der Diagnose: Nachweis reiner Epitheloidzellknötchen in Leber, Skalenus- oder mediastinalen Lymphknoten, evtl. Kveim-Test.

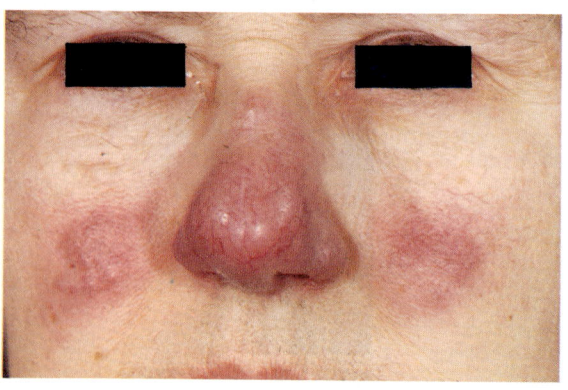

234 Sarkoidose an Nase und Wangen, früher als Lupus pernio bezeichnet

26. Lepra

Lepra lepromatosa:
    massenhaft Bakterien
    Lepragranulom: Schaumzellen
    Lepromintest negativ
    Leprareaktion: hohes Fieber, nodöses Exanthem
Tuberkuloide Lepra:
    Granulom uncharakteristisch oder tuberkuloid
    selten Bakterien
    Lepromintest positiv
    Depigmentierungen, Störungen des Nervensystems, Multiplex-Typ,
    Temperaturempfindung, Schweißabsonderung gestört
Übergangsformen:
1. Borderline-Typ = dimorphe Lepra
2. Lepra indeterminata
Differentialdiagnose: andere Granulome (Sarkoidose), Leiomyome,
Vitiligo; Frühdiagnose der Lepra: ELISA-Test!

Bei der Lepra werden zwei Hauptformen unterschieden: die Lepra lepromatosa (Abb. **235, 236**) und die tuberkuloide Form der Lepra. Im ersten Fall ist der Lepromin- oder Mitsuda-Test negativ, im zweiten Fall positiv. Bei der Lepra lepromatosa finden wir in der Haut Schaumzellen mit massenhaft Leprabakterien. Bei der tuberkuloiden Lepra ist der Bau der Infiltrate oft nicht so ausgesprochen tuberkuloid, wie der Name glauben macht. Bakterien kommen nur selten vor. Zwei weitere Formen der Lepra sind anzuführen: die Grenzfälle (Borderline-Typ oder dimorphe Lepra), die sich in die eine oder andere Verlaufsform entwickeln können, und die Lepra indeterminata, die ebenfalls ein Übergangsstadium darstellt und bei der die immunologischen Reaktionen des Organismus noch nicht festgelegt sind und daher schwanken. Charakteristisch bei Lepra sind Depigmentierungen und Leukoderme bei gestörter Sensibilität (Kalt- und Warmempfindung) und gestörter Schweißdrüsenfunktion. Schmerzhaften Neuritiden mit Parästhesien folgen trophische Ulzera, besonders an belasteten Hautstellen. Vor allem unter einer zu stark einsetzenden Therapie kommt es zur Leprareaktion mit schweren Allgemeinsymptomen (hohem Fieber) und dem Auftreten von Erythema-nodosum-artigen oder auch erysipel-artigen Veränderungen.

Differentialdiagnose bei der Lepra: andere Granulome, im besonderen Sarkoidose, Vitiligo und Erkrankungen mit Leukoderm. Mit Hilfe eines ELISA-Verfahrens ist die Infektion schon vor Auftreten von klinisch faßbaren Veränderungen zu diagnostizieren.

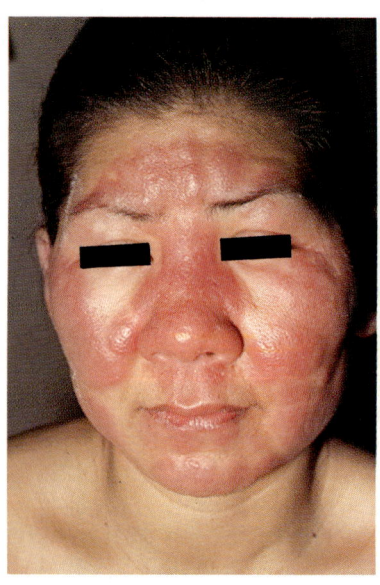
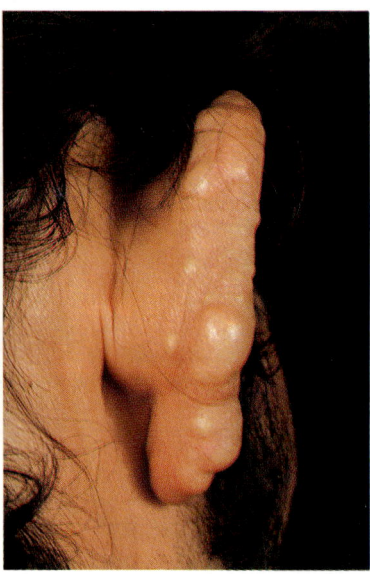

235 Lepra lepromatosa mit Facies leontina. Differentialdiagnose: leukämische Infiltrate

236 Lepra lepromatosa. Granulome am Rand des Ohres

27. Venerische Erkrankungen – vorwiegend sexuell übertragbare Erkrankungen
(STD = Sexually Transmitted Disease)

Syphilis
Gonorrhö
Ulcus molle
Lymphogranuloma inguinale
Granuloma venereum
Infektionen (Urethritis, Kolpitis)
Mykoplasma und Chlamydien, Akinetobakter
Pediculi pubis, Skabies
Infektionen des Genitales mit pathogenen Hefen
Herpes progenitalis
Condylomata acuminata
HIV-Infektionen

Unter venerischen Erkrankungen im eigentlichen Sinne verstehen wir die im Gesetz zur Bekämpfung der Geschlechtskrankheiten genannten Krankheitsbilder Syphilis, Gonorrhö, Ulcus molle, Lymphogranuloma inguinale und Granuloma venereum. Die Ansteckung kann auf andere Weise als beim Geschlechtsverkehr erfolgen, doch handelt es sich dann um Ausnahmefälle. Eine Urethritis durch Chlamydien, Trichomonaden und Mykoplasmen, Filzläuse, Kandidamykosen der Eichel und der Scheide, Herpes-simplex- und Condylomata-acuminata-Virusinfektionen werden ebenfalls beim Geschlechtsverkehr erworben; man hat daher die Bezeichnung sexuell übertragbare Erkrankungen eingeführt. Große Bedeutung hat in den letzten Jahren das erworbene Immundefizitsyndrom (AIDS = acquired immune deficiency syndrome) erlangt, Folge einer Infektion mit humanen Immundefizit-Viren (HIV) 1 oder noch selten 2.

Syphilis (Lues)

Für die Syphilis im ersten Stadium ist der Primäraffekt kennzeichnend, eine Erosion oder im ganz typischen Fall ein Ulkus mit derbem Randwall (Ulcus durum, harter Schanker) (Abb. **237–239**). In einigen Regionen, z. B. an den Labien, tritt ein indurierendes Ödem auf (Abb. **237**, **239**). Zum Primäraffekt gehört eine meist nicht sichtbare Lymphangitis und eine nicht schmerzhafte Schwellung der Lymphknoten, die derb

---

Stadien der Syphilis (nach *W. Lutz*):

Primärstadium		
Infektion		Zeit des Auftretens nach Infektion
Syphilis,	Primäraffekt	3½ Wochen (1–7 Wochen)
1. Stadium	regionäre Lymphknoten +	4½–5 Wochen
	Seroreaktionen	2–6 Wochen
	Prodromi	8 Wochen
	Polyadenitis	9½ Wochen
Sekundärstadium		
Syphilis,	Exanthem	10 Wochen = 2½ Monate
2. Stadium	Plaques muqueuses	3 Monate
	Condylomata lata	3½ Monate
	abklingendes Exanthem	4 Monate
	Alopecia specifica	5 Monate
	Leukoderm	5½ Monate
erste Latenz – erstes Rezidiv – zweite Latenz		
Tertiärstadium		
Syphilis,	1. papulosquamös-serpigi-	
3. Stadium	nöses Syphilid	
	2. ulzerokrustös-serpiginö-	narbig!
	ses Syphilid	
	3. tiefe ulzeröse Syphilide	
	4. Gummata	
Neurosyphilis		
Syphilis cerebrospinalis, Tabes, Paralyse		

---

und nicht verbacken sind. Diese Trias: *Primäraffekt – Lymphangitis – Lymphadenitis* bezeichnet man als *Primärkomplex*.

Der Erreger der Syphilis ist das Treponema pallidum, das im Dunkelfeld oder Phasenkontrastmikroskop nachgewiesen wird.

Im Sekundärstadium (Syphilis II) kommt es zunächst zu makulösen (Roseola, s. Abb. **18**), später zu papulösen Exanthemen, die sehr vielgestaltig sein können (Abb. **239–241**) und andere Dermatosen, z. B. eine Psoriasis, nachahmen. Auch die Mundschleimhaut wird befallen, und zwar mit Plaques lisses (Abb. **242**), bei denen die filiformen Papillen der Zunge in umschriebenem Bereich wie abrasiert sind, mit Plaques muqueuses, flachen, weißen, leukoplakieartigen Schleimhautpapeln, und auch mit durchscheinenden Papeln (Plaques opalines) (Abb. **242**). Auch die Oberfläche der Tonsillen kann entsprechend verändert sein (Angina specifica: Heiserkeit, meist ohne Fieber). Breite, nässende Papeln (Condylomata lata) findet man vor allem im Anogenitalbereich

(Abb. **243**), selten in Körperfalten, auch zwischen den Zehen. Die nässende Oberfläche ist von Treponemen übersät.

Zur Syphilis II gehören die Alopecia specifica (Abb. **244**) und das syphilitische Leukoderm.

Die Veränderungen des Sekundärstadiums sind symmetrisch verteilt, können schwinden und rezidivieren. Mit zunehmender Dauer der Syphilis wird die Zahl der Effloreszenzen geringer, die Symmetrie weniger ausgesprochen. Im Tertiärstadium (Syphilis III) finden wir das papulosquamös-serpiginöse Syphilid, das ulzerokrustös-serpiginöse Syphilid, tiefe ulzeröse Syphilide und das Gumma (Abb. **245, 246**). An der Haut sitzt das Gumma vor allem an gut durchbluteten Stellen, z. B. an den Waden (Gegensatz: Ulcus cruris venosum). Die serologische Suchreaktion ist heute der TPHA-Test; er wird von der 2. Woche an positiv und bleibt es lebenslang. Mit Hilfe des 19S-IgM-Abs-Testes (aufwendig, nur für Spezialfälle) lassen sich behandlungsbedürftige Reinfektionen von alten oder falsch positiven Seroreaktionen unterscheiden.

Syphilis connata

oft Fehlgeburt nach 5. Monat
„Transfusionssyphilis – dekapitierte Syphilis":
1. Stadium übersprungen
Veränderungen wie Syphilis II, aber syphilitisches Pemphigoid
syphilitische Paronychie – Nagelverlust
plattenartige Infiltrate um Körperöffnungen
syphilitischer Schnupfen – Coryza syphilitica
Osteochondritis – Periostitis
Epiphysenlösung →
    Pseudolähmungen
Hydrozephalus
Feuersteinleber
Milzvergrößerung

Bleibende Zeichen:
1. Hutchinson-Trias:
   – obere mittlere Schneidezähne (bleibendes Gebiß) tonnenförmig, eingekerbt, auseinanderstehend
   – Innenohrschwerhörigkeit
   – Keratitis parenchymatosa
2. weitere Zahnanomalien, Leberzirrhose, Sattelnase, Olympierstirn, Säbelscheidentibia, Parrot-Furchen um Körperöffnungen (Einrisse infolge von Infiltraten) u. a.

Bei der Syphilis connata werden während der Schwangerschaft, und zwar wegen der Durchlässigkeit der Plazenta nach dem fünften Monat, Treponemen von der Mutter auf das Kind übertragen; also: keine Infektion des Kindes ohne Infektion der Mutter. Die Hautveränderungen beim Kind entsprechen im wesentlichen denen der Syphilis II. Überdies bilden sich im Bereich der Hand- und Fußnägel *Blasen* mit einem gelblich-flüssigen Inhalt; sie greifen auf Handflächen und Fußsohlen über (syphilitische Paronychie mit Nagelablösung, syphilitischer Pemphigus, syphilitisches Pemphigoid der Neugeborenen) (Abb. **247**). Um die Körperöffnungen bilden sich plattenartige Infiltrate, die die Beweglichkeit der Haut in diesem Bereich einschränken (Abb. **248**); dadurch entstehen beim Schreien des Kindes Einrisse, die lebenslang Narben hinterlassen (Parrot-Furchen). Durch Entzündung der an die Haut angrenzenden Schleimhäute kommt es an der Nase zum syphilitischen Schnupfen (Coryza syphilitica, Abb. **248**), zuweilen erstes Symptom einer angeborenen Syphilis.

„Spät"-Zeichen der konnatalen Syphilis s. Schema S. 191.

Gonorrhö

Erreger: Neisseria gonorrhoeae
Hauptsymptom Fluor, aber auch symptomlos und *doch* ansteckend
Balanoposthitis
aufsteigender Befall der Adnexe bei Mann und Frau
Prostatitis, Epididymitis, Endometritis, Salpingitis, Oophoritis, Peritonitis
Anhangsdrüsen, Bartholinitis
septische Veränderungen, maligne (sehr selten),
benigne, mit Papulopusteln
Gelenkveränderungen, Monarthritis

Die Gonorrhö ist eine ansteckende Erkrankung vornehmlich des Urogenitaltraktes, des Rektums, der Cervix uteri, manchmal des Rachens und, heute selten, der Konjunktiven.

Die klassischen Symptome bestehen beim Mann in einer akuten eitrigen Urethritis mit Ausfluß und Brennen beim Harnlassen (Abb. **249**). Wird die Infektion nicht behandelt, so kommt es beim Mann zu einem Befall der Samenwege mit Übergreifen auf die Nebenhoden (Epididymitis). Folge ist der narbige Verschluß der Samenwege. Eine andere Komplikation ist eine gonorrhoische Prostatitis. Bei der Frau sind die Urethra, der Zervikalkanal, die Skeneschen Drüsen und gelegentlich auch die Bartholinschen Drüsen befallen. Die Infektion verläuft oft asymptomatisch, und daher sind gerade die Frauen mit Gonorrhö ohne Beschwerden Infektionsquellen. Die Gonorrhö schreitet auf die höher gelegenen Abschnitte des Urogenitaltraktes mit Endometritis und Salpingitis fort; ebenso wie beim Mann kommt es zu Strikturen und als Folge zur Sterilität. Andere Komplikationen sind Parametritis und Peritonitis im Bereich des kleinen Beckens mit Fieber, Übelsein, Erbrechen und Schmerzen im Unterbauch. Eine gonorrhoische Salpingitis kann durchaus als Appendizitis verkannt werden.

Eine allgemeine diffuse Entzündung der Vulva mit Schwellung der Schamlippen und eitrigem Ausfluß aus Vagina, Urethra und Mastdarm zeigt sich bei Mädchen vor der Pubertät.

Durch Ausbreitung der Erreger auf dem Blutwege kommt es zu Gelenkveränderungen, meist in Form einer Monarthritis; selten kommt es zu einer Sepsis, in schweren Fällen mit tödlichem Ausgang. Bei benigne verlaufender Sepsis findet man an der Haut solitär stehende, hämorrhagische Pusteln mit deutlich erythematösem Hof, vornehmlich über den Gelenken (Abb. 250). Eine Perihepatitis acuta gonorrhoica führt zu akutem Oberbauchschmerz.

Weitere Komplikationen bei der Gonorrhö sind die gonorrhoische Blennorrhö, Iritis, Iridozyklitis, Myositiden, Serosynovitiden, Pleuritiden, Meningitis, Perikarditis und Endokarditis.

Bei der Differentialdiagnose kommen andere Ursachen einer Urethritis in Frage, heute im besonderen die Chlamydienurethritis (bis 45% Doppelinfektion mit Chlamydien und Neisserien).

Ulcus molle, weicher Schanker

Der Primäraffekt des Ulcus molle besteht in einer Papulopustel, die rasch zu einem *schmerzhaften* Ulkus mit *weichem* Rand zerfällt (Abb. 251). Gelegentlich kommt es zu tiefen, großen, sogenannten phagedänischen Ulzerationen am Penis mit Eröffnung der Harnröhre. Die Lymphknoten sind geschwollen, *schmerzhaft, verbacken* und neigen zur Einschmelzung mit Durchbruch nach außen (Abb. 251); Erreger: Haemophilus ducreyi.

Lymphogranuloma inguinale, Lymphopathia venerea (Nicolas-Favresche Erkrankung)

Der Primäraffekt besteht in einer kleinen Papel mit Erosionen oder Ulzerationen, die aber meist der Beobachtung entgeht. 10–30 Tage nach der Infektion folgt eine Lymphknotenschwellung (Abb. 252), zunächst im Einflußbereich des Primäraffektes, später benachbarter Lymphknoten, und zwar einseitig und doppelseitig, vor allem im kleinen Becken, besonders in Nähe des Anus. Die Lymphknoten schmelzen ein unter

Fistelbildung mit folgenden Strikturen, z. B. im Bereich des Anus (Abb. 253), oder einer ständigen Schwellung der Vulva (Esthiomène). Der Erreger ist Chlamydia lymphogranulomatis; er ist denen der Psittakose und des Trachoms verwandt (PLT-Gruppe).

Mit dem Lymphogranuloma inguinale wird häufig das *Granuloma venereum* (Donovanosis) verwechselt, das im tropischen und subtropischen Bereich vorkommt und durch Donovania granulomatis hervorgerufen ist.

Erworbenes Immundefizitsyndrom - AIDS

Das durch HIV = humane Immundefizitviren (LAV/HTLV III) ausgelöste Krankheitsbild wird im allgemeinen durch den homosexuellen Intimverkehr erworben, und zwar vornehmlich durch bestimmte Praktiken. Es handelt sich insgesamt um eine typische sexuell übertragbare Erkrankung, da das Virus sehr empfindlich gegen Umwelteinflüsse ist. Die Hautveränderungen werden direkt durch den Virusinfekt und die Virämie, weiterhin durch die Immundysregulation hervorgerufen. In Frühphasen findet man flüchtige Exantheme, eine zentrofazial betonte seborrhoide Dermatitis und einen generalisierten Pruritus, in späteren Stadien Haarausfall, Übergang der seborrhoiden Dermatitis in eine Psoriasis, Veränderungen im Sinne der Acne vulgaris, auch bei älteren Männern, und eine papulöse Dermatitis. Schon in frühen Stadien ist die Sonnenempfindlichkeit gesteigert; Petechien und Leukoplakien treten auf, im besonderen eine spezifische Form der Leukoplakie, die orale Haarleukoplakie (Abb. 254); opportunistische Infektionen nehmen zu, wie Pityriasis versicolor, Pyodermien, auch mit Ulzerationen, und Ausbreitung von Infektionen mit pathogenen Hefen (Kandidosen). Virusinfekte wie Herpes, Zoster und Dellwarzen verlaufen besonders schwer oder sind sehr ausgedehnt. Sehr charakteristisch ist das multiple Auftreten von Kaposi-Sarkomen (Abb. 255); parallel entwickeln sich die Veränderungen des lymphatischen Gewebes, der inneren Organe, des Auges und des zentralen Nervensystems (s. Tab. S. 201).

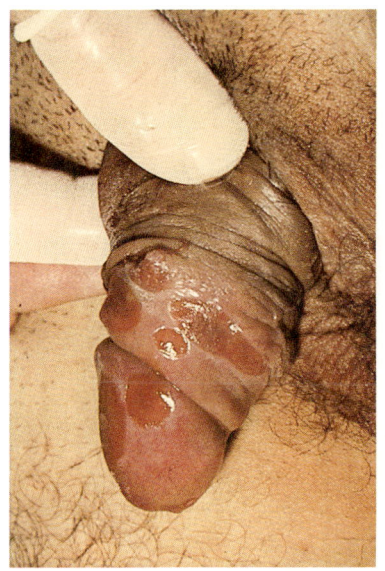

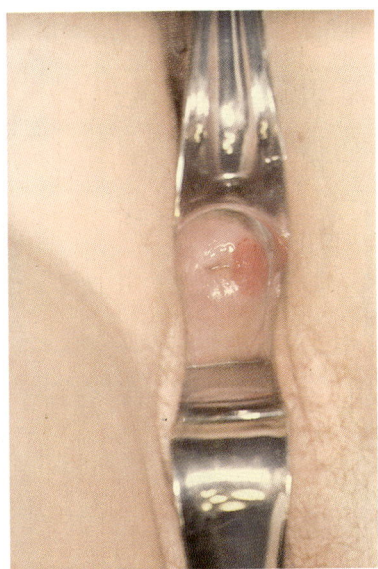

237

238

237 Multiple syphilitische Primär-
affekte, teils Erosionen, teils Ulzerationen mit Oedema indurativum

238 Primäraffekt an der Portio

239 Syphilitische Papeln mit noch
bestehendem Primäraffekt an der
Oberlippe, umgeben von indurie-
rendem Ödem. Syphilitische Roseola s. Abb. **18**

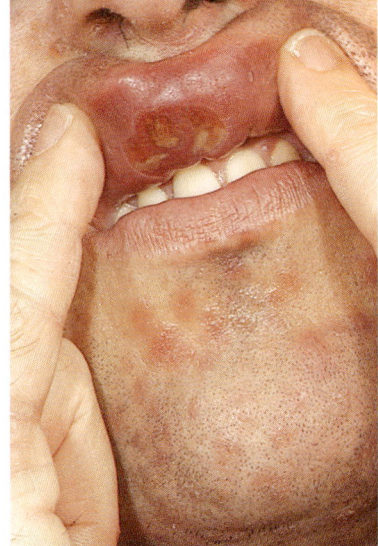

239

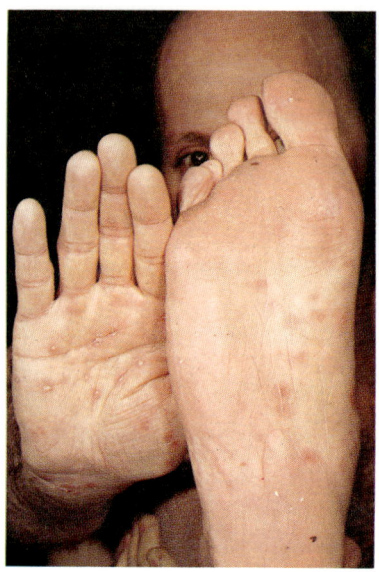 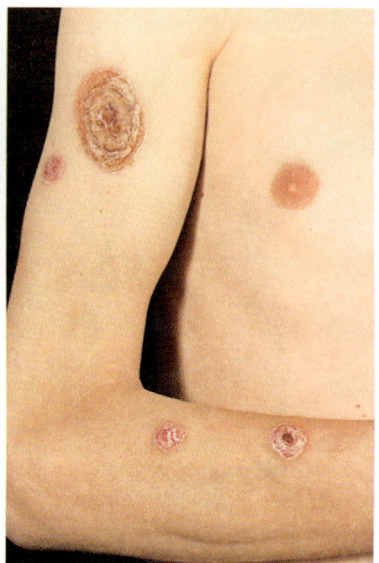

240 Kupferfarbene Makeln und derbe Papeln an Handtellern und Fußsohlen bei Syphilis II

241 Austernschalenartiges Syphilid bei Syphilis II

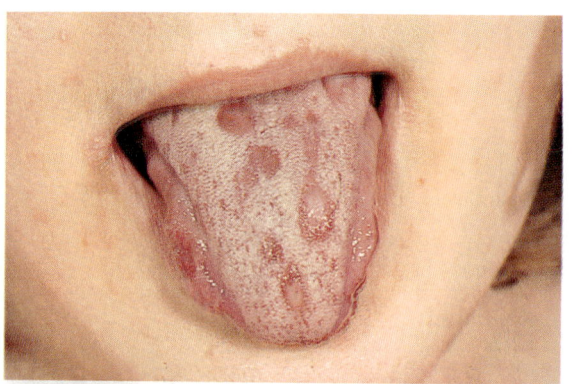

242 Plaques lisses und Plaques muqueuses der Zunge bei Syphilis II

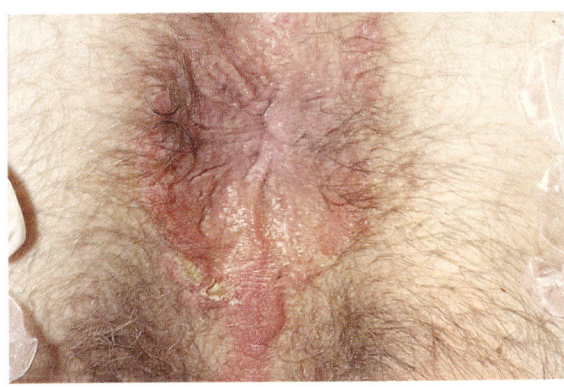

243 Breite, nässende Kondylome im Analbereich bei Syphilis II

244 Haarausfall bei Syphilis II.
Kopfhaar wie von Mäusen angenagt

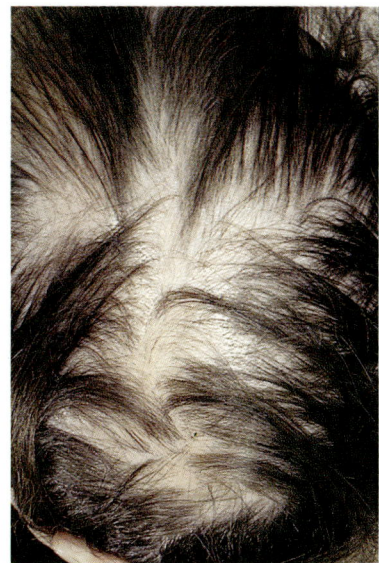

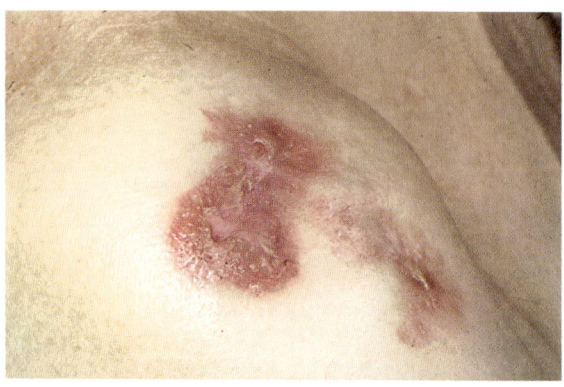

245   Syphilis III, Übergang zwischen tuberoserpiginösem Syphilid mit charakteristischer Narbenbildung (rechts) und Gumma. Beachte die Nierenform des Gummas

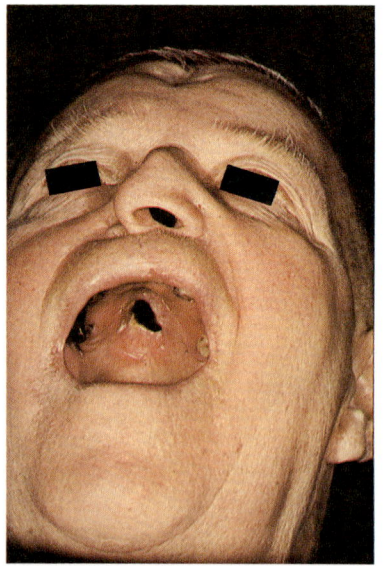

246   Gumma des harten Gaumens mit Perforation bei Syphilis III. Die Narben an Nase und Stirn stammen von Gummen, die unter der Verdachtsdiagnose Lymphosarkom operativ entfernt wurden

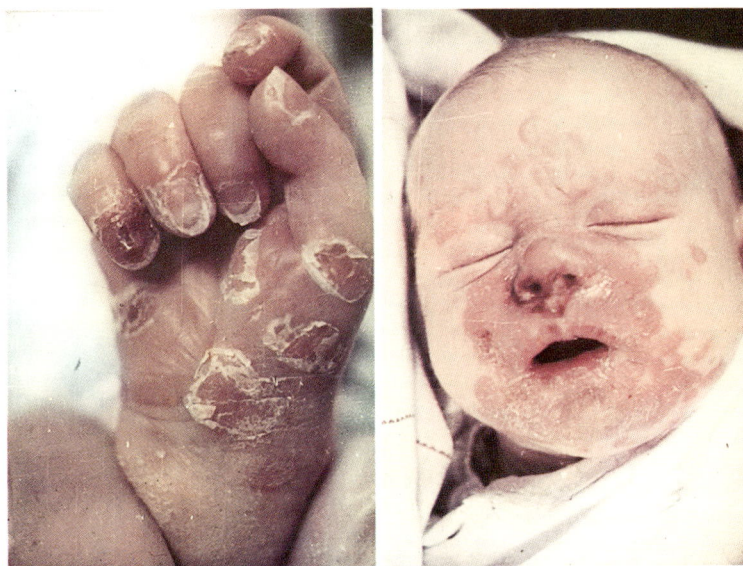

247 Syphilis connata. Abheilende Blasen an der Handfläche und syphilitische Paronychie mit Ablösung der Nägel

248 Syphilis connata. Syphilitischer Schnupfen (Coryza) und plattenartige periorale Infiltrate bei einem Säugling

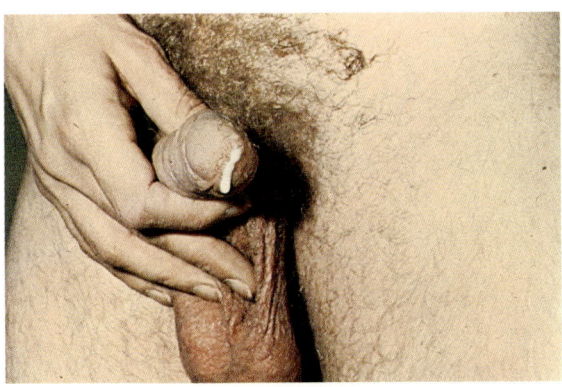

249 Floride Gonorrhö, typischer gelblicher Fluor

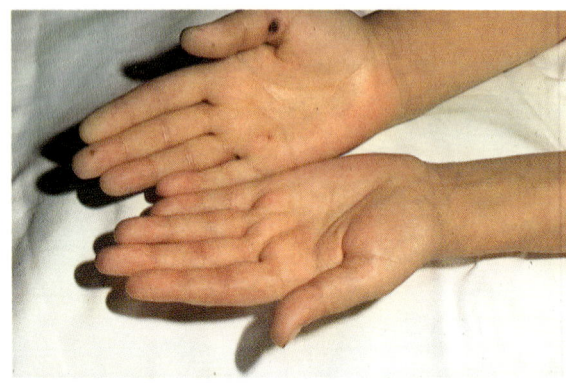

250

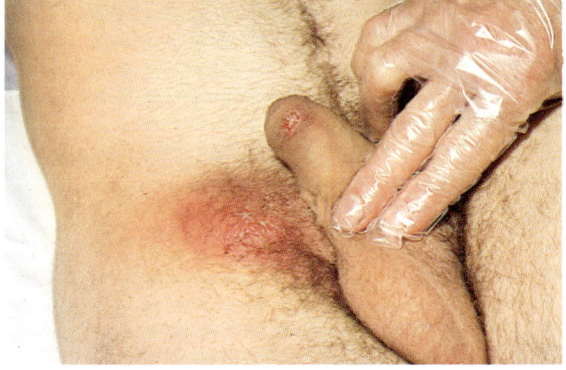

251

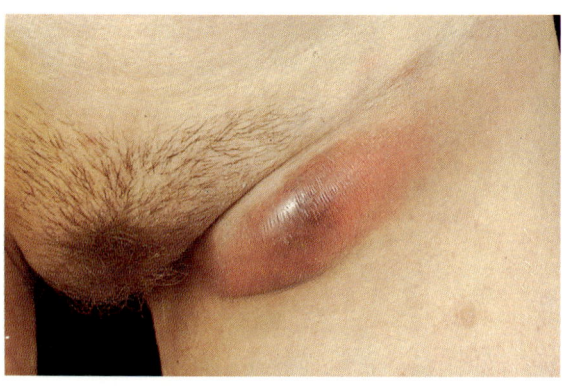

252

253 Narben- und Fistelbildung bei Lymphogranuloma inguinale

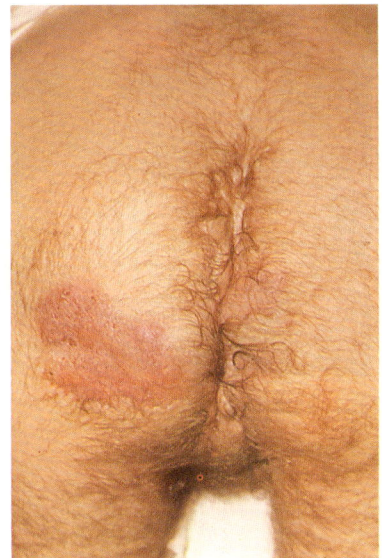

250 Pusteln bei septischen Veränderungen bei Gonorrhö

251 Ulcus molle am Präputium. Schwellung der Leistenlymphknoten mit Rötung und Einschmelzung

252 Lymphogranuloma inguinale

Hautveränderungen bei HIV-Infekt

Stadium[1]	Manifestation
1	– mononukleose-artiges Exanthem – exanthematische Psoriasis – faziale seborrhoide Dermatitis – Pityriasis versicolor
2	– Zoster – rezidivierender Herpes simplex – rezidivierende seborrhoide Dermatitis ('Seborrhiasis') – exazerbierte Psoriasis vulgaris
3	– orale Kandidose – persistierender Zoster – ulzerierter/disseminierter Herpes (bes. perianal) – Haarleukoplakie – Paronychie (Candida) – nekrotisierende/ekthymaartige Pyodermien – papulöse Dermatitis, akneartige Ausschläge
4	– disseminierte Mollusca contagiosa – Xerose, ichthyosiforme Dermatitis

[1] Die Stadien bedeuten: 1 = HIV-Infekt ohne nachweisbaren Immundefekt; 2 = kompensierter Immundefekt; 3 = dekompensierender Immundefekt; 4 = dekompensierter Immundefekt (nach Steigleder, G.K., H. Rasokat, F. Bofinger: AIDS. Aesopus, Bern 1987)

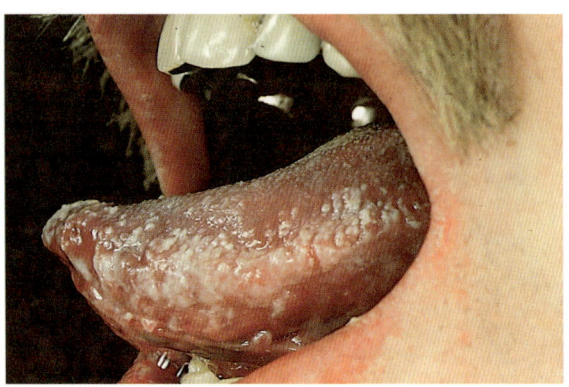

254 AIDS-Kranker mit Haarleukoplakie der Zunge

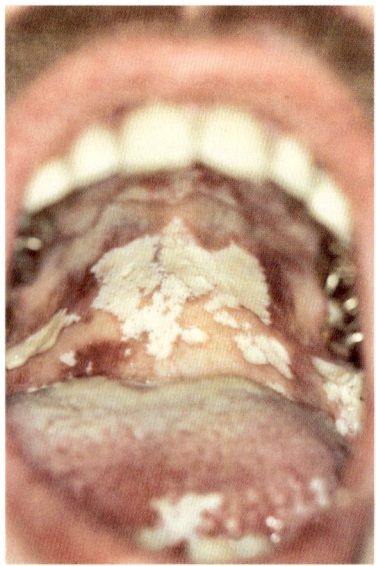

255 AIDS-Kranker mit generalisiertem Kaposi-Sarkom; hier mehrere Herde am Gaumen und ausgeprägter Soor

28. Gutartige Tumoren der Haut

In der Haut sind nahezu alle Zelltypen und Gewebsarten vertreten. Dadurch ist die Zahl der Geschwülste, die sich in der Haut entwickeln können, groß. Betrachtet man aber die Häufigkeit des Vorkommens, so sind es nur wenige Tumoren, mit denen man in der Praxis zu rechnen hat.

Häufige benigne Hauttumoren:

seborrhoische Keratosen (seborrhoische Warzen)
    Basalzellpapillome
Angiome: Naevi flammei (Feuermäler)
    Angioma stellatum (Sternchenangiome)
    kavernöse Angiome
    senile Angiome (eruptive Angiome)
    Granuloma teleangiectaticum
Fibrome (Cutis pendula, Histiozytom), S. 207
    Keloide
Pigmentzellennävi

Hypertrophien und gutartige Tumoren der Talgdrüsen:

ektopische Talgdrüsen (Mundschleimhaut, Lippen)
senile Talgdrüsenhypertrophie (Gesicht)
    Differentialdiagnose: Basaliom
Talgdrüsennävi, Entartung zum Basaliom

Nävi

Die Trennung zwischen anlagemäßig bedingten Fehlbildungen (Nävi) und davon unabhängigen Geschwülsten ist schwierig, Überschneidungen kommen vor. Einen Überblick, mit welchen Veränderungen wir hier rechnen müssen, gibt die folgende Tabelle:

Zysten, Nävi und Geschwülste der Haut:

häufig oder relativ häufig

Zysten

  Zysten der Haarbalg-Talgdrüsen-Einheit

    Komedonen

    Milien

    Horntalgzysten (Atherome) (Abb. **256**)

  Zysten der Schweißdrüsen

Nävi (weitgefaßter Nävusbegriff, von anderen wird ein Teil der hier angeführten Veränderungen als gutartige Tumoren oder Adenome bezeichnet)

Oberhautnävi

  epitheliale Nävi

    seborrhoische Warzen

    Basalzellpapillome

Nävi der Haarbalg-Talgdrüsen-Einheit

    Talgdrüsennävi

  Haarnävi

  Trichoepitheliome

  Epithelioma adenoides cysticum

Schweißdrüsennävi

    Syringome

  Naevus epithelioma-cylindromatosus (Zylindrom der Haut)

  Naevus myoepitheliomatosus

Nävi des Gefäßgewebes

    Naevi flammei

    Hämangiome

    senile Angiome

    Granuloma teleangiectaticum

  Angiokeratome

  Glomustumoren

Nävi der Lymphbahnen

  Lymphangiektasien (Elephantiasis)

  Lymphangiome

Nävi des faserigen Bindegewebes

  Pflastersteinnävi

  umschriebene und systemische Fehlbildungen,

    z. B. *Morbus Bourneville-Pringle*

  Leiomyome

Nävi aus Bindegewebe und Nerven (*Neurofibrome,* Neurofibromatosis von Recklinghausen)

Neurinome

Nävi des Fettgewebes: Naevus lipomatodes superficialis, Lipome

Nävi der Pigmentbildner, Melanozytennävi

    Naevus spilus

    Lentigo simplex

    Pigmentzellennävi

    blaue Nävi einschließlich systemischer Formen

    (Mongolenfleck, Naevus ophthalmomaxillaris Ota u. a.).

Gutartige Geschwülste der Haut
   epitheliale
      verschiedene, bereits unter Nävi aufgeführte Tumoren
      Keratoakanthome
   Bindegewebsgeschwülste
      Dermatofibrome, früher Histiozytome; Fibroepitheliome,
      Xanthogranulome
      Mastzellennävi
      Lipome
      Osteome
      Chondrome

Bösartige Geschwülste
   epitheliale
      Basaliom
      Plattenepithelkarzinom (Stachelzellenkrebs, Carcinoma spinocellula-
      re)
      Adnexkarzinome, *Morbus Paget*
      intermediäres Karzinom
   bösartige Tumoren der Pigmentbildner
      maligne Melanome
      maligner blauer Nävus
   bösartige Tumoren des Bindegewebes (Sarkome)
   maligne Lymphome

Seborrhoische Keratosen

bräunlich-schwärzliche Papillome
meist nach 40.–50. Lebensjahr
Differentialdiagnose:
– aktinische Keratosen
– Pigmentzellennävi, inkl. nävoide Lentigo
– Lentigo maligna
– malignes Melanom

Die häufigen seborrhoischen Keratosen (seborrhoische Warzen, Verrucae seniles) haben nichts mit der Talgsekretion zu tun; sie treten aber
vornehmlich in den Regionen auf, in denen die Talgdrüsen besonders
zahlreich und groß sind. Es handelt sich um bräunliche bis schwärzliche, meist breitbasig aufsitzende Papillome; zuweilen sind sie auch
gestielt, manchmal flach, dann imitieren sie einen Pigmentfleck
(Abb. **257**). Der größte Durchmesser der seborrhoischen Warze liegt in
den Hautspaltlinien. In der Regel entwickeln sie sich allmählich nach
dem 40. bis 50. Lebensjahr, in großer Zahl erst im 7. Lebensjahrzehnt.

Altersflecke, z. B. auf den Handrücken (senile Lentigines), sind oft flache seborrhoische Keratosen. Das Basalzellpapillom (Abb. **257**) ist eine in wesentlich jüngerem Alter auftretende, einzeln vorhandene, meist auf erblicher Grundlage beruhende Variante der seborrhoischen Keratose; Verwechslung: papillomatöser Pigmentzellennävus. Die maligne Entartung seborrhoischer Warzen in ein Karzinom ist eine außerordentliche Rarität.Verwechslungen seborrhoischer Warzen mit anderen Tumoren sind möglich, vor allem mit malignen Melanomen, aber auch mit aktinischen Keratosen, Pigmentzellennävi oder einer Lentigo maligna.

Nävi der epidermalen Anhangsgebilde

Hier sind in erster Linie die Talgdrüsennävi anzuführen, kombinierte, organoide Mißbildungen des primären Haarkeims. Neben einer Hypertrophie der Epidermis, ähnlich einem epidermalen Nävus, findet man zusätzlich angelegte Talgdrüsen, die sich aber erst mit der Pubertät voll entfalten, außerdem fehlgebildete Haare und apokrine Drüsen. Die Talgdrüsennävi kommen isoliert, systematisiert, multipel und zuweilen symmetrisch vor, häufig am behaarten Kopf (Abb. **258**); auf ihnen können sich Basaliome entwickeln. Von den Talgdrüsennävi ist die einfache Hypertrophie der Talgdrüsen abzutrennen, die man im Rahmen der Rosazea (Rhinophym, S. 258, Abb. **325**), aber auch im Gesicht, vor allem an Stirn und Nase älterer Menschen, sieht. Nävi der Schweißdrüsenausführungsgänge sind die Syringome, die als kleine, hautfarbene und gelbliche Knötchen meist an den Augenlidern beobachtet werden. Das Zylindrom der Haut (Naevus epithelioma-cylindromatosus) kommt vornehmlich am Kopf vor, der manchmal mit knollenähnlichen Zylindromen regelrecht bedeckt ist, während sich im Gesicht gleichzeitig Trichoepitheliome entwickeln können.

Tumoren der Haarbalg-Talgdrüsen-Einheit:

Komedonen, Milien, Horntalgzysten (Atherome):
Epidermoidretentionszysten, Pilarzysten, Tricholemmzysten
Trichoepitheliome (einzeln, multipel)
kutane Zylindrome (gutartig)
Basaliome
zahlreiche andere, seltene Tumoren

Tumoren der Schweißdrüsen:

Syringome häufiger, besonders an Augenlidern
Verwechslung: Xanthelasmen
alle anderen sehr selten

Fibromgruppe

Fibrome der Haut im eigentlichen Sinne sind selten; sogenannte gestielte Fibrome sind in Wirklichkeit Hautausstülpungen (Cutis pendula, Fibroma pendulans, Abb. 259). Sie treten besonders im Hals- und
Achselbereich aufgrund erblicher Disposition auf. Das Dermatofibroma lenticulare (früher Histiozytom) ist ein Endstadium von Granulomen, in der Regel nach Insektenstichen bei dazu Disponierten. Zwischen verdichtetem Kollagen finden sich sehr reichlich Bindegewebszellen, die auch die Fähigkeit haben, Fett und Hämosiderin zu spei-
chern. Eine Besonderheit ist die Wucherung der Epidermis über solchen Dermatofibromen, die Basaliome vortäuschen kann. Klinisch im-
poniert das Dermatofibroma lenticulare als derbes, in die Haut einge-
lassenes Knötchen (Abb. 260). Durch Hämosiderineinlagerung kann
das Dermatofibroma lenticulare blauschwarz, bei Fetteinlagerung gelblich wirken.

In sehr seltenen Fällen kann sich aus einem Fibrom ein Dermatofibrosarcoma protuberans entwickeln, eine relativ benigne Sarkomform
(s. Abb. 306).

Dermatofibrome mit Fetteinlagerung können mit benignen, meist bei
Kindern in der Einzahl oder multipel auftretenden, gelblich-bräunli-
chen Tumoren verwechselt werden, den juvenilen Xanthogranulomen
(Nävoxanthoendotheliomen) (Abb. 261).

Dermatofibroma lenticulare (Histiozytom):
derbe Knötchen – manchmal Knoten
Farbe: meist bräunlich
    selten schwärzlich – Hämosiderin!
    manchmal gelblich – Fettspeicherung
oft nach Insektenstichen

Bindegewebstumoren:
Fibrome, im besonderen Dermatofibroma lenticulare
    (Folge von Insektenstichen)
Keloide
juvenile Xanthogranulome (selten)
Leiomyome (selten)
Mastzellennävi (Urticaria pigmentosa)
    selten, lokalisiert und exanthemartig
Lipome, singulär oder systemisch
aber
Fibroma pendulans – kein Fibrom, sondern Hautausstülpung:
– Cutis pendula – häufig

Leiomyome

Leiomyome der Haut sind selten; sie gehen von Haarbalg- und Gefäß-
muskeln aus und treten einzeln oder multipel auf (Abb. 262). Sie können mit Fibromen oder auch Lepraknötchen verwechselt werden.
Durch ihren Gehalt an Nervenfasern können sie schmerzhaft sein.
Osteome und Chondrome der Haut sind Seltenheiten.

Lipome

Lipome sind häufig, meist treten sie in der Vielzahl auf. Sie können
Symptom systemischer Veränderungen sein (z. B. der Neurofibromatose). Im Nackenbereich findet man sie bei Alkoholikern, manchmal verbunden mit Pharynxkarzinomen.

Mastzellennävi, Urticaria pigmentosa, Mastozytome

Die Mastzellennävi können in der Vielzahl exanthemartig, meist mit
bräunlichen oder rötlichen, manchmal auch gelblichen Flecken auf der
Haut auftreten, die nach Reiben anschwellen (Freiwerden von Histamin) (Abb. 263). Feingeweblich enthalten die Herde reichlich Mastzellen. Auf entsprechende Reizung stoßen diese ihre Granula aus; die
Mastzellen sind dann von einem Ödem umgeben; eosinophile Leukozyten sammeln sich an. Neben diesen exanthematischen Mastzellennävi gibt es tumorförmige (Abb. 264), die meist aus unreifen Mastzellen
bestehen.

Auch bei scheinbar isoliertem Befall der Haut können entsprechende
Herde im Körperinneren vorkommen.

Bei Erwachsenen heilt die exanthemartige Urticaria pigmentosa nur
selten ab; eine maligne Entartung zur bösartigen systemischen Mastzel-
lenwucherung (ehemals Mastzellenretikulose) ist möglich.

Besondere hereditäre Tumoren

Bei einer Vielzahl von Tumoren spielen hereditäre Einflüsse eine Rolle.
Besonders deutlich tritt dies hervor bei der Neurofibromatose von
Recklinghausen, bei der auch zahlreiche andere Organe außer der
Haut beteiligt sein können. An der Haut beginnt sie mit dem Auftreten
gelblich-brauner Flecken, den Milchkaffeeflecken. Sind mehr als fünf
vorhanden, so liegt mit großer Wahrscheinlichkeit eine von-Reckling-
hausen-Krankheit vor. Später entwickeln sich derbe, manchmal auch
weiche Knoten von hautfarbenem oder bräunlichem Farbton
(Abb. 265). Umschriebene Hypertrichose, Gefäßnävi verschiedener Art
und Lipome sind weitere Symptome dieser Erkrankung. Maligne Ent-

artung der Tumoren ist selten, aber zu fürchten. Die Haut der Patienten ist insgesamt in ihrer Konsistenz verändert; sie fühlt sich wie ein Tierfell an.

Neurofibromatose von Recklinghausen:

Café-au-lait-Flecken
hautfarbene, bläuliche oder bräunliche, derbe oder weiche Knoten
ephelidenartige Flecke in den Achseln
umschriebene Hypertrichosen
Gefäßnävi
Lipome
tierfellartige Konsistenz der Haut

In diese Gruppe gehört auch der Morbus Bourneville-Pringle (Epiloia, tuberöse Sklerose) mit umschriebenen Angiofibromen in der Haut und Fehlbildungen in den Organen (Abb. 266, 267).

Krankheiten, die wie die Neurofibromatose von Recklinghausen, der Morbus Bourneville-Pringle und die Sturge-Weber-Erkrankung Haut und Zentralnervensystem befallen, nennt man *Phakomatosen.*

Fehlanlagen, Dysplasien und Tumoren der Gefäße
(Angiome und Lymphangiome)

Teleangiektasien sind Symptom zahlreicher Erkrankungen der Haut, treten aber auch anlagemäßig bedingt oder als Teilsymptom verschiedener Syndrome auf. Die Sternchenangiome (Naevus araneus, Angioma stellatum) sind eine häufige Fehlbildung (Abb. 268), manchmal auch Symptom eines Morbus Osler (Abb. 269), aber auch einer Leberzirrhose oder einer Sklerodermie (s. Abb. 91). Der Naevus flammeus (teleangiectaticus) tritt halbseitig oder in der Mittellinie auf; im letzten Falle ist er meist ein harmloses Symptom, im ersten Fall von anderen Veränderungen begleitet (Sturge-Weber-Syndrom, Klippel-Trénaunay-Parkes-Weber-Syndrom und andere) (Abb. 270). Störungen im Lymphgefäßsystem führen zu Lymphangiektasien, meist fälschlich Lymphangiome genannt, und zu Lymphödemen, bei denen es sich aber wahrscheinlich um komplexe Störungen handelt.

Naevus araneus – Angioma stellatum – Sternchenangiom:

harmlose Fehlbildung
bei Leberzirrhose
Oslerscher Krankheit
progressiver Sklerodermie

Naevus teleangiectaticus:
halbseitig mit anderen Fehlbildungen
– Sturge-Weber-Syndrom
– Klippel-Trénaunay-Parkes-Weber-Syndrom
in der Mittellinie meist harmlos

Die echten, weil aus embryonalem Gefäßmuttergewebe bestehenden, kapillären, später kavernösen Hämangiome der Säuglinge und Kleinkinder (Abb. 271) heilen spontan – nicht selten aber mit unschönen Narben – im Laufe der ersten Lebensjahre, spätestens aber bis zu der Pubertät ab. Sie bedürfen nur dann einer Therapie, wenn Komplikationen, etwa Druck auf ein Auge oder ein anderes wichtiges Organ, stärkere Blutungen oder Blutgerinnungsstörungen, auftreten.

Kapilläre (kavernöse) Hämangiome bei Kindern:
Spontanheilung bis zur Pubertät
öfter Narbenbildung

Angiome bei Erwachsenen sind anderer Natur, z. B. Venektasien, manchmal in Form von Rankenangiomen. Vom 3. Lebensjahrzehnt ab tritt zunehmend das *senile Angiom,* besser eruptives Angiom, auf, das das Integument mit Hunderten von einzelnen Angiomen bedecken kann. Diese wirken wie kleine, rote Papeln, manchmal auch wie regelrechte Blutsäcke, die sogar ein Melanom vortäuschen können. Ein anderes, meist beim Erwachsenen auftretendes Angiom ist das Granuloma teleangiectaticum mit erheblicher Zerfalls- und damit Blutungsneigung (Abb. 272, 273). Auch hier ist die Differentialdiagnose malignes Melanom.

Angiome Erwachsener:
Senile Angiome, eruptive Angiome
multipel, evtl. hunderte rote Papeln, „Blutsäcke"
Differentialdiagnose: malignes Melanom
Granuloma teleangiectaticum
schnelles Wachstum, Zerfalls- und Blutungsneigung
Differentialdiagnose: malignes Melanom, Venektasien

Klassifikation der Hämangiome im weiteren Sinne:

A. Auf Gefäßerweiterungen beruhende Formen (Gefäßnävi)
   1. Naevus flammeus (teleangiectaticus) – Feuermal
      a) lateralis
         begleitende Syndrome:
         Sturge-Weber-Syndrom (Angiomatosis cerebrocutanea)
         Klippel-Trénaunay-Parkes-Weber-Syndrom (Naevus varicosus osteohypertrophicus)
      b) medialis (Naevus nuchae, Naevus Unna)
   2. a) angeborene Teleangiektasien
         (z. B. im Gesicht usw.)
         Cutis marmorata teleangiectatica congenita van Lohuizen
      b) erworbene Teleangiektasien
   3. Angioma stellatum (Naevus araneus, Sternchenangiom, Spider Nevus)
   4. Morbus Rendu-Osler (Teleangiectasia hereditaria haemorrhagica)
   5. Rankenangiome, arterielle oder venöse
   6. Venektasien vornehmlich der Unterlippe (venous lakes) bei älteren Menschen
B. Echte kapilläre (kavernöse) Hämangiome
   1. von Hämangiomen begleitete Syndrome
      a) Mafucci-Kast-Syndrom (Dyschondroplasie mit Hämangiomen)
      b) Kasabach-Merritt-Syndrom (Hämangiom mit Thrombopenie)
      c) Hämangiomatosis (Haemangiomatosis multiplex)
         Sonderform: „blue rubber-bleb nevus" (Hämangiome des Gastrointestinalkanals)
   2. Angioma senile (Teleangiectasia papulosa disseminata)
   3. eruptive Angiome (Granuloma teleangiectaticum)
   4. Glomustumor
   5. Angiokeratoma
      a) Naevus angiokeratoticus
      b) Angiokeratoma scroti
      c) Angiokeratoma corporis diffusum Fabry

Angiokeratome sind meist eine harmlose Fehlbildung. Am Skrotum können sie bei multiplem Auftreten eine Drucksteigerung im kleinen Becken signalisieren. Das sehr seltene Angiokeratoma corporis diffusum (Fabry-Erkrankung) ist Ausdruck einer Stoffwechselstörung mit kardiovasorenalem Symptomenkomplex infolge einer Ablagerung von Ceramidtrihexosiden in der Wand der großen Gefäße (fehlende Aktivität des Enzyms Ceramidgalactosidase).

Melanozytennävi – Nävi der Pigmentbildner – Pigmentzellennävi

Anlagemäßig bedingte Pigmentflecke sind die Lentigo simplex und bei größerer Ausdehnung der Naevus spilus. Der Naevus spilus kann auch stärker behaart sein und sich am Rand archipelartig, d. h. mit kleineren pigmentierten Inseln, auflösen. Die Pigmentierung ist häufig ungleichmäßig. Erworbene Veränderungen dieser Art bezeichnet man als Melanosis naeviformis Becker-Siemens (s. Abb. 63).

Multiple Lentigines findet man im Verein mit anderen Mißbildungen. Während es sich bei den genannten Veränderungen um eine Hyperaktivität der melaninbildenden Zellen, vielleicht auch um eine Zellzunahme handelt, oft mit geringer Verdickung der Oberhaut, findet man bei den Pigmentzellennävi eine Ansammlung einer pathologischen Variante der Melanozyten (Nävuszellen). Je nach klinischem und histologischem Bild werden verschiedene Typen unterschieden (flach, papillomatös, gestielt, flächenhaft, behaart) (Abb. 274–277). Die Nävuszellen entwickeln sich zunächst in der tieferen Epidermis, bilden Zellhaufen oberhalb der Epidermis-/Dermisgrenze (Junktionsnävi) und tropfen dann in die Dermis ab. Solche Nävuszellhaufen können die ganze Dermis einnehmen. Eine Übergangsform zwischen der Lentigo und dem Junktionsnävus ist die nävoide Lentigo, unter der sich aber eine Frühform des malignen Melanoms verbergen kann (Abb. 274, 274b). Mit Eindringen der Nävuszellen in die tiefere Dermis verlieren sie die Fähigkeit zur Pigmentbildung; dagegen kommt es zu einer Ausbildung kollagenen Bindegewebes, die Nävi fibrosieren und können dann mit Fibromen verwechselt werden (s. Abb. 128). Ein vitiligoartiger Hof kann sich um Nävuszellnävi entwickeln (Halo- oder Sutton-Nävus S. 34 f. u. Abb. 56).

Pigmentzellennävi mit mehr oder weniger starker Haarbildung können flächenhaft das Integument bedecken, die Konsistenz der Haut ist entsprechend einer Tierhaut verändert (Abb. 276); man spricht deshalb von einem Tierfellnävus. Mit den Tierfellnävi, zum Teil auch mit multiplen Pigmentzellennävi der Haut, kann auch eine Ausbreitung von pigmentbildenden Zellen im Zentralnervensystem verbunden sein (neurokutane Melanose). Auf Tierfellnävi entwickeln sich maligne Melanome (Abb. 277) häufiger als auf anderen Pigmentzellennävi. Nävus-Dysplasie-Syndrom s. S. 239.

Spitz-Tumor – benignes juveniles Melanom

Eine Sonderform des Pigmentzellennävus ist das benigne juvenile Melanom mit atypischen Nävuszellen, so Spindelzellen und Riesenzellen, vor allem unterhalb der Epidermis (Abb. 278); in der Regel findet es sich bei Kindern. Klinisch erinnert es eher an ein Angiom oder an eine Tuberculosis cutis luposa als an einen Pigmentzellennävus. Maligne Melanome, die Spitz-Tumoren nachahmen, sind beobachtet worden.

Blaue Nävi

Der *blaue Nävus* ist dunkelblau bis blauschwarz; seine Konsistenz ist derb. Er besteht aus großen, bündelförmig angeordneten Nävuszellen in der tieferen Dermis, die grobe Pigmentkörner enthalten (Abb. **280**). Kombinationen eines blauen Nävus mit einem Pigmentzellennävus sind relativ häufig. Der Mongolenfleck ist entsprechend gebaut, schwindet aber mit zunehmendem Alter spontan (Abb. **281**).

Zellreiche blaue Nävi sind leicht mit malignen blauen Nävi, den früheren Melanosarkomen, zu verwechseln, zumal auch die zellreichen blauen Nävi in die Lymphknoten absiedeln können, aber dennoch benigne bleiben.

Differentialdiagnostisch sind von blauen Nävi pigmentierte lentikuläre Dermatofibrome, Angiome, Glomustumoren und maligne Melanome abzugrenzen.

Suspekt auf Melanome sind Pigmentmale, die
– neu auftreten
– sich in der Fläche ausdehnen
– unregelmäßig wachsen
– dicker werden
– die Farbe ändern
– jucken
– bluten

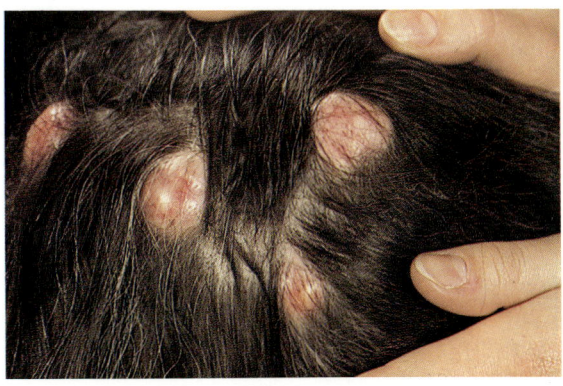

256 Multiple Atherome auf der Kopfhaut

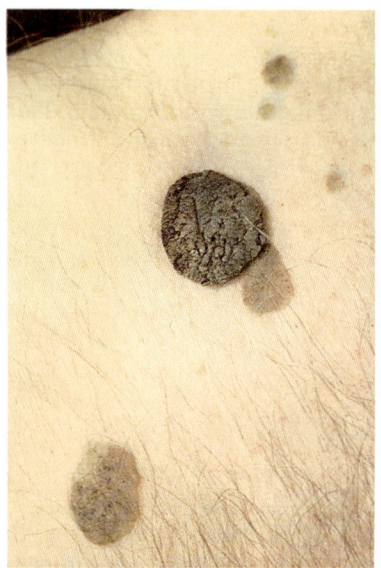

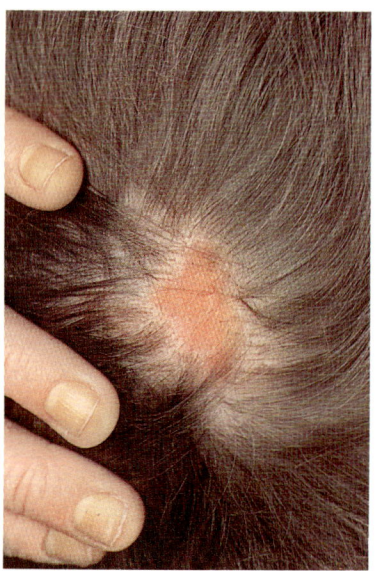

257 Seborrhoische Keratosen in verschiedenen Entwicklungsstadien. Sie halten sich an die Hautspaltlinien. Im Zentrum große, papillomatöse seborrhoische Keratose in Art eines Basalzellpapilloms

258 Talgdrüsennävus der Kopfhaut bei einem Kind

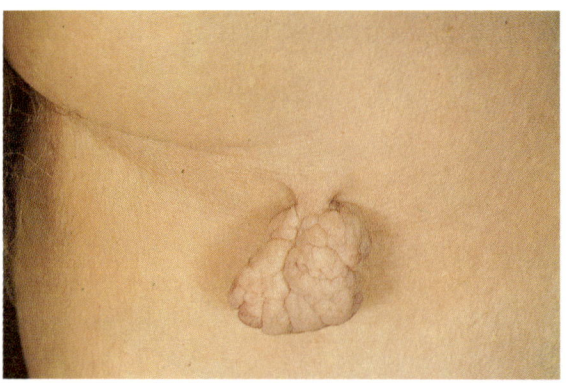

259 Fibroma pendulans (Cutis pendula). In Körperfalten multiples Auftreten

260

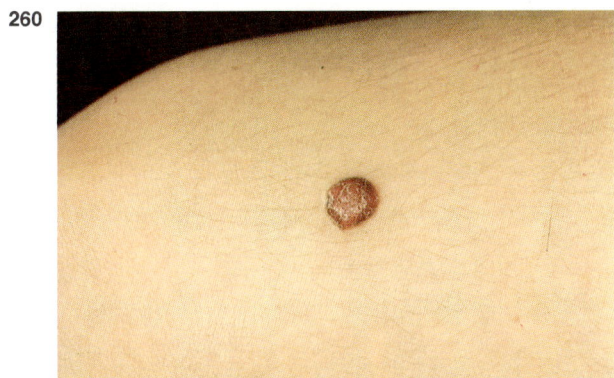

261

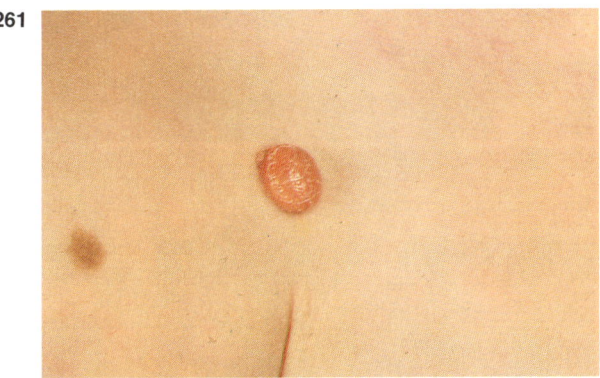

260 Dermatofibroma lenticulare (Fibrom vom Histiozytom-Typ) mit starker Pigmentierung

261 Juveniles Xanthogranulom

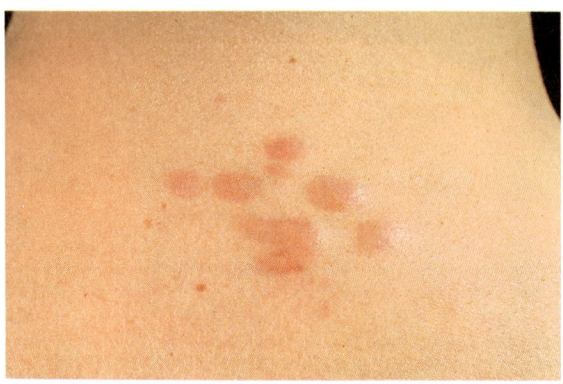

262 Leiomyome der Haut

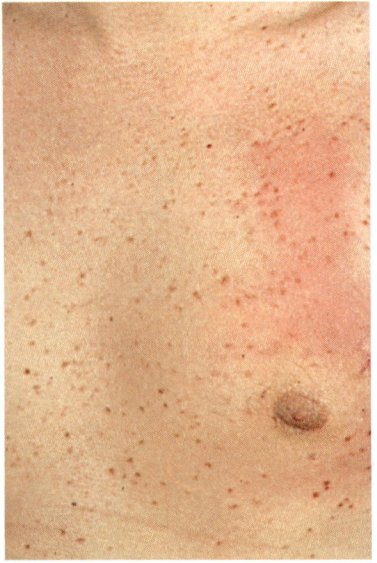

263 Mastzellennävi (Urticaria pigmentosa, Mastozytome), exanthemartiger Typ. Linke Brust: Rötung und Schwellung auf Reiben

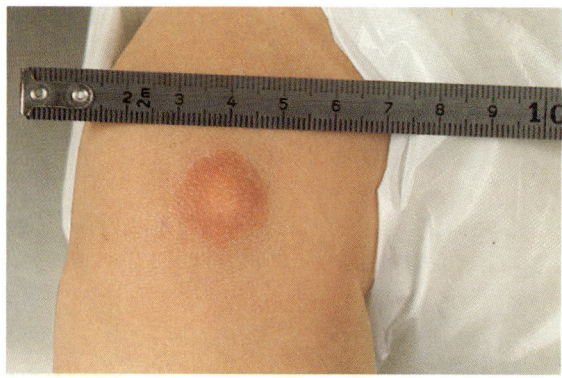

264 Mastzellennävus (Urticaria pigmentosa), Tumorform

265 Neurofibromatose von Recklinghausen

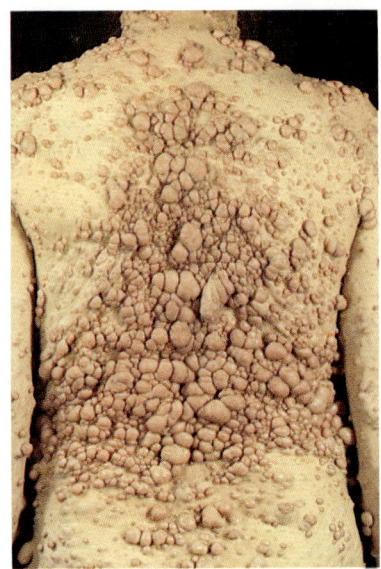

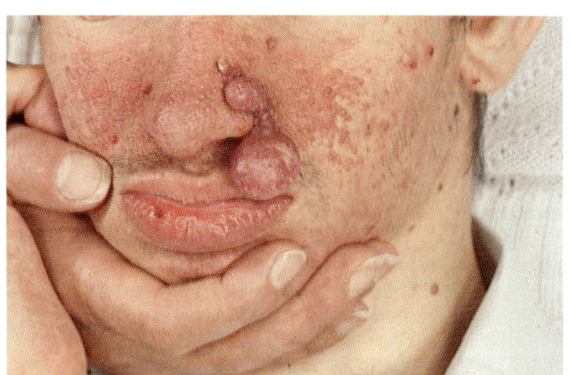

266

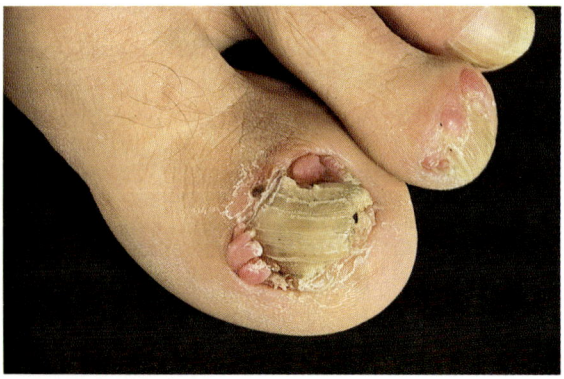

267

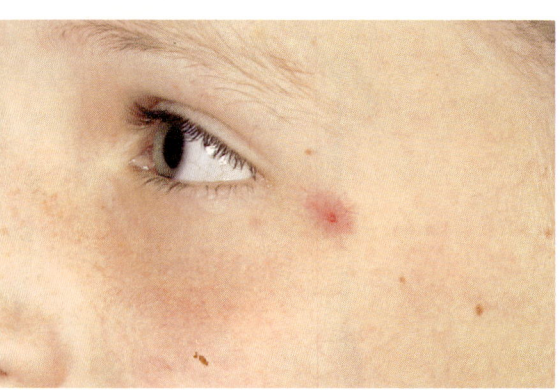

268

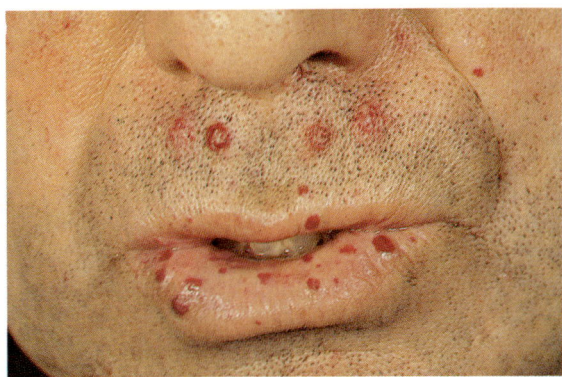

269 Morbus Osler. Gefäßerweiterungen an der Haut, den Übergangsschleimhäuten und Schleimhäuten

266 Morbus Bourneville-Pringle, tuberöse Sklerose. Kleine Angiofibrome auf
den Wangen, große gestielte Fibrome in der linken Nasolabialfalte

267 Morbus Bourneville-Pringle mit Koenen-Tumoren im Bereich der Nagel-
betten der Zehen

268 Sternchenangiom bei einem Kind. Nävusartige Fehlbildung

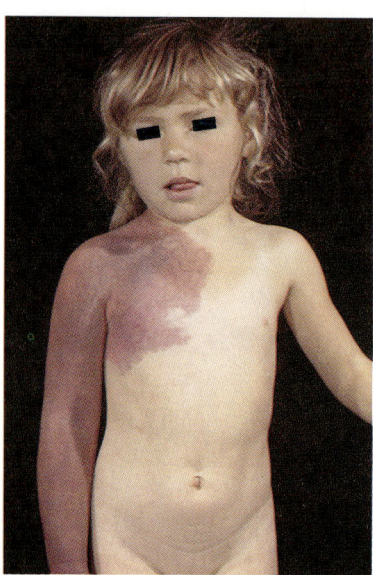

270 Naevus flammeus mit Vergrößerung (Verriesung) des betroffenen Arms. Klippel-Trénaunay-Syndrom

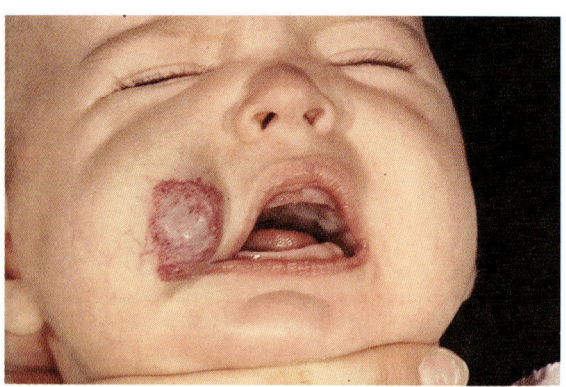

271 Haemangioma cavernosum bei einem Säugling. Im bläulichen Zentrum bereits bindegewebige Rückbildung

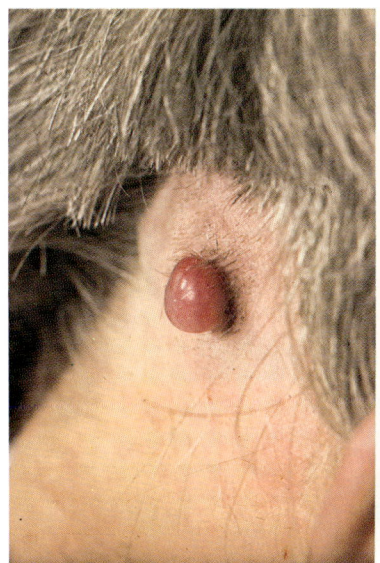

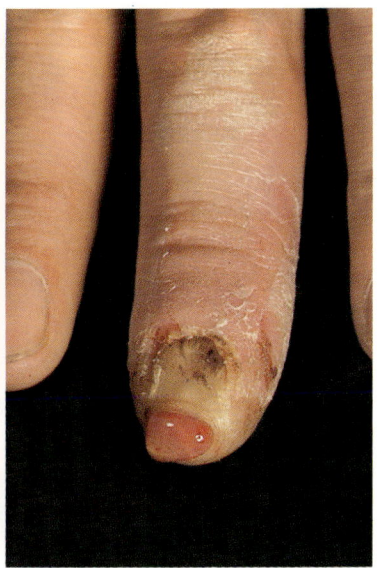

272 Granuloma teleangiectaticum, eruptives Angiom

273 Ulzeriertes Granuloma teleangiectaticum, eruptives Angiom, an Fingerspitze mit Deformierung des Nagels. Differentialdiagnose: akrallentiginöses Melanom, s. S. 239 u. Abb. **304**

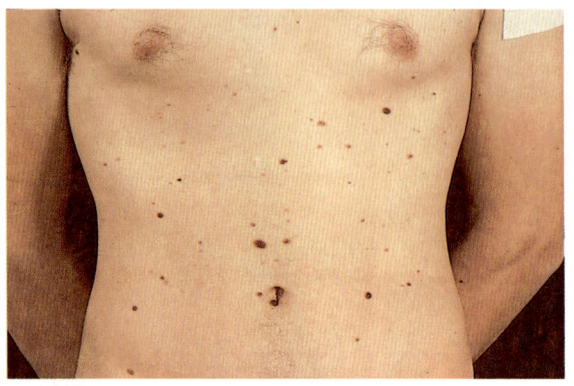

a

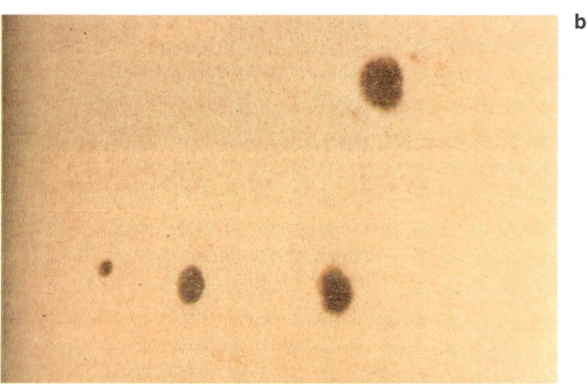

b

274 a   Zahlreiche, zum Teil atypische (unregelmäßig begrenzte, unregelmäßig pigmentierte) Pigmentzellennävi bei Nävus-Dysplasie-Syndrom. Bei diesen Patienten treten Melanome gehäuft, zuweilen auch in der Familie auf.

274 b   Pigmentzellennävi (Nävuszellnävi) in verschiedener Ausbildung. Links nävoide Lentigo, Frühform des Nävuszellnävus

275   Papillomatöser Nävuszellnävus

276   Tierfellnävus, Badeanzugnävus, mit intensiver Behaarung

277   Tierfellnävus, auf diesem noduläres malignes Melanom

275

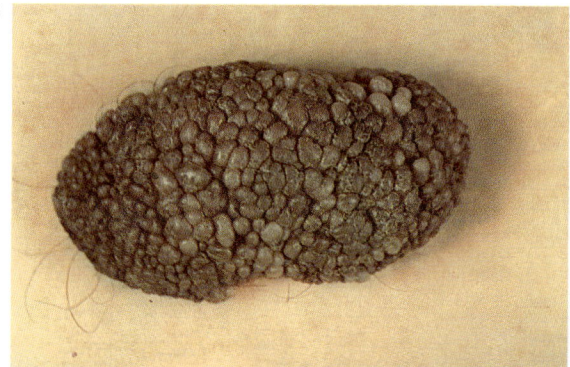

276

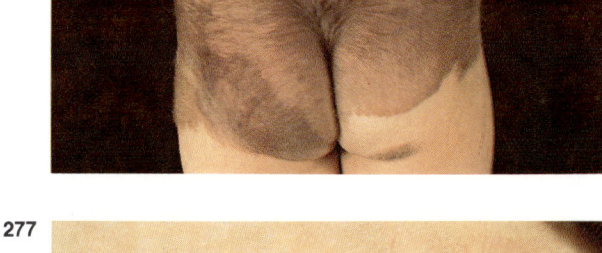

277

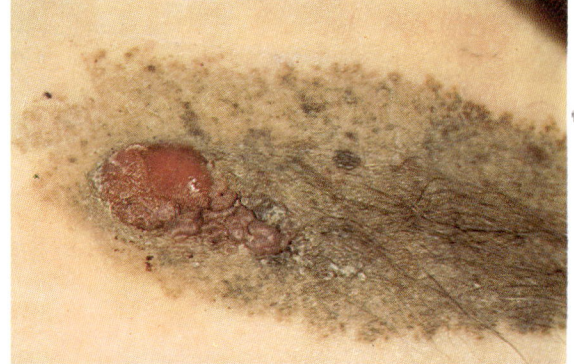

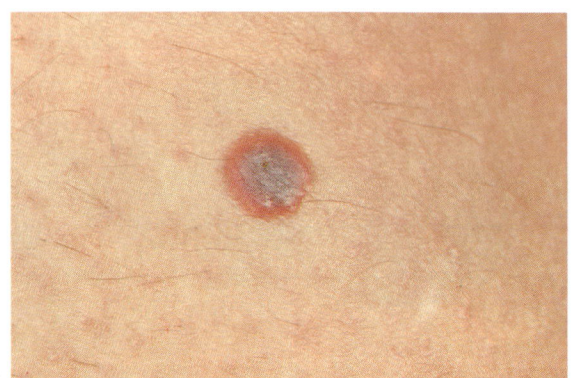

278

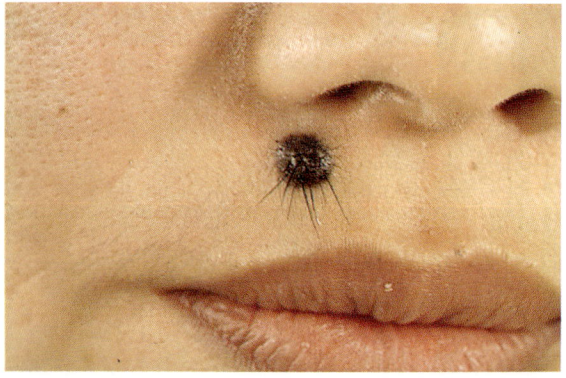

279

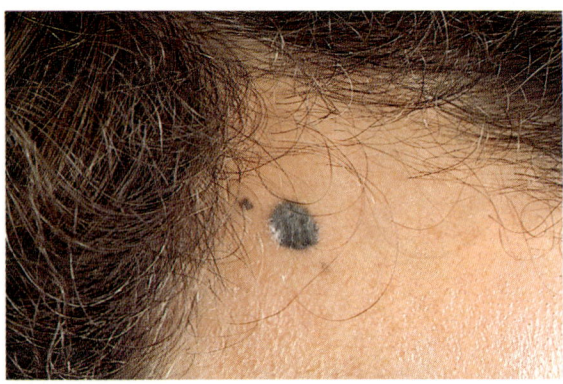

280

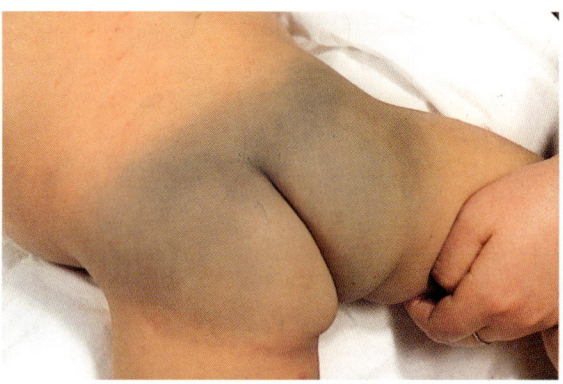

281 Ausgedehnter Mongolenfleck

278 Spitz-Tumor – benignes juveniles Melanom

279 Pigmentzellennävus unter Beteiligung der Haarfollikel; auffallend große, schwarze Haare wachsen auf dem Nävus im Gegensatz zur Umgebung

280 Blauer Nävus, daneben 2 kleine Pigmentzellennävi; androgenetische Alopezie 1. Grades

29. Präkanzerosen

I. Präkanzerosen im engeren Sinne:
1. Keratosen
   a) aktinisch bedingte (einschließlich der aktinischen Cheilitis und der Röntgenhaut)
   b) chemisch bedingte (Teer- und Arsenkeratosen)
2. Morbus Bowen (einschließlich des Morbus Bowen unter dem Bild der Leukoplakie und Erythroplasie)
3. Erythroplasie Queyrat
4. Lentigo maligna (Melanosis circumscripta praeblastomatosa Dubreuilh)
5. Parapsoriasis (großfleckige, poikilodermatische Form)
II. Präkanzerosen im weiteren Sinne:
1. chronische Entzündungen mancher Art, wie die Tuberculosis cutis luposa nach Strahlenbehandlung oder die narbige Epidermolysis bullosa
2. Lichen (ruber) planus der Mundschleimhaut, vor allem atrophische Form
3. Craurosis vulvae als Teilbild des Lichen sclerosus et atrophicus

Präkanzerosen sind klinisch sichtbare Veränderungen der Haut, die in einem überdurchschnittlichen Prozentsatz maligne entarten. Nach der ursprünglichen Definition sollten Präkanzerosen noch rückbildungsfähig sein, doch ist dies bei den meisten als Präkanzerosen bezeichneten Veränderungen nicht oder nur ausnahmsweise der Fall.

Keratosen

Die häufigsten Präkanzerosen sind die aktinischen oder senilen Keratosen. Man findet sie in der sonnenexponierten Haut vornehmlich bei alternden, weißhäutigen, schlecht bräunenden Menschen (Abb. 282). Der Zeitpunkt des Auftretens hängt von anlagebedingten Faktoren und der Dauer und Intensität der Strahlenexposition ab. Auf der Landmanns- und Seemannshaut sieht man sie zusammen mit seniler Elastose, Teleangiektasien, Pigmentverschiebungen und zuweilen auch einer Lentigo maligna. Manche Stoffe fördern das Auftreten der aktinischen Keratosen, so der berufliche Umgang mit Teer.

Das klinische Bild der aktinischen Keratose ist variabel (Abb. 282). Meist handelt es sich um kleine, flach erhabene Tumoren von rötlicher, brauner oder schmutziggrauer Farbe. Auch ausgesprochen verruköse Varianten, Lupus-erythematodes-ähnliche Herde oder Veränderungen unter dem Bild eines Hauthorns (Cornu cutaneum) kommen vor (Abb. 283). Cornu cutaneum ist aber keine Diagnose, sondern nur ein Symptom, unter dem sich verschiedenartige Prozesse, auch ein Plattenepithelkarzinom, verbergen können. Chronische Schuppung und Entzündungen der Lippen als Strahlenfolge, im besonderen der Unterlippe, die Cheilitis actinica, sind eine Variante der aktinischen Keratose (Abb. 284). Aus senilen Keratosen können sich verhornende Plattenepithelkarzinome entwickeln.

Beim Xeroderma pigmentosum handelt es sich um eine Extremvariante der aktinischen Keratosen mit Entwicklung von Plattenepithelkarzinomen (s. S. 11 u. Abb. 30), aber auch anderen malignen Tumoren, so Melanomen, meist schon im Kindesalter. Die durch Strahlen hervorgerufene Schädigung der chromosomalen Desoxyribonukleinsäuren wird nicht mehr ausgeglichen.

Differentialdiagnose der aktinischen Keratose am Ohr: Chondrodermatitis nodularis helicis (Clavus helicis). Dabei handelt es sich um sehr schmerzhafte Hyperkeratosen an der Helix oder selten an der Anthelix des Ohrs, meist bei älteren, herzkranken Männern, die ausschließlich auf einer Seite schlafen, um ihre Beschwerden zu verringern.

Vor allem auf den Handrücken findet man als Folge der Sonnenstrahlenexposition die *senilen Lentigines,* die histologisch eher den seborrhoischen Warzen als den aktinischen Keratosen ähnlich sehen, jedoch nicht karzinomatös entarten (s. Abb. 62).

Chemisch bedingte Keratosen, wie Teer- und Arsenkeratosen, ahmen die aktinischen Keratosen nach. Auf die Aufnahme von Arsen weisen darüber hinaus punktförmige, auch schwielenartige Hyperkeratosen an den Handflächen und Fußsohlen hin. Den aktinischen Keratosen ähnliche Veränderungen werden durch ionisierende Strahlen hervorgerufen.

Morbus Bowen

Der Morbus Bowen wird als Prototyp einer Präkanzerose, aber auch als ein Carcinoma in situ und damit als Variante des Plattenepithelkarzinoms aufgefaßt. Für eine Eigenständigkeit spricht die Tatsache, daß der Morbus Bowen der Haut eine eigentümliche histologische Struktur hat, die er oft selbst in Metastasen beibehält.

Klinisch imitiert der Morbus Bowen der Haut mit seinen roten, schuppenden Herden eine Psoriasis, manchmal auch ein Ekzem oder ein superfizielles Basaliom (Abb. **285**). Der Morbus Bowen kann aber auch papillomatös, erodiert und tumorartig erhaben sein. Er breitet sich langsam flächenhaft aus. Invasives Wachstum und Metastasierung (Bowen-Karzinom) sind möglich. An den Übergangsschleimhäuten, im besonderen der Mundschleimhaut, erscheint der Morbus Bowen unter dem Bild der Leukoplakie oder auch der Erythroplasie.

Bei Patienten, die an Condylomata acuminata (S. 168), Warzen oder Herpes in der Genitoanalregion litten, können dort Papeln mit der Struktur des Morbus Bowen auftreten: *bowenoide Papulose* (Abb. **223**, **286**). Die Prognose ist noch unklar, wahrscheinlich gut; es handelt sich um eine durch HP-Viren (S. 167 f.) bedingte Veränderung. Auch in Bowen-Herden außerhalb des Genitales hat man solche Viren gefunden.

Erythroplasie Queyrat

Die Erythroplasie äußert sich in roten, glänzenden, oft etwas erhabenen Herden an den Übergangsschleimhäuten, im besonderen an der Eichel und auf dem inneren Blatt des Präputiums (Abb. **287**). Von zahlreichen Autoren wird die Erythroplasie mit dem Morbus Bowen identifiziert, zumal dieser mit ähnlichen Veränderungen auftreten kann. Die Erythroplasie tritt jedoch nicht bei Patienten auf, die mit Herden des Morbus Bowen am Körper übersät sind, hat eine andere Feinstruktur und entartet wesentlich früher und häufiger karzinomatös.

Differentialdiagnose: Balanitiden, Arzneiexantheme, erythroplakische Veränderungen bei Lichen ruber planus oder Lupus erythematodes der Übergangsschleimhäute. Psoriasis im Bereich der Glans und der Vulva. Abgrenzung Morbus Bowen, bowenoide Papulose.

Leukoplakie

Die Leukoplakie ist ein Symptom, unter dem sich verschiedenartige Prozesse verbergen (Abb. **284**, **288**). Man unterscheidet zwischen einer traumatisch-toxisch bedingten Leukoplakie (noxigen), leukoplakieartigen Veränderungen im Zusammenhang mit anderen Erkrankungen (nosogen) (Lichen planus [s. Abb. **77**], Syphilis II [s. Abb. **242**], AIDS [s. Abb. **254**], angeborenen Verhornungsstörungen) und einer Leukoplakie, die eine dysplastische Umwandlung der Schleimhäute darstellt (Abb. **284**, **288**). Manche Autoren bezeichnen nur die letzte Form als Leukoplakie.

Differentialdiagnose des Symptoms Leukoplakie:

Zu unterscheiden sind:

Soor (Kandidarasen)

ektopische Talgdrüsen

Lingua geographica

erbliche Keratosen
(kombiniert mit anderen Fehlbildungen, gelegentlich maligne Entartung)

Schleimhautschwielen (noxigene Leukoplakien)
Beispiele: Leukokeratose der Raucher, Leuködem bei mangelnder Mundpflege

Leukoplakie als Symptom von Hauterkrankungen (nosogene Leukoplakien)
Beispiele: Lichen (ruber) planus, Syphilis II, Haarleukoplakie bei AIDS (s. Abb. **254**)

Dysplasien
(auch unter dem Bild des Morbus Bowen,
Differentialdiagnose: Glossitis rhomboidalis mediana)

Lentigo (prae-)maligna
(Melanosis circumscripta praeblastomatosa Dubreuilh)

Die Lentigo maligna beginnt mit bräunlichen bis schwärzlichen Flekken meist mit glatter Oberfläche (s. Abb. **302**). Strahlenexponierte Hautareale sind fast ausschließlich befallen. Aus der Lentigo maligna entwickelt sich das Lentigo-maligna-Melanom (s. S. 238), das eine bessere Prognose als andere Melanome hat. Oft betrifft diese gefährliche Umwandlung nur eine bestimmte Stelle in der Lentigo maligna, so daß das histologische Bild täuschen kann. Differentialdiagnose: seborrhoische Keratosen, superfiziell spreitendes Melanom, Lentigo senilis.

Großfleckige und poikilodermieartige Parapsoriasis en plaques (s. Abb. **50** u. S. 22).

Diese Form der Parapsoriasis kann man als Präkanzerose mit späterem Übergang in eine Mycosis fungoides (s. S. 240) auffassen.

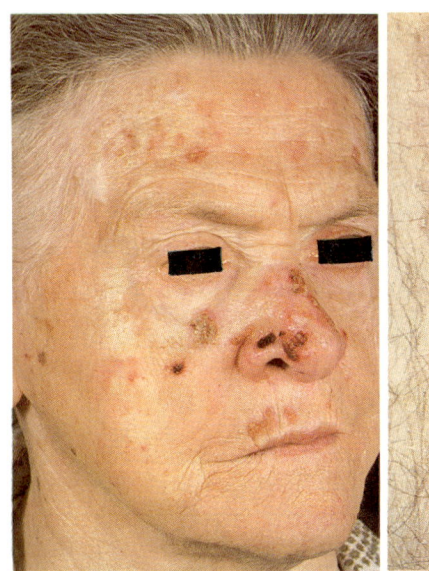

282 Multiple aktinische Keratosen
auf Landmannshaut. Auf der Nase
ulzerierendes Basaliom

283 Cornu cutaneum

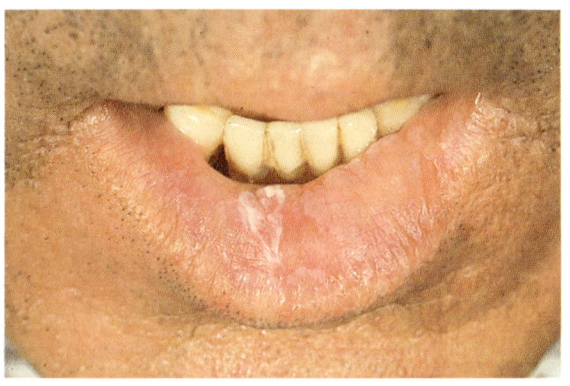

284 Cheilitis actinica mit zentraler dysplastischer Leukoplakie auf Narbe nach
exzidiertem Plattenepithelkarzinom

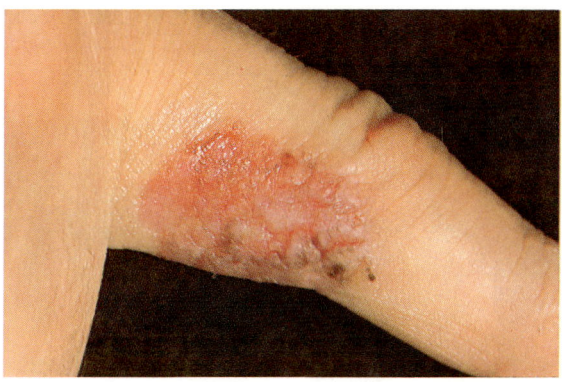

285 Morbus Bowen am Finger

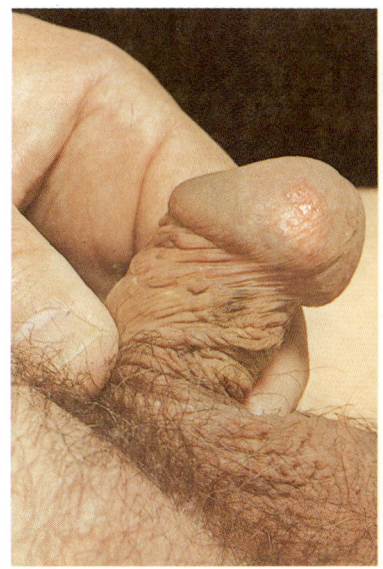

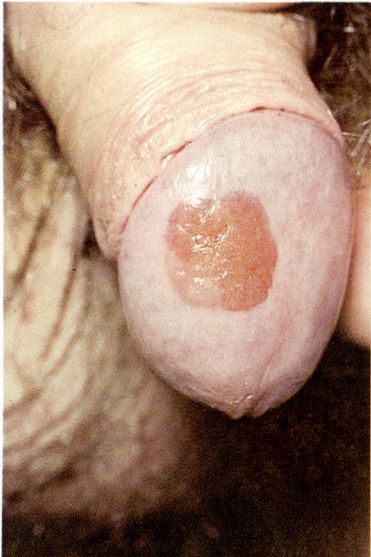

286 Bowenoide Papulose an der
Glans, pigmentierte Papeln am Präputium und Penisschaft, wahrscheinlich Variante von spitzen
Kondylomen (s. auch Abb. **223**)

287 Erythroplasie

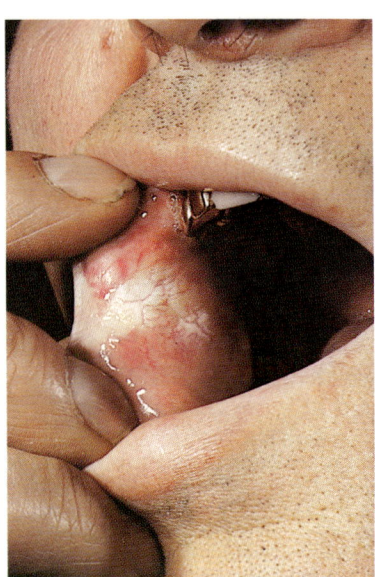

288 Dysplastische Leukoplakie der Wangenschleimhaut

30. Pseudokanzer

Von den Präkanzerosen sind die Pseudokanzer zu unterscheiden, d. h. gutartige Veränderungen, die man mit malignen Tumoren verwechseln kann. Auch sie können ein aggressives Wachstum zeigen. Zu erwähnen sind hier ulzerierend-vegetierende Pyodermien, manche Formen der tiefen Mykosen, die Fasziitis mit Eosinophilie des Blutes, das benigne juvenile Melanom (Spitz-Tumor, s. Abb. 278) und der zellreiche blaue Nävus. Prototyp ist das Keratoakanthom (Abb. 289), das früher als selbstheilendes Stachelzellenkarzinom der Haut bezeichnet wurde. Es kommt meist einzeln, vor allem in lichtexponierter Haut vor und besteht in einem rasch wachsenden Tumor. Dieser weist einen zentralen Krater, der meist mit Hornmassen gefüllt ist, und einen Randwall auf, der rötlich, gelblich und perlschnurartig wirkt. Das Keratoakanthom besteht aus Stachelzellen und wächst destruktiv und invasiv, imitiert also ein Plattenepithelkarzinom, bildet sich aber meist unter Narbenbildung spontan zurück. Möglicherweise handelt es sich um einen virusbedingten Tumor.

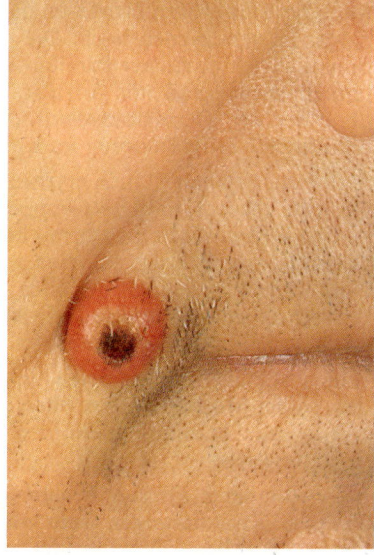

289 Keratoakanthom. Septierter Randwall, zentraler Hornnagel

31. Paraneoplasien der Haut

Einige Paraneoplasien:
Acanthosis nigricans, S. 47
  bräunlich-schwärzliche Papillomatosen
  meist bei Adenokarzinomen
Dermatomyositis
figurierte Erytheme (Erythema gyratum repens u. a.)
plötzliches exanthemartiges Aufschießen seborrhoischer Keratosen
Pemphigoid?
Morbus Duhring?
Neurilemmom
  Schilddrüsenkarzinom
Mucinosis follicularis
  maligne Lymphome

Unter paraneoplastischen Veränderungen versteht man Begleitdermatosen bei kanzerösen Prozessen des Körperinnern; der Grad der Koinzidenz ist verschieden hoch. Die Acanthosis nigricans (s. Abb. 74) mit bräunlich-schwärzlicher Papillomatose, vornehmlich in den Körperfalten, ist vorwiegend mit Adenokarzinomen im Körperinnern verbunden. Bei der Dermatomyositis des Erwachsenen sollen überdurchschnittlich häufig Tumoren im Körperinnern vorhanden sein.

Figurierte Erytheme, auch erythematodesartige figurierte Erytheme im Gesicht, gehören in diese Gruppe (Abb. 290). Das Pemphigoid, seltener die Dermatitis herpetiformis bei älteren Menschen, wird mit Tumoren im Körperinnern zusammen gefunden; mit einem Vorkommen von Neoplasmen ist jedoch bei alten Menschen in 60–70% der Fälle zu rechnen, aber nur wenige entwickeln Paraneoplasien. Glukagonome s. S. 180, Palmoplantarkeratosen s. S. 46.

Eine große Zahl von weiteren Veränderungen sind angeschuldigt worden, so der Morbus Bowen, ohne daß diese Annahme gesichert ist. Rezidivierende Thrombophlebitiden sollen auf Karzinome im Körperinnern hinweisen.

Hitzewallungen (Flushs), Teleangiektasien, Indurationen und pellagraähnliche Veränderungen sieht man beim Karzinoidsyndrom. Neurilemmome, seltene Tumoren des nervösen Gewebes in Haut und Zunge, sind so gut wie immer mit einem Karzinom der Schilddrüse verbunden. Die *Mucinosis follicularis* (Alopecia mucinosa) mit schleimiger Auflösung von Talgdrüse und Haarfollikel wirkt klinisch als rote Papel oder Plaque; die Alopezie tritt klinisch oft ganz zurück. Im Gegensatz zu jüngeren Patienten ist die Mucinosis follicularis bei älteren Menschen Auftakt oder Begleitsymptom maligner Lymphome (Abb. 291).

290 Erythema gyratum repens. Paraneoplastische Erkrankung, relativ hohe Koinzidenz mit Karzinomen im Körperinnern

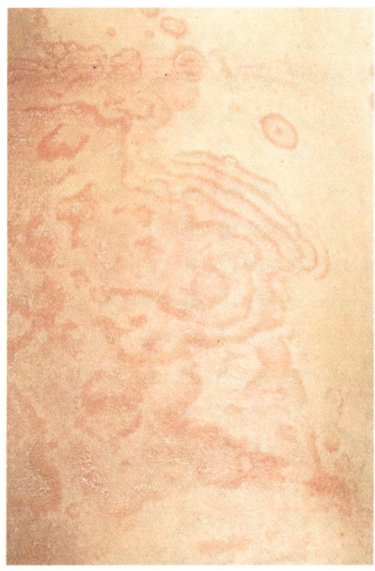

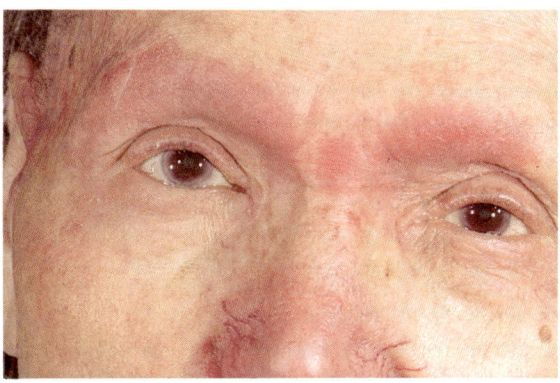

291 Mucinosis follicularis (Alopecia mucinosa) der Augenbrauen und Glabella bei malignem Lymphom (Mycosis fungoides)

32. Bösartige Tumoren der Haut

Basaliome

Formen	Differentialdiagnose
Oberflächliche Form (oft multipel, Arsengaben!)	Psoriasis, Morbus Bowen, Morbus Paget, superfiziell spreitendes Melanom (SSM)
Klein- und großknotige Form Sonderform: pigmentiertes Basaliom	andere Tumoren und Granulome Melanom, Angiom, Dermatofibrom
Ulcus rodens (ulzerierend) Ulcus terebrans (schnell ulzerierend und penetrierend)	Ulcus cruris, Gumma, systemische Mykosen, vegetierende Pyodermie, Tuberculosis cutis luposa
Vernarbende Form	Narben anderer Genese
Sklerodermieartige Form	umschriebene Sklerodermie
Nävobasaliome kombiniert mit anderen Fehlbildungen	Talgdrüsenhypertrophie, Trichoepitheliome und andere benigne epitheliale Tumoren

Das Basaliom gehört zu den lokal aggressiven Tumoren; es zerstört das Gewebe, kann in benachbarte Knochen eindringen, vor allem im Schädelbereich, und führt so zum Tode. Metastasen hingegen sind große Ausnahmen. Das klinische Erscheinungsbild des Basalioms ist sehr variabel (s. o.).

Die oberflächliche Form (Rumpfhautbasaliome Abb. 292) erinnert an Herde der Psoriasis oder auch der Syphilis III (s. Abb. 245), einen Morbus Bowen (s. Abb. 285) oder einen Morbus Paget (s. Abb. 299, 300). Zentrifugale Ausbreitung mit serpiginösem Rand und zentraler Ulzeration sind kennzeichnend. Ein Übergang in die zweite, tiefer reichende Form ist möglich.

Die tiefer reichende Form besteht aus gelblichen, rötlichen, bräunlichen, selten tiefbraunen, oft ringartig und perlschnurartig angeordneten Knötchen (Abb. 293). Die Oberfläche glänzt und weist Teleangiektasien auf. Mit zunehmendem Wachstum zerfallen die Tumoren im Zentrum, so daß sehr ausgedehnte Ulzerationen entstehen, umgeben von einem Randwall des eben geschilderten Aufbaus (Abb. 294). Das Basaliom kann sich aber auch ohne scharfe Begrenzung weit in die Umgebung fortsetzen. Diese meist mit starker bindegewebiger Beteiligung wachsenden Basaliome (sklerosierende Basaliome) sind sehr gefürchtet. Man muß sie unterscheiden von Basaliomen, die klinisch wie eine umschriebene Sklerodermie aussehen.

Histologisch findet man zwischen den Epithelien des Basalioms meist auch Melanozyten; einige Basaliome sind aber so stark pigmentiert, daß sie ein Melanom vortäuschen (pigmentierte Basaliome).

Multiple Basaliome können Ausdruck des Basalzellnävussyndroms sein und auf andere Fehlbildungen hinweisen.

Plattenepithelkarzinome

Plattenepithelkarzinome findet man bei Weißhäutigen zu fast 90 % im Gesicht und an den Ohren (Abb. 295), vornehmlich an der Unterlippe von Männern (Tabakrauch plus Sonnenstrahlen) (s. Abb. 284). Im Vergleich zum Basaliom ist es selten. Es tritt, vom Xeroderma pigmentosum (S. 11) abgesehen, erst in höherem Lebensalter auf und entwickelt sich häufiger auf einer aktinischen Keratose und vor allem auf einer Cheilitis actinica (s. Abb. 284). Bei den Plattenepithelkarzinomen gibt es Tumoren mit hoher Differenzierung und geringer Neigung zur Metastasierung sowie andere mit geringer Differenzierung und der Tendenz, sehr frühzeitig Tochtergeschwülste zu setzen.

Adnexkarzinome

Karzinome der Hautadnexe sind selten (Abb. 296); dagegen können Basaliome und Plattenepithelkarzinome gelegentlich die Adnexe nachahmen. Manche Karzinome lassen sich auch nicht einordnen; sie haben weder die Charakteristika des Basalioms noch des Plattenepithelkarzinoms, im Malignitätsgrad sind sie wie Plattenepithelkarzinome aufzufassen.

Metastasen

Metastasen von Tumoren im Körperinnern gelangen in die Haut durch Absiedlung von Zellen auf dem Blut- oder Lymphwege oder durch kontinuierliches Wachstum in die Haut (Abb. 297, 298) (Carcinoma erysipelatoides, Erysipelas carcinomatosum [Abb. 298], Cancer en cuirasse). Bronchialkarzinome siedeln sich häufiger im Schädelbereich ab (Verwechslungsmöglichkeit mit Basaliomen).

Das Carcinoma erysipelatoides (Erysipelas carcinomatosum) beruht auf einer raschen Ausbreitung von Karzinomzellen, meist eines Mammakarzinoms, in den Lymphbahnen unter dem klinischen Bilde eines Erysipels (Abb. 298). Der Cancer en cuirasse ist ebenfalls eine Variante des Mammakarzinoms, bei dem die Ausbreitung der Tumorzellen im Brustbereich mit einer starken Fibrose beantwortet wird, so daß der Brustkorb panzerartig umgewandelt ist.

Morbus Paget

Der Morbus Paget wurde früher als Präkanzerose aufgefaßt; tatsächlich handelt es sich an der Brust um ein Karzinom der Ausführungsgänge der Milchdrüsen, in anderen Körperregionen um eine karzinomatöse Entartung anderer apokriner Drüsen, etwa im Analbereich. Das Karzinom breitet sich diffus in der Epidermis und in den Drüsengängen aus. Klinisch imitiert der Morbus Paget ein Ekzem, eine Mykose, einen Morbus Bowen (Abb. 299, 300), falls pigmentiert, eine Lentigo maligna oder ein superfiziell spreitendes Melanom. Die Zellen des Morbus Paget haben besondere histologische, immunhistologische und histochemische Kennzeichen, die eine Unterscheidung von anderen Tumorzellen möglich machen.

Melanome, maligne Melanome

Klassifikation:

Zweiphasisches Wachstum
(erst horizontal, dann vertikal)
    Lentigo-maligna-Melanom (< 15 %, Prozentsätze regional verschieden,
    z. T. sehr viel geringer)
    Superfiziell spreitendes Melanom SSM (ca. 60 %)
    Akral-lentiginöses Melanom
    Mukokutanes Melanom (Vulva, Konjunktiven usw.) (selten)
Einphasisches Wachstum (vertikal)
    Noduläres Melanom NM (ca. 20 %)

Maligner blauer Nävus S. 213.

Die Melanome werden eingeteilt in solche mit einem biphasischen Wachstumsmuster, d. h. zunächst horizontal, dann vertikal, und solche mit einem monophasischen Wachstumsmuster, d. h. gleich vertikal in die Tiefe (s. o.). Die Prognose ist bei der letzten Gruppe naturgemäß von Beginn an schlechter als bei der ersten Gruppe (Abb. 301).

In die erste Gruppe gehören das Lentigo-maligna-Melanom (Abb. 302), das superfiziell spreitende Melanom (Abb. 303), das akral-lentiginöse Melanom (Abb. 304) und das mukokutane Melanom an Konjunktiva, Vulva und anderen Übergangsschleimhäuten. In die zweite Gruppe mit vertikalem Wachstum gehört das noduläre Melanom (Abb. 305).

Als wichtiges Kriterium für die Prognose hat sich das Tiefenwachstum erwiesen; man unterteilt es in 5 Wachstumstiefen (Level, s. Abb. 301). Der entscheidende Hinweis für die Prognose des Tumors liegt in der Wachstumstiefe, angegeben in Millimetern, gemessen vom Stratum granulosum bis zum tiefsten Eindringen des Melanoms (Abb. 301). Bis zu einer Dicke von 0,75 mm darf man mit einer guten Prognose rechnen; ab einer Dicke von 2 mm und mehr wird die Prognose ominös bis infaust. Melanome bevorzugen Hautareale, die Sonnenstrahlen ausgesetzt sind; deshalb ist die Verteilung bei Mann und Frau verschieden: Bei Frauen sind die Unterschenkel stärker betroffen. Melanome können sich von Melanozyten der Epidermis, jedoch auch von Pigmentzellennävi, die sich noch im Wachstum befinden, entwickeln. Die Mehrzahl der Melanome scheint jedoch unabhängig von Pigmentzellennävi zu entstehen. Melanome beginnen aber unter dem klinischen Bild von Pigmentzellennävi, im besonderen einer nävoiden Lentigo, und können offenbar lange Zeit als solche verkannt werden. Alle derartigen Veränderungen sind auf eine maligne Entartung verdächtig, wenn sie sich in Farbe und Größe verändern, Pigmenthöfe bilden oder gar zu ulzerieren oder zu bluten beginnen; auch Juckreiz ist suspekt. Das familiär gehäufte Auftreten von Melanomen (B-K-Mole-Syndrom), im besonderen bei einer Aussaat von Pigmentzellennävi bestimmter Art (Nävus-Dysplasie-Syndrom), ist bekannt.

Tückisch sind Melanome, die sich im Nagelbereich entwickeln (akrallentiginöses Melanom), da hier meist nicht daran gedacht wird, daß es sich um einen malignen Tumor handelt.

Sarkome

1. Lokalisierte Formen:
   Dermatofibrosarcoma protuberans (Abb. **306**), relativ benigne
   Hämangioperizytom
   Fibrosarkome geringerer Differenzierung
   Liposarkome, Myosarkome, Myxosarkome, Angiosarkome, inkl.
   Lymphangiosarkome und Angioendotheliome
   Retikulumzellsarkome
2. Systemische Formen:
   Angiosarcomatosis Kaposi (Abb. **307**)
   systemische Proliferation der vaskulären Endothelien, angioplastische Sarkomatosen
   maligne Mastzellwucherungen

Sarkome an der Haut sind selten; relativ häufiger ist das Dermatofibrosarcoma protuberans (Abb. **306**). Man unterscheidet lokalisierte und systemische Formen der Sarkome (s. Schema S. 239).

Rötliche oder bräunliche, oft auch hautfarbene, tief in der Dermis oder Subkutis gelegene Tumoren sind suspekt auf Sarkome und müssen daher mit Vorsicht angegangen werden. Das Dermatofibrosarcoma protuberans liegt mehr oberflächlich und besteht in rötlichen oder bräunlichen Knollen (Abb. **306**); es entwickelt sich vielleicht aus Dermatofibromen.

Die Angiosarcomatosis Kaposi (Kaposi-Sarkom) ist eine multifokal auftretende Wucherung der Gefäßendothelien (Abb. **307**). Bei älteren Menschen verläuft sie relativ gutartig; bei jüngeren immungeschwächten Personen (AIDS, erworbener Immundefekt s. S. 194) dagegen führt die Erkrankung rasch zum Tode.

Pseudosarkome sind Veränderungen, die maligne Bindegewebstumoren nachahmen; die Differenzierung ist selbst histologisch sehr schwierig. Am bekanntesten ist eine Fasziitis, die ein Fibrosarkom imitiert.

Maligne Lymphome

1. Relativ niedrige Malignität (Ausnahmen mit schnellem Verlauf möglich)
   – Mycosis fungoides (T-Zellen-Lymphom)
     Sézary-Syndrom
   – Lymphogranulomatose (Hodgkin), spezifische Hautherde sehr selten
   – monomorphe Lymphome
   – heteromorphe Lymphome
     z. B. lymphoplasmazytoide (immunozytisch) und andere mit Differenzierung ähnlich Retikulumzellen
2. Hochgradige Malignität
   Differenzierung in Richtung Lymphoblasten, Stammzellen, unreife Retikulum- und Plasmazellen (immunoblastisch)
3. Plasmozytome
   – Primärtumoren in der Haut
   – Befall der Haut bei systemischen Veränderungen

Maligne Lymphome können sich in der Haut sehr unterschiedlich äußern, so mit ekzematösen Veränderungen, einer Erythrodermie (z. B. Sézary-Syndrom) und Ausbildung regelrechter flacher oder auch knotenartiger Geschwülste, die zentral ulzerieren (Abb. **308, 309**). Die häufigste Form des kutanen malignen Lymphoms ist die Mycosis fungoides (Abb. **308**). Männer werden zweimal so häufig befallen wie Frauen. Es handelt sich um eine Erkrankung der T-Lymphozyten. Man unterscheidet 6 Stadien:

Stadium 0: prämaligne Veränderungen, etwa im Sinne einer großflekkigen oder poikilodermatischen Parapsoriasis en plaques (Abb. **50**),

Stadium 1: erythematöse Herde oder generalisiertes Erythem,

Stadium 2: indurierte Plaques oder Erythrodermie (Abb. **308, 309**),

Stadium 3: Bildung von Tumoren (Abb. **308**),

Stadium 4: Hautveränderungen plus Lymphknotenveränderungen,

Stadium 5: Hautveränderungen mit Beteiligung der inneren Organe.

Schließlich kann man noch unterscheiden, ob es zu einer Ausschwemmung von pathologischen Lymphozyten in die Blutbahn kommt oder nicht. Eine Übersicht über die verschiedenen histologischen Differenzierungsmöglichkeiten von Lymphomen vermittelt das Schema (S. 240).

Die Lymphogranulomatose (Morbus Hodgkin) befällt nur sehr selten die Haut mit spezifischen Infiltraten. Entsprechendes gilt für die Leukämien (myeloische, monozytäre, erythroblastische, lymphatische [Lymphadenosis cutis maligna]). Öfter sieht man bei Leukämien histologisch in der Tiefe der Haut Infiltrate, die klinisch nicht in Erscheinung treten. Differentialdiagnostisch muß gegenüber Lymphomen die lymphomatoide Papulose abgegrenzt werden (s. S. 22, Abb. **313**).

Sekundäre Symptome sind bei diesen Erkrankungen häufig, wie Juckreiz, Kratzeffekte, Pyodermien. Die Abwehrschwäche führt zu ausgedehnten Kandidainfektionen und schweren Herpes- und Zosterformen. Manchmal findet man bei den Lymphomen eine Auflösung von Haarfollikeln und Talgdrüsen unter Schleimbildung (Mucinosis follicularis, S. 235).

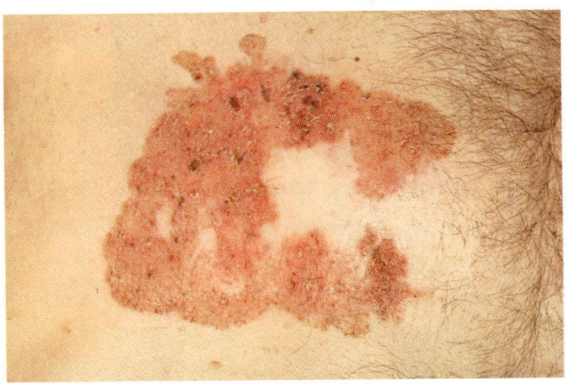

292 Superfizielles Basaliom, sog. Rumpfhautbasaliom. Differentialdiagnose: Tuberculosis cutis luposa, tuberoserpiginöses Syphilid, Morbus Bowen, Mykose

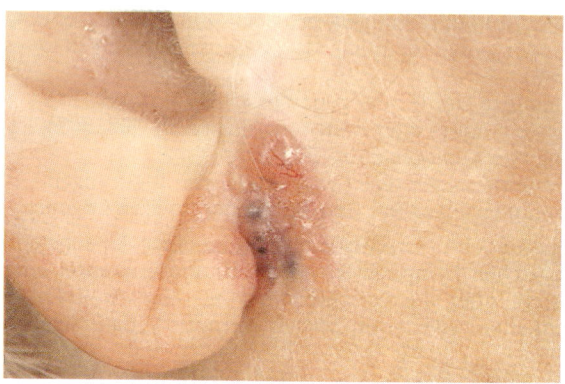

293 Noduläres Basaliom. Typischer perlschnurartiger Rand mit Teleangiektasien und teilweise Pigmentierung

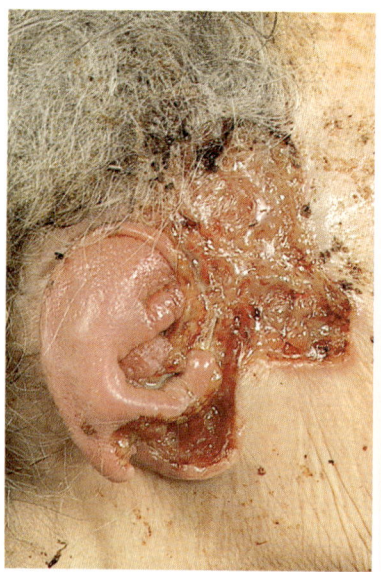

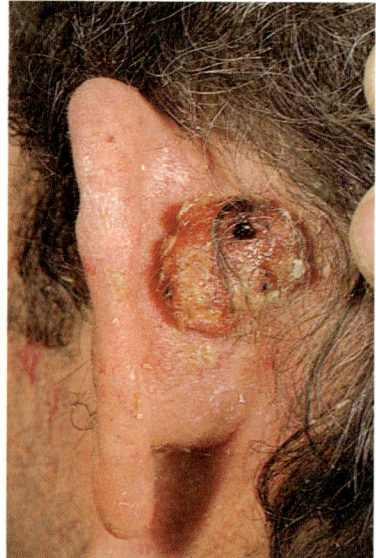

294 Basaliom – Ulcus rodens – mit Einwachsen in die Ohrmuschel und Zerstörung des Ohres

295 Plattenepithelkarzinom hinter der Ohrmuschel

296

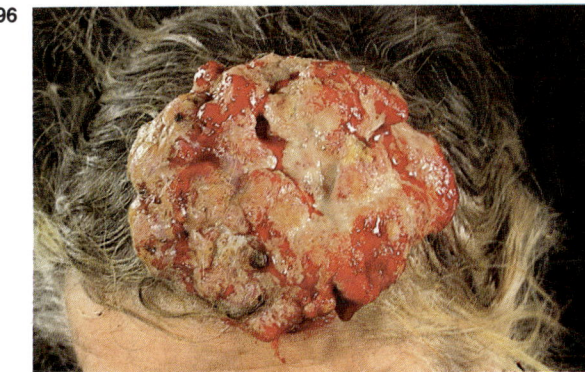

297

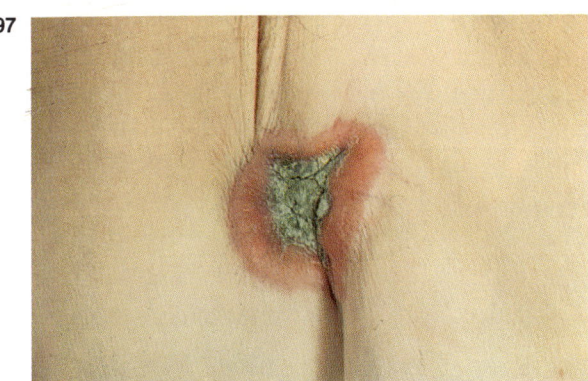

296 Hochdifferenziertes Adnexkarzinom der Kopfhaut. Karzinomartige Wucherung von Haarfollikelzellen (Pilartumor)

297 Hautmetastase von Mammakarzinom

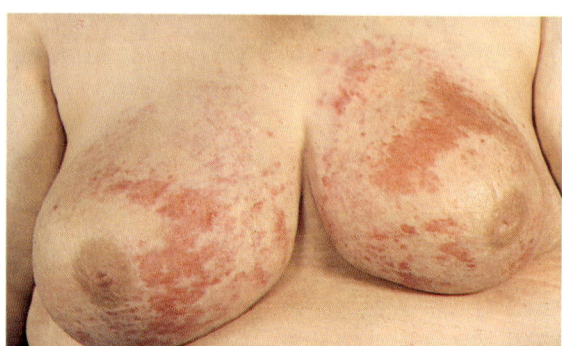

298

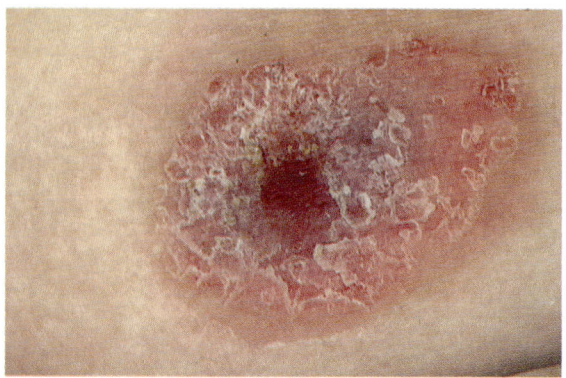

299

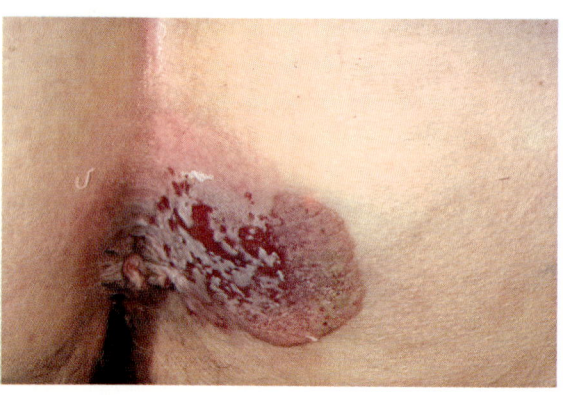

300

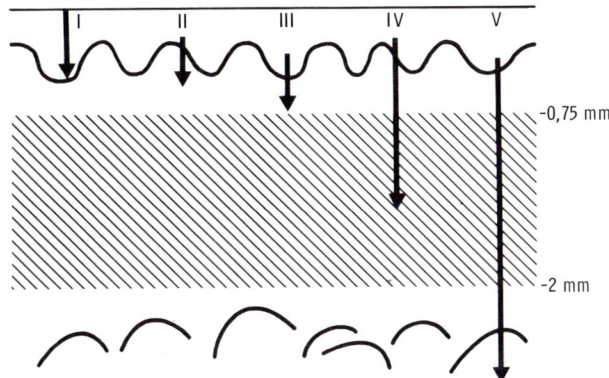

301 Die verschiedenen Level beim malignen Melanom. Schraffierte Fläche: Eindringtiefe in mm ab Stratum granulosum, nicht mit dem Level identisch. Bis 0,75 mm: günstige Prognose, ab 2 mm: Prognose ernst, dazwischen Grauzone mit wechselndem Verlauf

298 Carcinoma erysipelatoides, Erysipelas carcinomatosum

299 Morbus Paget der Brustwarze

300 Morbus Paget der Analregion

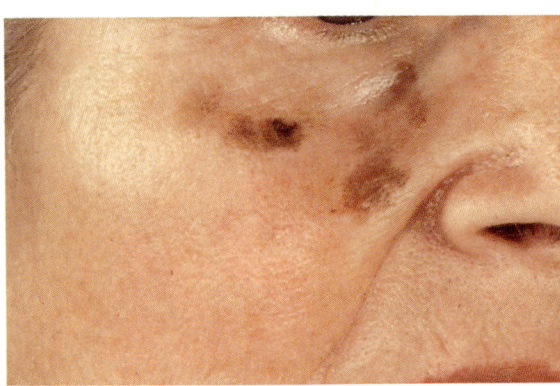

302 Lentigo (prae-)maligna, Hutchinsonsche Flecke, Melanosis circumscripta praeblastomatosa Dubreuilh; schwärzlicher Fleck in der Lentigo maligna: frühes Lentigo-maligna-Melanom

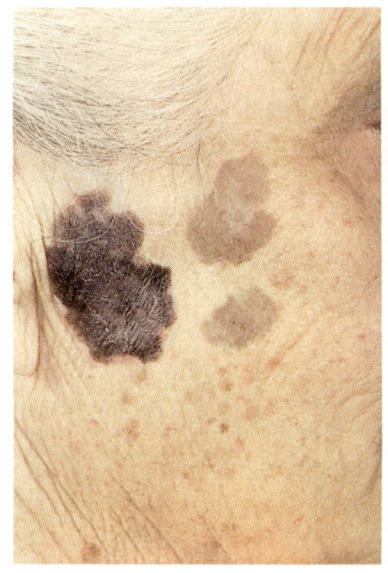

303

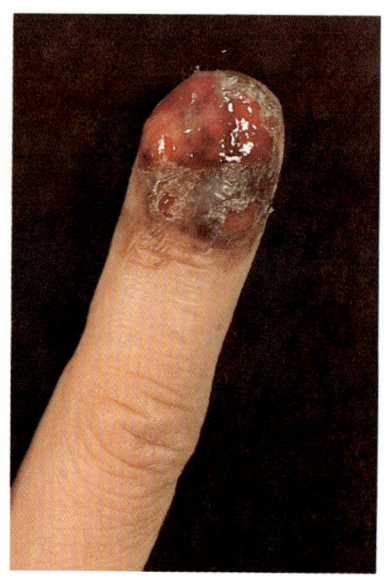

304

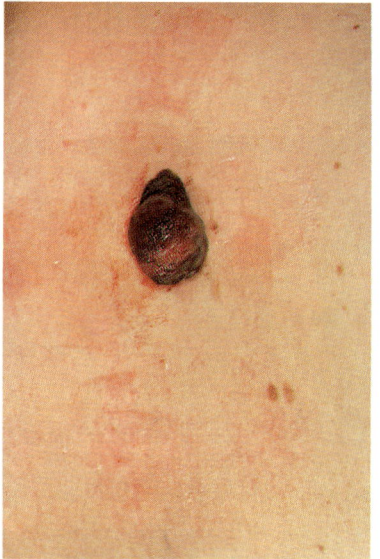

305

303 Superfiziell spreitendes
Melanom vor dem re. Ohr, davor
2 seborrhoische Warzen

304 Akral-lentiginöses Melanom
(s. auch Abb. **273**)

305 Noduläres Melanom

306

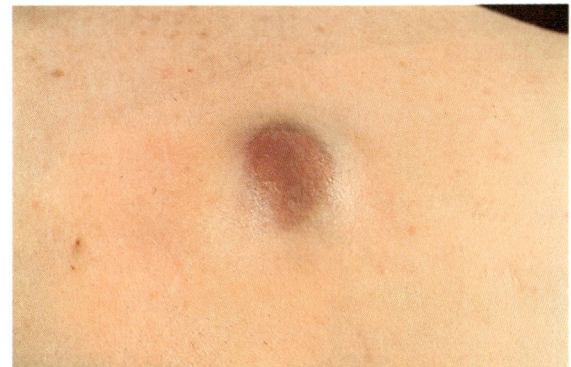

307

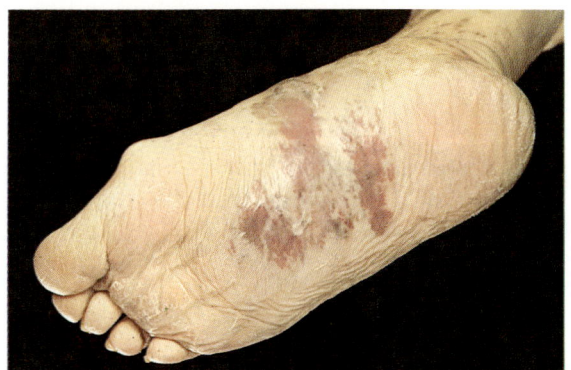

306 Dermatofibrosarcoma protuberans

307 Angiosarcomatosis Kaposi (Kaposi-Sarkom)

308

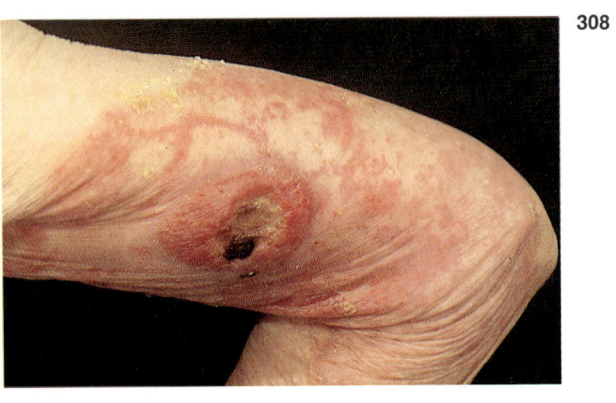

309

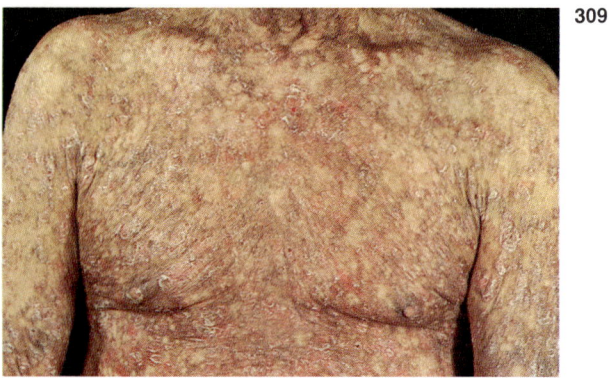

308 Mycosis fungoides. Flächenhafte ekzemartige Veränderungen, die eine Mykose imitieren. Im Zentrum zerfallender Tumor

309 Poikilodermie bei Mycosis fungoides

310

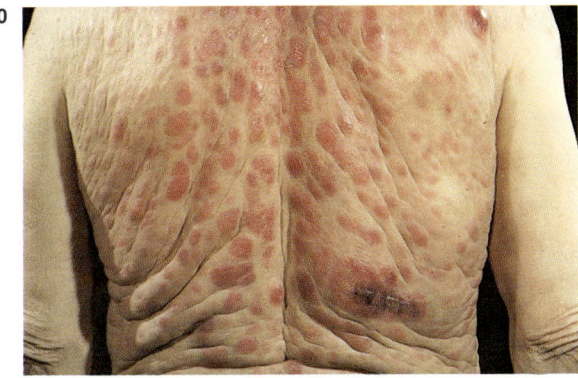

311

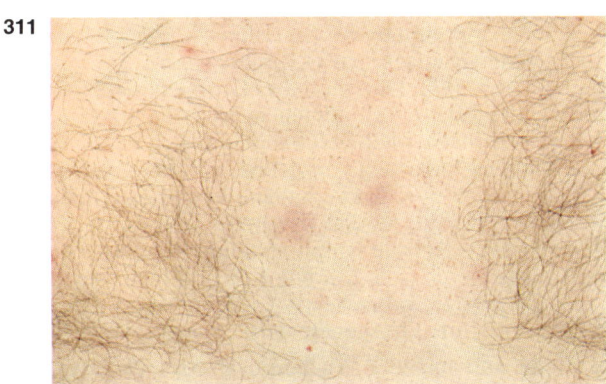

310 Malignes Lymphom vom B-Zell-Typ mit hohem Malignitätsgrad

311 Lymphoblastisches B-Zell-Lymphom. In der Haut gelegene, blaurote Plaques. Entsprechende Herde auch bei myeloischen Leukämien

33. Pseudolymphome

imitierte
limitierte
protrahierte Lymphome

Eine Reihe von Veränderungen in der Haut imitieren maligne Lymphome, so Arzneiexantheme oder Granulome nach Insektenstichen. Solche lymphozytären Granulome können die Struktur von Lymphknoten annehmen (Lymphozytome, Lymphadenosis cutis benigna) (Abb. 312). Man muß drei Gruppen von Pseudolymphomen unterscheiden: Im 1. Fall ahmen meist lymphozytäre Infiltrate maligne Lymphome nach, im 2. Fall handelt es sich möglicherweise primär um eine maligne Entartung von Zellen, die aber überwunden wird, und im 3. Fall handelt es sich um maligne Lymphome mit einem extrem protrahierten Verlauf, so daß der Betroffene durch andere Ursachen zu Tode kommt. Auf die lymphomatoide Papulose (Abb. 313) wurde bereits hingewiesen (s. S. 22). Klinisch und feingeweblich ist die Abgrenzung schwierig; wahrscheinlich gehört sie in Gruppe 2 der Pseudolymphome. Eine Virusgenese wird erwogen.

Benigne und maligne Wucherungen von Nichtlymphozyten können ebenfalls maligne Lymphome imitieren (Histiozyten, Merkel-Zellen, Langerhans-Zellen, Gefäßzellen).

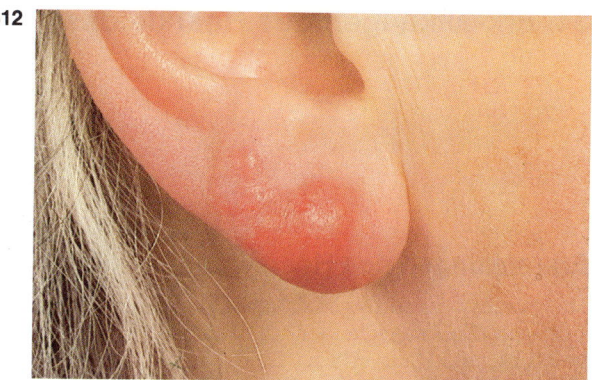

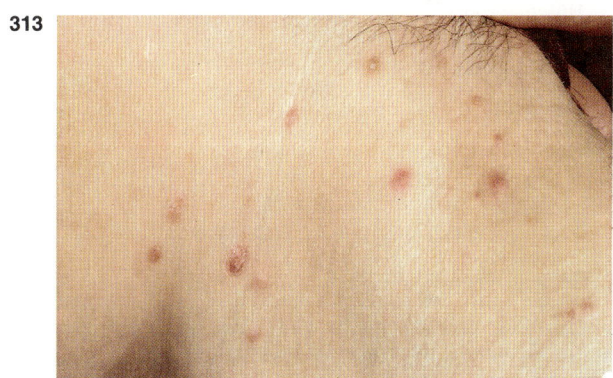

312 Pseudolymphom; Lymphozytom des Ohrläppchens

313 Lymphomatoide Papulose mit Ausbildung von Papeln, an anderer Stelle und zu anderer Zeit auch Plaques und Tumoren. Früher als Lymphogranulomatose (Morbus Hodgkin) der Haut aufgefaßt

34. Erkrankungen des Haarkleides

Erkrankungen des Haarschaftes und des Haarfollikels

Haarwachstumsstörungen können umschrieben, diffus oder generalisiert sein. Zu unterscheiden ist zwischen Haarmangel, der meist angeboren ist, und Haarverlust.

Haarmangel:

– Atrichie
– Hypotrichie (Syndrom?)
– Fehlbildungen (Stoffwechsel?)
  (Qualität, Struktur, Pigmentierung)

Haarverlust:

– Effluvium > 100/Tag
– Alopezie, sichtbar (Verlust > 60 %)

1. physiologisch (post partum, Pubertät, Alter)
2. pathologisch
3. medikamentös

Übersicht über die Möglichkeiten des pathologischen Haarverlustes (umschrieben, generalisiert, narbig):

1. *Traumatisch:*
   Zugalopezie, Massage, Reiben, intensives Schwimmen (Schwimmbadalopezie), Trichotillomanie (Abb. **314**), Trichotemnomanie, Pflege und Kosmetik
2. *Stoffwechsel:*
   Mangel (Fe, Eiweiß), Schilddrüse, Leber, Hypophyse
3. *Folge (symptomatisch):*
   Mykosen, Dermatosen, lokal, allgemein, Blutverlust, Streß, Hirntumoren, Pseudopelade Brocq, Strahlen, Medikamente
4. *Toxisch:*
   Gifte (Pflanzen), Infektionen (Syphilis II, HIV)
5. *Alopecia areata:*
   totalis, totalis universalis s. S. 254
6. *Androgenetisch:*
   Alopezie vom männlichen Typ (verschiedene Verlaufsformen bei Männern und Frauen), vermehrte Ansprechbarkeit der Haarfollikel und/oder Vermehrung männlichen Hormons im Serum

---

Therapeutisch bedingter Haarausfall:
1. Hormone (Androgentherapie des Klimakteriums, ACTH-Therapie, Glucocorticoide)
2. Gerinnungshemmer
3. Zytostatika
4. andere Medikamente, evtl. in Überdosierung (Vitamin A, Retinoide), Thyreostatika, Anticholesterinämika
5. Medikamentenembolie
6. ionisierende Strahlen

Manchen Infektionen folgt ein telogener Haarausfall, oft erst 14 Tage bis 4 Wochen nach der Schädigung. Besonders bekannt ist die Alopecia syphilitica, die wachsende Haare trifft und daher ein eigentümliches Ausfallmuster hat: Das Kopfhaar erscheint wie von Mäusen angenagt (s. Abb. **244**); aber auch eine nahezu totale Alopezie kommt vor. Haarausfall bei Vergiftungen oder durch Medikamente s. u.

Alopecia areata:
kreisrunder Haarausfall
Miniaturhaare
Ausrufezeichenhaare
Grübchennägel
Alopecia areata totalis: gesamtes Kopfhaar
Alopecia areata universalis: gesamtes Körperhaar ausgefallen

Toxische Alopezien:
nach Infektionen:
    oft telogener Haarausfall
    Alopecia syphilitica: Kopfhaar wie „von Mäusen angenagt"
Thallium
Arsen
Quecksilber
Zytostatika
Gerinnungshemmer
pflanzliche Gifte

Unter der *Alopecia androgenetica* versteht man die Glatzenbildung vom männlichen Typ, die als harmlose, oft überbewertete Erscheinung bei Mann und Frau auftritt, aber bei der Frau auch Hinweis auf eine hormonelle Störung sein kann (androgene Alopezie, s. Abb. **280**). Die Einnahme androgen wirksamer Hormone hat natürlich den gleichen Effekt. Bei der Frau ist die androgenetische Alopezie seltener lokalisiert, meist mehr diffus ausgebreitet; manchmal ist besonders die vertikale Region betroffen („Female Pattern Alopecia"). Im Gegensatz zu der „Male Pattern Alopecia" bleibt der Haarverlust meist begrenzt, es kommt nicht zu einer regelrechten Glatze. Sehr ausgesprochener Haarverlust vom männlichen Glatzentyp kann Hinweis auf eine hormonelle Störung sein.

Die *Alopecia areata* ist eine häufige Erkrankung, die nicht nur die Kopfhaare, sondern alle Haare des Körpers betreffen kann. Kennzeichnend ist der kreisrunde Ausfall von Haaren; die Kopfhaut ist nicht atrophisch, die Follikelöffnungen sind erhalten (Abb. 315). In ihnen erkennt man kleine depigmentierte Miniaturhaare. In anderen sind sogenannte Ausrufezeichen zu sehen: Über verdünnten Haaren ist ein noch breiterer Haarabschnitt zu erkennen, der Rest vom abgebrochenen Normalhaar. Völlig mißgebildete Haare bezeichnet man als Kadaverhaare (Abb. 315). Die Alopecia areata kann sich in zahlreichen Herden äußern und zum Verlust des gesamten Kopfhaares führen (Alopecia areata totalis). Bei Verlust der Behaarung des ganzen Körpers sprechen wir von einer Alopecia areata universalis (Abb. 316). Auch die Verhornung der Nägel kann gestört sein: In den Nägeln entwickeln sich kleine Grübchen (s. Abb. 331).

Die *narbigen Alopezien* sind im allgemeinen Folge anderer Hauterkrankungen, die das Gewebe zerstören, z. B. eines Lupus erythematodes chronicus (s. Abb. 88). Die Pseudopelade Brocq ist ein in ihrer Pathogenese noch ungeklärtes Krankheitsbild dieser Art.

Anomalien des Haarschaftes können anlagemäßig bedingt und zuweilen ein Hinweis auf schwere andere Anomalien sein. Derartige Fehlbildungen der Haare sind die Pili torti, die Pili anulati, die Trichorrhexis nodosa und die Monilethrix. Stoffwechselstörungen mit Haaranomalien sind die Phenylketonurie, das Argininbernsteinsäuresyndrom, das Homozystinuriesyndrom, das Chédiak-Higashi-Syndrom, das Pfaundler-Hurler-Syndrom und das Kinky-Hair-Syndrom (Menkes-Syndrom). Haaranomalien bei Säuglingen und Kleinkindern müssen daher stets genau analysiert werden. Anomalien des Haarschaftes können auch erworben sein, z. B. durch kosmetische Prozeduren (Trichorrhexis nodosa infolge übermäßiger Friktion des Haares oder zu starker Kaltwelle).

Übermäßige Behaarung

Unter *Hypertrichose* versteht man eine verstärkte, bei Frauen aber noch typisch feminin lokalisierte und begrenzte Terminalbehaarung. *Hirsutismus* ist eine übermäßige, dem männlichen Typ entsprechende Sexual-, Körper- und Gesichtsbehaarung bei Frauen, eventuell mit Alopezie vom männlichen Typ.

Hirsutismus:

männlicher Behaarungstyp bei Frauen
evtl. mit androgener Alopezie

Beim *Virilismus* treten noch weitere Zeichen einer Maskulinisierung hinzu. Eine Hypertrichose kann anlagemäßig bedingt sein, im besonderen bei manchen Völkerschaften.

Beispiele von Hypertrichose – Hirsutismus:

1. iatrogene Hypertrichose
   androgene, anabole Steroide, manche Antikonzipienzien, Progesteron bei anomaler Metabolisierung, Glucocorticoide, Phenytoin, Streptomycin, Minoxidil, Spironolacton, Photochemotherapie (PUVA)
2. adrenal bedingt:
   virilisierende Tumoren, Cushing-Syndrom
3. ovarial bedingt:
   virilisierende Tumoren, Cushing-Syndrom
4. andere, z. T. kongenitale Störungen des Endokriniums: Schilddrüsen-, Zuckerstoffwechselstörungen, dienzephal-hypophysäre Störungen
5. paraneoplastisch
6. noch ungeklärt, (idiopathischer) Hirsutismus

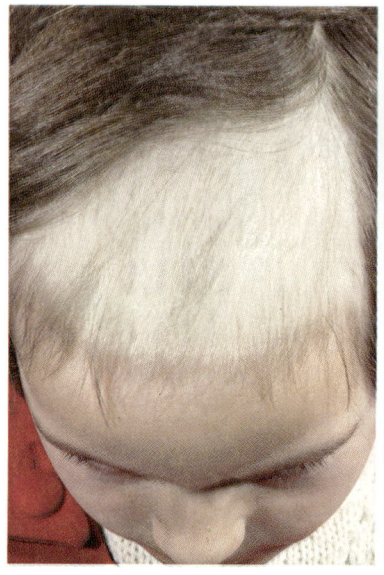

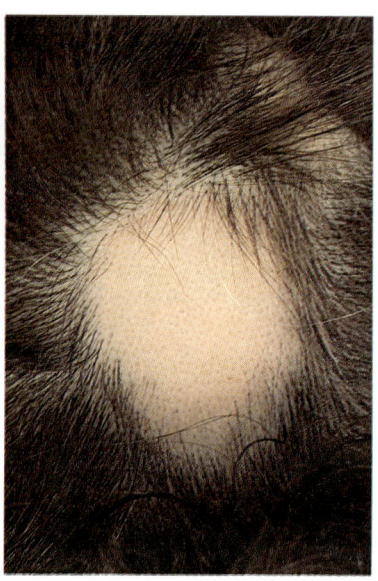

314

315

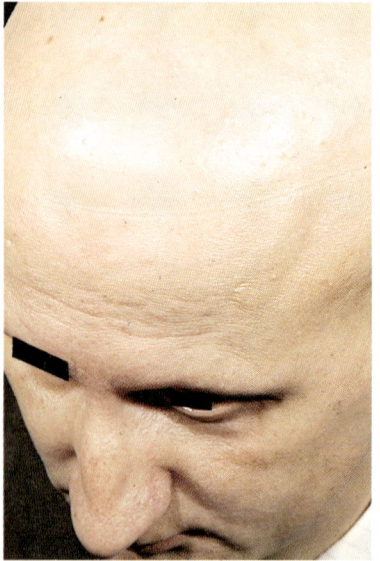

314 Trichotillomanie: Ausreißen der Haare aufgrund psychopathologischer Störungen, oft mit anschließendem Verschlucken

315 Alopecia areata. Haarfollikel erhalten. Im Areataherd schwarze Punkte: mißgebildete Kadaverhaare. Im Herd wachsen einige Haare weiß, besonders deutlich am Rand erkennbar. Am oberen Rand sog. Ausrufezeichen

316 Alopecia areata universalis. Verlust aller Haare, auch des Körpers

316

35. Acne vulgaris und akneiforme Dermatosen

Formen der Akne:

1. Endogen bedingte Akne:
   Acne vulgaris (Komedonenakne,
   pustulöse, indurierte Akne) (Abb. **317**)
   Acne cystica (Abb. **317**)
   Acne tropica, Acne fulminans
   Pyoderma faciale (Abb. **319**)
   zentrofaziale, besonders periorale Akne
   androgenetische Akne (Abb. **320**)
   Acne conglobata
   Keloidakne
   Acne neonatorum, Acne infantum (Abb. **321**)
   Acne necroticans
   apokrine Akne

2. Medikamentös bedingte Akne:
   Glucocorticoidakne (Abb. **322**)
   Antibiotikaakne
   Isoniazidakne
   Vitamin-D-Akne
   Brom- und Jodakne
   Vitamin-B-Akne (B_6, B_{12})
   Akne durch Antikonvulsiva

3. Akne durch andere äußere Ursachen:
   Chlorhydrocarbonakne (sog. Chlorakne)
   Ölakne (Abb. **323**)
   Pomadenakne durch übermäßige Anwendung von Salben
   Teerakne
   DDT-Akne
   Detergensakne,
   Seifenschaumakne
   Acne aestivalis (Abb. **318**)

Die *Akne* wird durch endogene und exogene Faktoren hervorgerufen, wobei sich beide meist in verschiedenem Maße kombinieren (s. o.) (Abb. **317–323**). Gekennzeichnet ist die Akne durch Befall des Ausführungsganges von Haarbalg und Talgdrüse, meist im Gesicht und oberen Thoraxbereich, bei der apokrinen Akne aber auch im Bereich von

Achsel und Genitoanalregion, möglicherweise unter Einbeziehung der apokrinen Drüsen.

Die *Acne conglobata* findet sich fast ausschließlich bei Männern mit Beginn zwischen dem 18. und 30. Lebensjahr. Es kommt zur Abszeßbildung mit Durchbruch nach außen und erheblicher Narbenbildung; die Kopfhaut, die Achseln, das Gesäß und die Leisten können befallen sein.

Rosazea

Formenkreis:

1. a) klassische Form der Rosazea mit Befall nur des Gesichts
   b) exazerbierte Form der Rosazea
      (z. B. nach Absetzen stark wirksamer Glucocorticoide)
   c) Rosazea mit Befall des Auges
      (Blepharitis, Konjunktivitis, Keratitis, Iritis)
2. ausgedehnter Befall, Rosazea außerhalb des Gesichts
3. isolierte Formen der Rosazea
   a) des behaarten Kopfes oder der Glatze
   b) Nasenspitze: Pseudogranulosis rubra nasi
   c) halbseitiger Befall des Gesichts
4. umschriebene Talgdrüsenwucherungen, im besonderen Rhinophym (Knollennase, Abb. **325**)
5. Erythrosis faciei

Die Rosazea ist ein Krankheitsbild noch unbekannter Ätiologie bei hellhäutigen Personen, vorwiegend im 4. und 5. Lebensjahrzehnt. Rötung des Gesichtes, besonders von Nase, Wangen, Kinn und Stirn, mit Teleangiektasien, schubweisem Auftreten von Ödemen, Papeln und Pusteln, aber Fehlen von Komedonen sind kennzeichnend (Abb. **324**). Gelegentlich sind auch die Glatze, der behaarte Kopf und der Thorax befallen. Das Auge kann beteiligt sein (Blepharitis, Konjunktivitis, Keratitis und Iritis).

Die Talgdrüsen wuchern – oft sogar tumorartig – vor allem an der Nase (Rhinophym, Knollennase, Abb. **325**).

Eine Rötung des Gesichtes, besonders der Wangen, Nase und Oberlippe, tritt oft schon bei jüngeren Menschen mit und ohne Erythrozyanose auf (Erythrosis faciei). Kennzeichnend ist das Fehlen der übrigen Symptome einer Rosazea, die häufige Angabe eines starken Brennens bei Betreten oder Aufenthalt in einem warmen Raum.

Im Gegensatz zur Rosazea befällt die *rosazeaartige Dermatitis (periorale Dermatitis)* zu 90 % Frauen und tritt im Gegensatz zur Rosazea am

häufigsten bei Patienten auf, die zehn Jahre jünger sind. Die Hautveränderungen bestehen klinisch in roten Papeln mit einer Aufhellung an
der Spitze durch ein Ödem in der oberen Dermis (Abb. **326**). Bevorzugt
werden die Mundwinkel, die Nasolabialfalten, das Kinn, die Glabella
und die Augenlider befallen. Bisher sind nur Patienten beschrieben
worden, bei denen das Gesicht betroffen war. Als Ursache werden heute meist stark und lang wirksame Glucocorticoide angeschuldigt.

Differentialdiagnose der Rosazea:
1. rosazeaartige Dermatitis (periorale Dermatitis, Pseudorosazea)
2. Tuberculosis miliaris disseminata faciei
3. kleinknotige Form der Sarkoidose Boeck
4. anlagebedingte oder erworbene Teleangiektasien
5. Erytheme und Exantheme verschiedener Genese (Lichtdermatosen, Infektionskrankheiten, Lupus erythematodes, Arzneiexantheme, Zyanosen [Cor!], Polyglobulie)
6. Glucocorticoidhaut mit Glucocorticoidakne
7. ungewöhnliche Akneformen (zentrofaziale Akne, Brom-, Jodakne)
8. Tumoren und tumorartige Erkrankungen (Lymphozytome, lymphocytic infiltration, Leukämien, Lymphome)
9. erythematosquamöse Veränderungen, S. 18 ff., Abb. **43**
10. Elastose mit Talgdrüsenhypertrophien und Teleangiektasien bei Leberstörungen

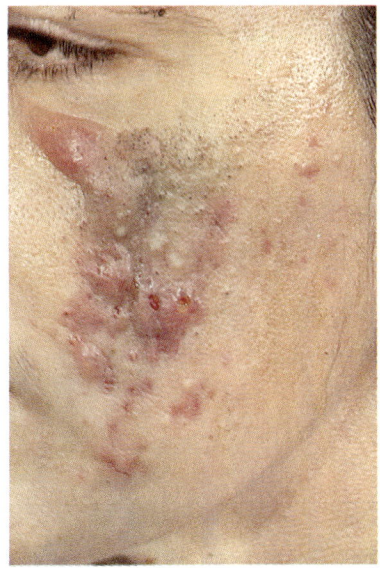

317 Zystisch indurative Acne vulgaris. Am linken Rand Aknepapeln und Pusteln. Im oberen Wangenbereich zahlreiche Komedonen

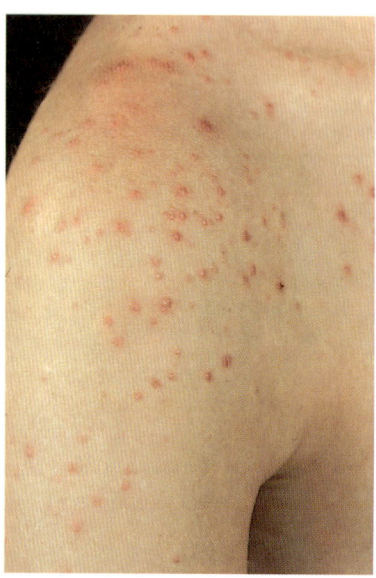

318 Acne aestivalis (Mallorca-Akne). Charakteristisch der Befall der Oberarme, einer für die Acne vulgaris ungewöhnlichen Lokalisation

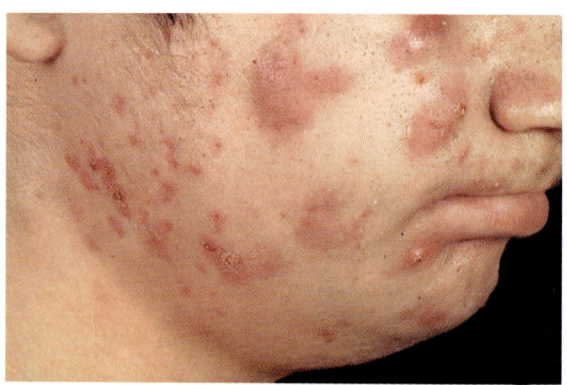

319 Akne in Form eines Pyoderma faciale

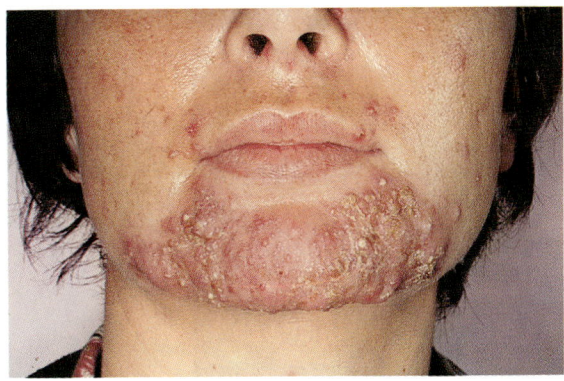

320 Androgenetische Akne

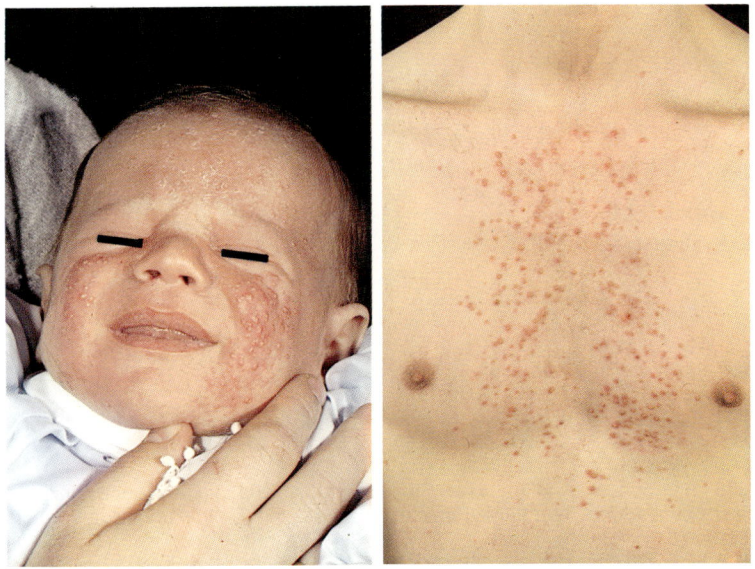

321 Acne infantum

322 Glucocorticoidakne

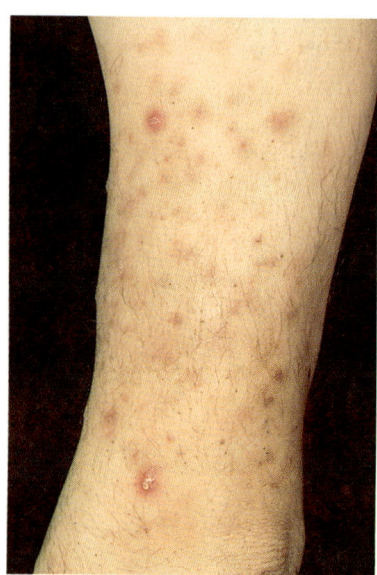

323 Schmierölakne

324 Rosazea bei Patientin mit flächenhaftem Ödem, Granulombildung und Rhinophym der Nase (vgl. Abb. **28, 83, 86, 89, 156, 234**)

325 Rhinophym (Knollennase). Starke Elastose des Bindegewebes mit Komedonenbildung; noduläre Elastose der Haut mit Zysten und Komedonen, s. auch S. 11, 93

326 Rosazeaartige Dermatitis, periorale Dermatitis

324

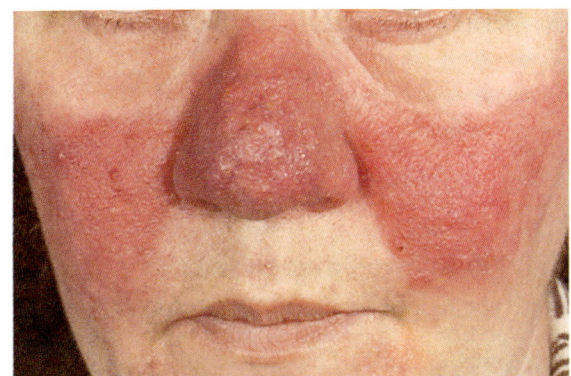

325

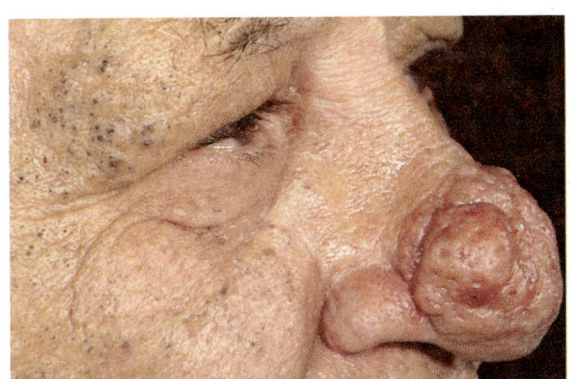

326

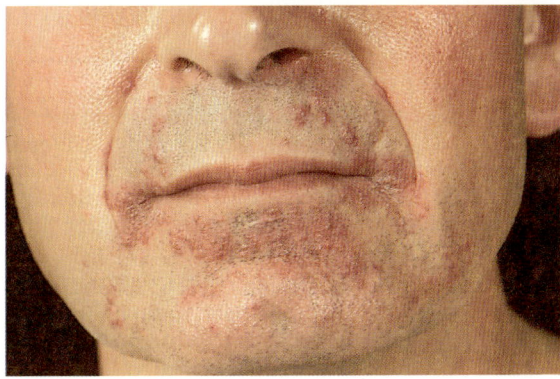

36. Erkrankungen der Schweißdrüsen

Ekkrine Schweißdrüsen

Die Hyperhidrose ist ein unangenehmes Symptom, das häufig bei emotionaler Erregung besonders an Handtellern, Fußsohlen, den Axillen, manchmal auch den Leisten und im Gesicht auftritt. Eine asymmetrische Hyperhidrose weist auf nervale Störungen hin.

Die Hypo- und Anhidrose sind Symptom oder Folge zahlreicher Hauterkrankungen, aber auch verursacht durch manche Medikamente.

Erkrankungen, die mit einer Hypo- oder Anhidrose verbunden sind:
(nach *Kay* und *Maibach;* Arch. Derm. 100 [1969] 291)

1. kongenitale ektodermale Defekte der Schweißdrüsen
2. Atebrinanhidrose, auch andere Antimalariamittel
3. Metallvergiftungen
4. Miliaria profunda, besonders nach Exposition gegen strahlende Hitze
5. manche Schäden des Zentralnervensystems und des Rückenmarks (immer Ausschluß von Tumoren und Metastasen, die sekundär die Nerven, vor allem den Grenzstrang, schädigen!)
6. Sjögren-Syndrom
7. Stoffwechsel-, endokrine und Systemerkrankungen, wie orthostatische Hypotonie (Anhidrose besonders auf die Beine beschränkt), diabetische Neuropathie und multiples Myelom
8. manche Ekzeme, endogenes Ekzem, Lichen ruber planus, Psoriasis, manche Arzneimittelexantheme

---

Die Miliaria ist eine Bläschenbildung, die an die Schweißdrüsenporen gebunden ist, weil sich dort der Schweiß nicht entleeren kann und in das umgebende Epithel eindringt. Sie tritt an untrainierten Schweißdrüsen auf, wenn sich z. B. ein Nichtadaptierter in die Tropen begibt. Sie wird aber auch bei zu warm eingepackten Säuglingen beobachtet sowie unter Plastikfolie und Heftpflastern.

Die Miliaria wird manchmal durch Sekundärinfektion kompliziert, und zwar mit Bakterien und auch mit pathogenen Hefen. Eine bakteriell-eitrige Infektion der Schweißdrüsenausführungsgänge der Säuglinge ist die Periporitis suppurativa.

Apokrine Schweißdrüsen

Eitrige Entzündungen der apokrinen Drüsen, vornehmlich der Achseln, bezeichnet man als Hidradenitis axillaris (Perihidradenitis suppurativa). Abzutrennen sind einfache Furunkel dieser Gegend.

Apokrine Akne s. S. 257 f.

Die Chromhidrosis, also die farbige Umwandlung des apokrinen Schweißes, ist meist durch Bakterien bedingt (s. auch Trichobacteriosis palmellina). Die *Fox-Fordycesche* Erkrankung, ebenfalls eine Störung der apokrinen Drüsen, geht mit bräunlichen Papeln in den entsprechenden Regionen und starkem Juckreiz einher.

37. Krankheiten der Mundschleimhaut

Erkrankungen, die Haut und Mundschleimhaut befallen:
Lichen ruber planus (auch im Lippenbereich), selten bullös
Pemphigus vulgaris (oft Lippenbefall)
Schleimhautpemphigoid = zikatrisierendes Pemphigoid
Epidermolysis bullosa
Erythema exsudativum multiforme (auch Lippenbefall)
fixe Arzneiexantheme, besonders bullöse Exantheme
Lupus erythematodes (besonders Lippen)
Herpes (häufig an den Lippen)
Zoster
Varizellen
Lichen sclerosus et atrophicus
Syphilis
Tuberkulose
Kandidose (Soor)
HIV-Infektion

Blasen an der Mundschleimhaut:
1. Verbrennung
2. fixes Arzneiexanthem
3. Erythema exsudativum multiforme
4. Pemphigus
5. zikatrisierendes Pemphigoid
6. Pemphigoid (selten)
7. Epidermolysis bullosa

Zahlreiche Erkrankungen befallen nicht nur die Haut, sondern auch die Mundschleimhaut, so der Pemphigus vulgaris, der Lichen ruber, das Erythema exsudativum multiforme, Arzneiexantheme und der Herpes als Stomatitis herpetica.

Die chronisch rezidivierenden (habituellen) Aphthen, in der Regel an den Schleimhautumschlagstellen und Schleimhauttaschen, gelegentlich auch an der Zunge, stellen Erosionen mit membranösem, gelblichem Belag und rotem Randsaum dar (Abb. 327). Die Behçet-Krankheit ist durch aphthöse Mundschleimhautveränderungen, Hypopyoniritis und Ulzera – z. B. am Genitale (Abb. 328) –, Gelenkveränderungen sowie andere, seltenere Symptome gekennzeichnet. Eine große Zahl von in der Industrie verwandten Chemikalien und auch von Medikamenten beeinflussen die Mundschleimhaut und rufen Glossitis, Stomatitis, Gingivitis, Nekrosen, aber auch Farbveränderungen hervor (Bleisaum, Wismutsaum [s. Abb. **59**]). An der Zunge beunruhigt die Lingua geographica (Exfoliatio areata linguae, Abb. **329**) häufig den Patienten, ganz abgesehen von dem Symptom belegte Zunge oder der Glossitis mit Zungenbrennen. Hier ist auch an den Zungenkrebswahn zu denken. Die Haarzunge besteht in einer Hypertrophie der Papillae filiformes im mittleren Teil des mittleren Drittels der Zunge. Diese ist dort bräunlich-schwarz, blau, grün, gelblich oder rötlich verfärbt. Eine Vergrößerung der Zunge kann durch Einlagerungen von Amyloid hervorgerufen sein; auch eine Hyalinosis cutis et mucosae muß man ausschließen. An der Zunge finden sich Venektasien und Lymphektasien. Die Glossitis im Rahmen der Syphilis III ist heute eine Rarität. Haarleukoplakie bei AIDS s. S. 194, 228 f. u. Abb. **254**.

Bei den Präkanzerosen der Mundschleimhaut ist vor allem der Morbus Bowen (s. dort) zu erwähnen, der sich unter dem Symptom Leukoplakie (s. Schema S. 229) als Dysplasie äußern kann, aber auch als roter Fleck.

Aphthen

---

1. Virusaphthen
   - Herpesviren (Stomatitis herpetica)
   - Picornaviren
2. Behçet-Erkrankung
   (Aphthosis maligna)
3. Nichtinfektiöse (habituelle) Aphthen
   - oberflächlicher Typ (häufig)
   - tiefer Typ (selten; Sutton-Aphthe): Abheilung mit Narben
   - herpetiformer Typ (selten)

Hier handelt es sich um Schleimhautveränderungen, deren Ursachen noch weitgehend ungeklärt sind; eine seltene Form mit bekannter Ursache ist die Stomatitis herpetica als Herpes-simplex-Erstinfektion. Von diesen Stomatitiden sind die habituellen (konstitutionellen) *Aphthen* (Abb. **327**) zu unterscheiden, die, anlagemäßig bedingt, einzeln oder zu wenigen als flache, gelblich belegte Schleimhauterosionen mit rotem Rand verlaufen und recht schmerzhaft sind. Ob sie mit einem Bläschen beginnen, ist unentschieden, da gelegentlich Herpesbläschen auf der Mundschleimhaut auftreten und eine Aphthosis vortäuschen. Morbus Behçet s. S. 226.

Cheilitis

Ein häufiges Symptom ist die Cheilitis, z. B. im Rahmen von Ekzemen, besonders des endogenen Ekzems (auch Cheilitis angularis), aber auch als Variante der aktinischen Keratose (Cheilitis actinica). Auf ihr entwickeln sich, besonders bei zusätzlichen karzinogenen Einflüssen (Tabakrauch und Tabaksud), Karzinome, fast immer an der Unterlippe der Männer (s. Abb. **284**). Indurationen der Unterlippe und der Zunge sind immer karzinomverdächtig!

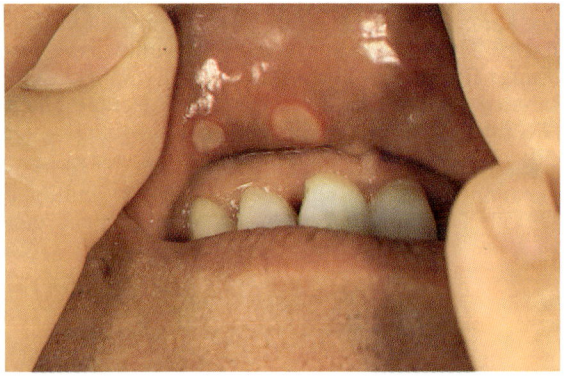

327 Typische Aphthen an der Umschlagstelle der Schleimhaut der Gingiva zur Schleimhaut der Lippe

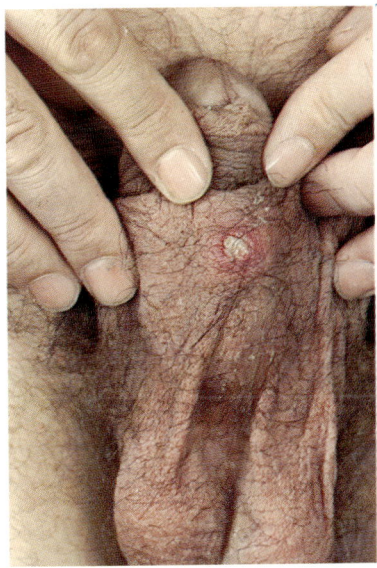 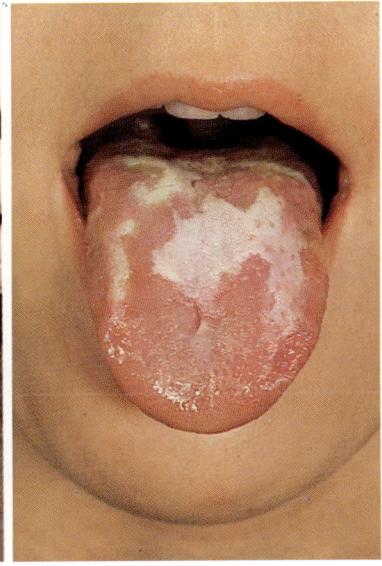

328 Aphthenartige Ulzeration am Hodensack bei Morbus Behçet

329 Landkartenzunge (Lingua geographica)

38. Veränderungen im Genitoanalbereich

Im Genitoanalbereich manifestieren sich zahlreiche Hauterkrankungen, die wir bereits besprochen haben. Von besonderer Wichtigkeit sind Mykosen, die spitzen Kondylome (s. Abb. **220**), die breiten Kondylome (Syphilis II) (s. Abb. **243**), der Lichen sclerosus et atrophicus (s. Abb. **102, 103**) und fistelnde Hauterkrankungen, darunter die Acne conglobata und die Dermatitis perianalis fistulosa (Differentialdiagnose: Lymphogranuloma inguinale [s. Abb. **252, 253**]). Häufiges Vorkommnis sind Analfalten (Marisken), zuweilen als Vorpostenfalte vor einer Analfissur (s. Abb. **110**). Diese Analfalten dürfen ebenso wie die genannten Veränderungen nicht mit äußeren Hämorrhoiden (s. Abb. **220**) verwechselt werden. Äußerst schmerzhafte, bläuliche Knoten im Analbereich sind perianale Thrombosen (s. Abb. **109**). Zerkratzte Papeln an Gesäß und Vulva bei Kindern sind ein Hinweis auf Oxyuren. Windelekzem s. S. 117.

Eine Balanitis ist meistens ein Symptom, z. B. einer Infektion mit Candida albicans; bei manchen Formen ist die Ursache unklar, wie bei der Balanitis plasmacellularis oder der Balanitis erosiva circinata. Immer ist die wichtigste Differentialdiagnose die Erythroplasie (s. Abb. **287**).

Präkanzerosen im Genitoanalbereich sind vor allem Morbus Bowen und Erythroplasie; Differentialdiagnose: Morbus Paget (Abb. **300**), bowenoide Papulose (Abb. **286**) und superfiziell spreitendes Melanom.

39. Erkrankungen der Nagelplatte und des Nagelbettes

Nagel – bräunliche oder schwarze Verfärbung:

Hämatom – Verletzung
Externa (KMnO$_4$, Hg)
Pilzerkrankungen (Schimmel)
Pigmentzellennävi
akral-lentiginöse Melanome
   (Übergreifen auf den Rand)

Nageldystrophien finden wir unter unterschiedlichen Bedingungen, z. B. bei der Psoriasis (s. dort), beim Lichen ruber, bei der Alopecia areata, bei Kontaktekzemen und bei Pilzerkrankungen. Die Leukonychie ist eine weißliche Verfärbung des Nagels, meist durch Traumen (Abb. 330). Totale Weißfärbung ist anlagemäßig bedingt und kommt zusammen mit anderen Mißbildungen vor. Eine gelbliche Verfärbung des Nagels muß an eine Besiedlung durch Pilze und Bakterien denken lassen. Das Yellow-nail-Syndrom geht mit Gelbfärbung, Nagelverdikkung (Skleronychie), Wachstumsstillstand und stärkerer Wölbung einher. Braunfärbung des Nagels findet man u. a. bei schwerer Niereninsuffizienz.

Braunschwarze Nagelverfärbung sieht man als Folge von Traumen, Befall durch Pilze, aber auch bei Melaninabgabe an den Nagel (Pigmentzellennävi und Melanome des Nagelbettes, Abb. 304). Glomustumoren scheinen bläulich durch die Nagelplatte hindurch.

Zahlreiche Varianten von *Deformitäten des Nagels* sind bekannt, im besonderen die Grübchenbildung bei Psoriasis und Alopecia areata (Abb. 331). Eine Onycholyse des Nagels ist oft die Folge von Traumen, aber auch von schweren Arzneiexanthemen, im besonderen auch von phototoxischen und photoallergischen Reaktionen. Paronychien treten häufig dann auf, wenn das Nagelhäutchen entfernt wird und nunmehr der Nagelwall von der Nagelplatte abgehoben ist. In dieser Tasche zwischen Nagelwall und Nagel kommt es zu einer kombinierten Infektion mit pathogenen Hefen und Bakterien. Diese chronische Paronychie ist von akuten eitrigen Infektionen der Oberfläche (Bulla repens) und dem tieferen Panaritium zu unterscheiden, das entsprechende chirurgische Intervention verlangt.

330

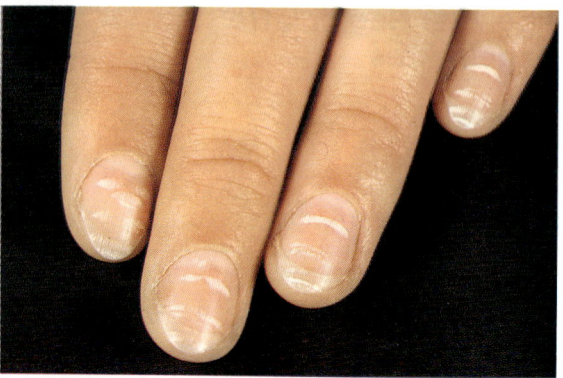

331

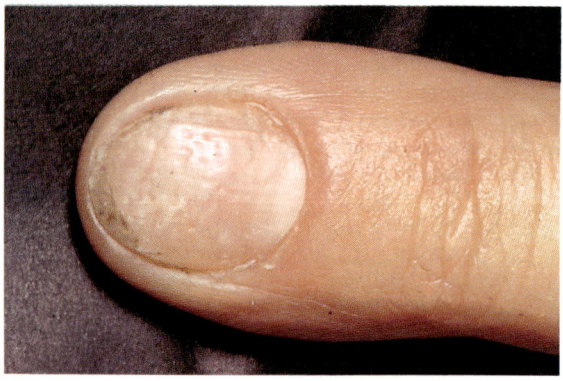

330 Leukonychie der Fingernägel in gleichmäßiger Reihenfolge, wahrscheinlich bedingt durch gewaltsames Zurückstreifen der Nagelhaut bei Maniküre

331 Grübchen im Nagel bei Alopecia areata; entsprechende Veränderungen möglich bei Psoriasis, aber auch an allen Nägeln ohne erkennbaren Grund

Sachverzeichnis

Halbfett gedruckte Zahlen: Hinweis auf Abbildungen (Seite!)
Kursiv gedruckte Zahlen: ausführliche Darstellungen

Jäger (Hrsg.)

AIDS

Psychosoziale Betreuung von AIDS- und AIDS-Vorfeldpatienten
1987. 294 Seiten, 9 Abbildungen, 18 Tabellen
⟨flexibles Taschenbuch⟩ DM 33,–

Dahmer/Dahmer

Gesprächsführung

Eine praktische Anleitung
1982. 207 Seiten,
⟨flexibles Taschenbuch⟩ DM 16,80

Klaue

Checkliste Ambulante Chirurgie

2., durchgesehene Auflage
1985. 151 Seiten, 191 Abbildungen, 3 Tabellen `
⟨flexibles Taschenbuch⟩ DM 22,80
Checklisten der aktuellen Medizin

Auberger/Niesel

Praktische Lokalanästhesie

Ein Kompendium
4., überarbeitete und erweiterte Auflage
1982. 192 Seiten, 161 Abbildungen
⟨flexibles Taschenbuch⟩ DM 18,80

Preisänderungen vorbehalten

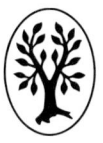

Georg Thieme Verlag Stuttgart · New York

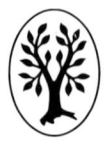